万全儿科三书校注

杨小红 陈团营 主编
王琳 李成文 总主编

中医名家经典著作丛书

河南[illegible]技术出版社
·郑州·

图书在版编目（CIP）数据

万全儿科三书校注/王琳，李成文总主编；杨小红，陈团营主编．—郑州：河南科学技术出版社，2019.12
ISBN 978-7-5349-9714-3

Ⅰ.①万… Ⅱ.①王… ②李… ③杨… ④陈… Ⅲ.①中国儿科学-中国-明代 ②万全儿科三书-注释 Ⅳ.①R272

中国版本图书馆 CIP 数据核字（2019）第 217021 号

出版发行：河南科学技术出版社
地址：郑州市郑东新区祥盛街 27 号 邮编：450016
电话：（0371）65788613 65788629
网址：www.hnstp.cn
责任编辑：邓 为
责任校对：崔春娟
封面设计：中文天地
责任印制：朱 飞
印 刷：郑州市毛庄印刷厂
经 销：全国新华书店
开 本：850mm×1168mm 1/32 印张：16.25 字数：380 千字
版 次：2019 年 12 月第 1 版 2019 年 12 月第 1 次印刷
定 价：78.00 元

本书编写人员名单

总主编　王　琳　李成文

主　编　杨小红　陈团营

副主编　李　丽　赵珍珍　刘玙平

　　　　马玉利　刁邵敏

编　委　李景新　段飒飒　李晓雨

　　　　王振楠　高晓岚　王小璐

编校说明

万全（1499—1582），字全仁，号密斋，祖籍江西豫章，明代湖北罗田（今湖北省罗田县）人。

万氏出身中医儿科世家，幼习举子业，获廪生，终因仕途不利，转而继承家学，潜心《灵枢》《素问》，精研岐黄，荟萃众长，提出“脾胃虚弱，百病蜂起”之说；精于养生、儿科、妇科，编纂《万氏妇人科》《广嗣纪要》《幼科发挥》《片玉心书》《育婴家秘》《痘疹心法》《片玉痘疹》《保命歌括》《伤寒摘锦》《养生四要》，为中医学发展做出了重要贡献。其中《幼科发挥》《片玉心书》《育婴家秘》《痘疹心法》《片玉痘疹》等书，深入探讨小儿生理特点与病理变化特征，总结小儿疾病发病原因，为辨治儿科病打下基础。尤其是孕前调养、孕期调养、出生养护、婴幼儿调养四个阶段的育养方法，对优生优育、胎养胎教、疾病预防治疗及婴幼儿教育具有重要指导价值。今择其《育婴家秘》《幼科发挥》《片玉心书》合为一辑，以窥其儿科学术经验及用药之秘。

本次校注，《育婴家秘》以清·顺治甲午万达刻本为底本，以清·乾隆四十三年（1778年）忠信堂刻本为主校本，以清·康熙五十一年（1712年）视履堂本为参校本，以《内经》通行本为旁校本；《幼科发挥》以清·康熙五十一年（1712年）视履堂刻本为底本，以清·康熙五十四年（1715年）静观堂刻本（简称静观堂本）为主校本，以清·康熙五十四年（1715年）保婴堂本（简称保婴堂本）为参校本；《片玉心书》以清·顺治甲午万达刻本为底本，以清·乾隆四十三年（1778年）忠信堂刻本（简称忠信堂本）为主校本，以清·康熙五十一年（1712年）视履堂本（简称视履堂本）为参校本整理而成。

凡例

1. 采用现代标点方法，对原书进行重新句读。

2. 原书中繁体字、异体字、俗写字，径改为规范简体字，不出校记。

3. 原书通假字予以保留，于首见处以“…通…”，出注说明。

4. 对难字、生僻字词加以注音及注释。若原文为冷僻字而未经规范简化者，则保留原文不予校改。

5. 同一含义（用法）的字、词需多次出注者，只在首见处出注。

6. 因书改横排，原“右”“左”现为方位词上、下之义者，径改为“上”“下”。原书“藏”“府”字义为“脏”“腑”时，以“脏”“腑”律齐。

目录

育婴家秘

幼科发挥

片玉心书

育婴家秘

原著　明·万全

叙万氏幼科源流

粤自先祖杏城翁，豫章人，以幼科鸣，第一世，蚤①卒。先考②菊轩翁，孤，继其志而述之。成化庚子客于罗，娶先妣陈氏，生不肖，乃家焉。其术大行，远近闻而诵之万氏小儿科云，为二世。罗有巨儒张玉泉、胡柳溪，讲明律历、史纲之学，翁知全可教，命从游于夫子之门而学焉，颇得其传。翁卒矣，顾其幼科之不明不行也。前无作者，虽美弗彰；后无述者，虽盛弗传，不肖之责也。故予暇日，自求家世相传之绪，散失者集之，缺略者补之，繁芜者删之，错误者订之。书成，名《育婴家秘》，以遗子孙，为三世。惜乎有子十人，未有能而行之者。其书已流传于荆、襄、闽、洛、吴、越之间，莫不曰此万氏家传小儿科也。余切念之，治病者法也，主治者意也。择法而不精，徒法也；语意而不详，徒意也。法愈烦而意无补于世，不如无书。又著《幼科发挥》以明之者，发明《育婴家秘》之遗意也。吾不明，后世君子必有明之者。不与诸子，恐其不能明，不能行，万氏之泽，未及四世而斩矣。与门人者，苟能如尹公他得、庾公之斯而教之，则授受得人。夫子之道不坠，若陈相，虽周孔之道，亦失其传也，诸贤勗③助之哉。

---

①蚤：通“早”。下同。

②先考：对已离世的父亲的尊称。先，怀念，哀痛。

③勗（xù，蓄）：勉励。李白《古风》：“勗君青松心，努力保霜雪。”

医道至博，幼科最难。如草之芽兮，贵手调养；似蚕之苗兮，慎于保全。血气未充兮，脉无可诊；神识未开兮，口不能言。诚求于心，详察乎面。苟得其要也，握造化于妙手，未达其旨也，摘章句于残编。

调护若失，疾病乃生。头要凉而背要暖，食勿饱而衣勿锦。肠胃脆薄兮，乳哺伤而成积；精神怯弱兮，闻见异而成痫。嗟哉慈母兮，过于姑息；笑彼粗工兮，误于汤丸。伐其发生之气，夭其童稚之年。徒啼号于邱邑①，休祷祀于旃坛②。

征候要识，夭寿须知。不在手指之侧，但凭面部之间。心火上而天庭可察，肾水下而地角直观。右颊金而属肺，左颊木而属肝。脾土之位，鼻准之端。青惊赤热，黄积白疳，如煤之黑兮，必中恶毒；似赭之紫兮，斯感乎风寒。

胎禀虚损兮，则发稀而头软；赋质充实兮，自肉厚而骨坚。性静兮少笑，神困兮多眠。肺热兮浊涕结于鼻内，脾冷兮清涎滞于颐间。两目连创③兮，肝风之鼓；双瞳直视兮，心火之炎。气不足而囟陷，突起则为热也；血有④而睑鲜，萎黄则为虚焉。

①邱邑：忠信堂本作“邱陇”。邱陇，坟墓。

②旃（zhān，沾）坛：即旃檀，又名檀香、白檀，是一种古老而又神秘的珍稀树种。这种香木可用来做佛像。

③创：忠信堂本作“劄”。劄，眨眼。

④有：此下忠信堂本有“余”字。

行坐迟者肾弱，啼哭多者心烦。脾热者弄舌，脾[1]强者握拳。发监[2]作穗兮，疳痨渐起；颅解欲破兮，短折可占。皮聚肉脱兮，元气损而欲逝；鼻昂唇缩兮，谷气绝而难全。赤蚓入眼兮，不必问夫卢扁；青蛇绕口兮，何须问[3]乎神丹！

五脏各证，一言可参；肝主风而叫哭顿闷，心主热而惊悸呵欠，肺主气而喘嗽善嚏，脾主困而吐泄喜眠，惟肾本虚，为命所关。肝常有余兮，实则生风；脾常不足兮，虚则成疳。木乘于土兮，泄痢[4]久而发搐者不治；火刑于金兮，咳嗽久而成痫者必残。

一腊[5]之中，脐风最险；百晬[6]之内，痰嗽尤难。证莫危于中恶，势莫急于流丹。变蒸尽于周岁，必计日以为准；惊搐发于期月，难引日以求安。有所苦者呻吟，失所欲者嗞煎。昼常喊叫兮，肝脏之热；夜多啼哭兮，脾脏之寒也。

出治[7]而疾者，胎毒之发；能食而疾者，食积之干。胎毒之变也，为黄、为瘤、为疮毒；食积之变也，为癥、为痛[8]、为痞满。吐泻有寒有热有

---

①脾：忠信堂本作“肝”。义胜。
②监：忠信堂本作“竖”。
③问：忠信堂本作“觅”。
④痢：忠信堂本作“利”。
⑤一腊：小儿出生八日。
⑥百晬：小儿诞生满百日举行的贺宴。宋·孟元老《东京梦华录·育子》：“生子百日，置会，谓之百晬。”
⑦治：忠信堂本作“胎”。
⑧为癥、为痛：忠信堂本作“为疳、为胀”。

食，咳嗽有虚有实有痰。痢因积得，疟以痞延。胀乃脾胃之虚，肿则风湿之感；疝本肝来，淋以膀胱之热；痘因脾致，渴以津液之干。

风从肝起，热自心生。风热并而搐急，吐泻久而成慢。证分八候，治贵十全。痰涎未去兮，为言语之謇涩；气血未复兮，成手足之拘挛。天吊如痓而上窜，内吊似疝而里疼。客忤[1]轻于中恶，虫痛类于发痫。形症既泥于雷同，诊治宜详于藻鉴[2]。

眼中白膜兮，肝疳已现；鼻下赤烂兮，肺疳所传。北[3]热而渴兮，邪火熏于绛官[4]；多疮而瘠兮，真水涸于玄关。饮食伤而脾损，津液亡而胃干。丁奚[5]手足之渐细，哺露[6]糟粕之不敛。爱吃泥土兮面黄，齿白而头皮光急；喜咲[7]瓜果兮口馋，肉削而腹皮满坚。

治病之证已明，立治之法尤简。平胃燥湿，五苓利水，二药合而吐泻兼调；泻青疏风，导赤泻火，两方并而惊风可蠲。金花凉惊而退热，玉液宁嗽以化痰。保和消积兮，同香连又治痢疾；异功补脾兮，助集圣可救痨疳。理中止吐泻而寒热通用，

①客忤：婴儿见生客而患病。

②藻鉴：品评，鉴定。唐·刘禹锡《上门下武相公启》：“藻鉴之下，难逃陋容。”

③北：据文义当作“壮”。

④官：忠信堂本作“宫”。义长。

⑤丁奚：病证名。小儿黄瘦腹大的病证等。

⑥哺露：病证名。小儿因胃弱而呕吐的病证。

⑦咲：忠信堂本作“食”。

保命镇惊痫而兼[1]慢相兼。

抱龙主惊风而平痰火，惺惺解变蒸而散风寒。养脾平疟兮，疟久有扭[2]者消癖；豆蔻止泄兮，泄久生风者调元。白术救虚渴之仙药，丁香收虫积之神丹。五色泄脏中之热，三圣除膈上之痰。口舌生疮者洗心，胸胁急痛者控涎。参苓肥儿兮，虚羸甚者勿弃；地黄补肾兮，禀气怯弱者有验。

嗟夫！婴儿稚弱兮，岂堪药石；良工调理兮，尤贵精专。或补或泄兮，中病即止；易虚易实兮，其症勿犯。治不乖方兮，有如援弱救焚，药不对病兮，何异递刀背剑。发吾心之秘兮，为取兔以彀[3]置，获斯术之利兮，勿得鱼而忘筌[4]。

---

①兼：忠信堂本作“急”。义长可从。

②扭：忠信堂本作“母”。义长可从。

③彀：张弩也。

④筌：捕鱼的竹器。

卷之一

十三科

古来医有十三科，分例分门证治多，
何事幼科门例少，岂因难治废吟哦。

大方脉科，小方脉科，妇人科，伤寒科，风科，眼科，口齿咽喉科，疮肿科，针灸科，正骨科，金镞科，祝由科，养生科。

以上一十三科，分门分例，详悉俱备。惟小方脉一科，钱、陈二先生外，不多见也。盖小儿初生，只是一块血肉耳，虽有神脏、形脏，有其具而未能用也。百日之后，知觉运动以渐而生。至于有疾，口不能言，脉无可诊，名曰哑科。一二三岁，口虽能言，而胃气未实，经脉未满，其脉难辨。故曰：子生三年，然后免于父母之怀，其有疾也，而欲治之，则肠胃脆薄，不胜汤丸；荣卫微弱，难施针灸。四岁以后，诸病与大人同，但药剂小耳。惊疳痘疹四证，当别论之。《经》曰：不能察其幼小者，调冠壮易明，童稚难治也。

有婴四法集成篇，博采诸书尽格言，
人欲求嗣能读此，何忧丹桂不森森。

嗟夫！世之求嗣者，惟知问命卜，祷鬼神，而不知当务之为急也。余尝集《广嗣纪要》，列例十条：一修德，二寡欲，三择配，四调元，五感孕，六保胎，七护产，八育婴，九风水，十祈祷，求嗣之道尽矣。今集《育婴家秘》，又分四目：一曰预养以培其元，二曰胎养以保其真，三曰蓐养以防其变，四曰鞠养以慎其疾。预养者，即调元之意也；胎养者，即保胎之道也；蓐养者，即护产之法也；鞠养者，即育婴之教也。二书之论并行而不悖也。有志求嗣者合而观之，笃信而守之，则桂子森森，厥后其昌矣。

预养以培其元一

孕元立本章云：《易》曰，大哉乾元，万物资始；至哉坤元，万物资生！有生之初，虽阳予之，正育而充，必阴之主。因形移易，日改月化，无非神道之代终也。天之德，地之气，阴阳之至和。相与流通于一体，能顺时效，谨人事，勿动而[①]伤，则生育之道得矣。昧者曾不知此，乃拂自然之理，谬为求息之术方，且推生死于五行，祈补养于药石，以伪胜真，以人助天，虽或有子，孕而不育，育而不寿者多矣。昔人论年老有子者，男不过尽八八，女不过尽七七，则知气血在人固有自量，岂外阴阳之定数哉！出《大全良方》。

凝形殊禀章云：《易》曰，男女媾精，万物化生，天地阴阳之形气寓焉。其禀赋也，体有刚柔，脉有强弱，气有多寡，血有盛衰，皆一定而不易也。以至分野[②]奠[③]域，则所产有多寡之宜，吉事有祥，则所梦各应其类。是故荆扬薄壤多女，雍

---

①而：忠信堂本作“勿”。

②分野：指与星空相对应的九州地域。我国古代占星家为了用天象变化来占卜人间的吉凶祸福，将天上星空区域与地上的国州互相对应，称作分野。

③奠：忠信堂本作“异”。

冀厚壤多男。熊罴为男子之祥，虺蛇[1]为女子之祥。是皆理之可推也。同上。

娠子论云：昔有人以妇人无子，问西京常器之者，乃曰：女人自少多病，服燥药无节，使天癸耗动，且早夭，终身无子。又有问衮伯宋大亨者，亦然。同上。

按：《道藏经》云，有床子法云，妇人月信初止后一日、三日、五日，值男女旺相日，阳日阳时交合，有子多男。若男女禀受皆壮则多子，一有怯弱则少子。同上。

《褚氏遗书》曰：男女交合，二情交畅。阴血先至，阳精后冲，血开裹精，精入为骨，而男形成矣。阳精先入，阴血后参，精开裹血，血入居本，而女形成矣。阴阳均至，非男非女之身，精血散分，骈胎[2]品胎[3]之兆。父少母老，产女必羸；母壮父衰，生男必弱。古之良工，首察乎此。补羸女先养血壮脾，补弱男则滋肾节色。气之偏瘁，与之补也。

东垣云：李叔和问，中年以来，得一子，至一岁以后，身生红瘤不救，后生四子，一二岁皆病瘤而死，何缘至此？翌日见之，谓曰：汝乃肾中伏火，精气中多有红丝，以气相传，生子故有此疾，俗名胎瘤是也。试观之，果如其言。遂以滋肾丸数服，以泻肾中火邪，补真阴不足，忌酒辛热之物。其妻以六味地黄丸以养阴血。受胎五月之后，以黄芩、白术二味作散啖五七服。后生子，前证不复作矣。

按：东垣先生此论，诚求子之要，百世不可易也。

---

①虺蛇：即虺蛇入梦。古人认为，虺蛇入梦乃是生女的征兆。《诗经·小雅·斯干》："大人占之：维熊维罴，男子之祥；维虺维蛇，女子之祥。"虺，传说中的龙，似蛇。

②骈胎：双胞胎。

③品胎：三胞胎。

丹溪：无子之因，多起于父气之不足，岂可独归于母血之虚寒。况母之血，岂止于虚与寒而已哉？无子多因血少不能摄精，俗医率从子宫虚冷，投以热剂，如泰桂丸之类，煎熬脏腑，气血沸腾，祸不旋踵。

按：丹溪先生此论，诚可为妇人服热药子[①]之戒。全按：《易》曰：天地絪缊[②]，万物化醇[③]。设使阴阳偏胜，则不能成变化而生万物矣，男女亦然。故男之无子者，责精之不足也；女之无子者，责血之不足也。精气之不足，肾实主之，六味地黄丸其要药也。

补肾地黄丸

熟地八两[④]　干山药四两　山茱萸肉四两　泽泻[⑤]　牡丹皮[⑥]去心　肉苁蓉酒洗，去鳞甲，三两

共为细末，炼蜜为丸，如梧桐子大。每五十丸，空心，食前服，淡盐汤送下。

今人不知此理，男女[⑦]喜服壮阳之药，以快其欲，加附子、阳起石、鹿茸、硫黄、沉香、母丁香之类；女子喜饮暖宫之药，亟欲生子，如桂枝、吴茱萸、沉香、附子之类，以致自误，终身无生。反成热中，内则津液消耗，为消渴秘结之类；外则经

---

①子：据文义当作“求子”。
②絪缊：天地阴阳二气交互作用的状态。
③万物化醇：此下忠信堂本有“男女媾精，万物化生”八字。
④八两：忠信堂本作“四两”。
⑤泽泻：此下忠信堂本有“四两”二字。
⑥牡丹皮：此下剂量待考。
⑦男女：据文义当作“男子”。

脉壅滞，为痈疽之发也。生子之道，不在于药石也。设使情欲之感不节，变合之神不交，虽汤丸兢进无益也。必于平日，男子清心寡欲以养其精，女子忍性戒怒以养其血，至于交会之时，男悦其女，女悦其男，两情欣洽，自然精血混合而生子也。

胎养以保其真二

《娠子论》云：夫至精才化，一气方凝，始受胞胎，渐成形质，子在腹中，随母听闻。自妊娠之后，则须行坐端严，性情和悦，常处静室，多听美言，令人讲读诗书，陈说礼乐，耳不闻非言，目不观恶事，如此则生男女福寿敦厚，忠孝贤明。不然则生男女多鄙贱不寿而愚顽，此所谓因外象而内感也。昔太妊怀文王，耳不听恶声，目不视恶色，口不出恶言。世传胎教之道，此之谓也。

妊娠三月，名胎始，当此之时，血不流行，形象始化，未有定仪，见物而变。须知端正严庄，当令母见贵人，不可见状貌丑恶人也。欲生男，宜操弓矢，乘牡①马；欲生女，宜著珥珰②，施环珮；欲子美好，宜玩白璧，视孔雀；欲子贤能，宜看诗书，务和雅。吾见鄙俗妇人怀胎时，看搬傀儡，装神像，舞猴戏者，后来生子，貌多肖之。

胎养之法，有所谓转女成男者，亦皆理之自然也。如食雄鸡，取阳精之全于天产者；带雄黄，取阳气之全于地产者；操弓矢，借芩芹③，取阳④物之见于人事者。气类潜通，造化秘

①牡：牡为雄性。即公马。鸟兽雄雌称为“牡牝”。
②珥珰：缀以珠玉之耳饰。
③芩芹：视履堂本作“斧斤”。义长。
④阳：视履堂本作“刚”。义长。

密，必于三月兆形之先，仪象未具，阳可以胜用[①]，变女为男，理固然也。

《气质生成章》云：具天地之胜，集万物之灵，阴阳平均，气质完备，成具自尔。然而奇偶异常，有衍有耗；刚柔异用，有强有羸。血荣气卫，不能逃于消息，盈虚之理，则禀赋之初，讵可一概而论？是以附赘垂疤，骈母枝指[②]，侏儒跛躄，形气所赋，有如此者；疮疡痈肿，朦聋喑哑，瘦瘠疲瘵，形气之疾，有如此者。然则胚胎造化之始，精通气变之后，保卫辅翼，固有道矣。按：此条禀赋之症，陈疮疡属胎毒，皆禀赋之偏，不可治矣。

天有五气，各有所凑，地有五味，各有所入。所凑有节适，所入有度量，凡所畏忌，悉当戒惧，慎物以为养者，理固然也。以致调喜怒，节嗜欲，作劳不妄，而气血从之。皆所以保摄妊娠，使诸邪不得干焉。苟为不然，方禀受之时，一失调养，则内不足以为守中，外不足以为强身，气形弗充，而疾病因之。如食兔唇缺，食犬无声，食杂鱼而疥癣之嘱[③]，皆以食物不戒之故也。心气火[④]惊而颠疾，肾气不足而解囟，脾胃不和而羸瘦，心气虚乏而神不足之类，皆以气血不调之故也。

全尝由此推广之。儿在母腹中，借母五脏之气以为养也。苟一脏受伤，则一脏之气失养而不足矣。如风则伤肝，热则伤心与肺，湿则伤脾，寒则伤肾，此天之四气所伤也。酸多则伤肝，苦多则伤心，甘多则伤脾，辛多则伤肺，咸多则伤肾，此

---

①用：视履堂本作“阴”。义长。

②骈母枝指：骈母，脚上的拇指与第二趾合成一趾；枝指，手上大拇指多生一指。比喻多余的、无用的东西。

③嘱：据文义当作“属”。

④火：视履堂本作“被”。

五味所伤也。怒则伤肝，喜则伤心，思则伤脾，忧则伤肺，恐则伤肾，此人之七情所伤也。是以风寒暑湿则避之，五味之食则节之，七情之感则绝之，皆胎养之道也。若夫勿登高，勿临险，勿独处暗室，勿入庙社，勿恣肥甘之味，勿啖瓜果之物，勿犯[1]忌之方，所以调护辅翼者，各有道也。

如不利嗣息，或骄倨太甚者，动必成咎。虽邻家有所兴修，亦犯其胎气，令儿破形殒命。如刀犯者，形必伤；泥犯者，窍必塞；打惊者，色青黯；系缚者，相拘挛。如此诸例，验于形影，可不慎哉！

妊妇有疾，不可妄投药饵。必在医者审度病势之轻重，药性之上下，处以中庸，不必多品。视其病势已衰，药宜便止，则病去于母，而子亦无殒矣。

全尝集女科，凡孕妇无疾，不可服药同。设有疾，只以和胎为主，其疾以末治之。中病即已，勿过用剂也。故孕妇之病，宜柴胡和胎饮主之。

柴胡和胎饮[2]

柴胡　黄芩君，条实沉水者佳　白术君，无油者佳，二味乃安胎之圣药　当归身酒洗　白芍臣　陈皮　甘草　紫苏茎叶，佐

挟伤风者，加葛根、葱白；挟伤食者，加枳壳、神曲；挟伤[3]者，加知母、石膏；胸满者，加枳壳、桔梗；腹满者，加大腹皮；胎中痛者，加枳壳、砂仁；漏下血者，加阿胶、陈艾叶。如方加减，不可轻忽。水煎，食前服。

---

①犯：此下忠信堂本有“禁”字。

②柴胡和胎饮：此方剂量阙如，待考。

③伤：此下忠信堂本有“热”字。当是。

妇人有孕，至八九月间，宜服丹溪达生散，庶免难产之症。

大腹皮酒洗，一钱　人参　陈皮各五分　白芍　白术　当归各一钱　甘草炙，二钱

上细切，作一服，入姜七片，葱五叶，水煎服。

春加防风、川芎，夏加黄芩、黄连、五味子，秋加泽泻，冬加砂仁。

临产之时，胞浆已破，急进秘传催生如圣散，以免难产，即五苓散加车前子，顺取长流水煎服。

蓐养以防其变三

蓐养之时，顺而易者，无苦也。设使逆而难者，必得稳婆之老惯熟、谨慎、轻便者，辅翼调护之；苟非其人，则母子之免于患者，亦罕矣。

回气捷法

儿才生下即气绝、不啼哭，俗名闷脐生，即寤生也。必是难产，或冒寒所致。必①以绵絮包裹，抱怀中，不可断脐带，且将胞衣置火上锅铫滚水中煮之，仍以热水于脐带抹之，使暖气由脐入腹，须臾气回，啼哭如常，方可浴洗，断去脐带。今乡俗见寤生者，即连呼其父乳名，纵有醒者，如儿寐中呼唤惊醒也。

---

①必：忠信堂本作“急”。

拭口时法

儿初生，稳婆急以绵裹指，拭儿口中恶物令净，方可浴秽，若不急拭，啼哭一声，咽下则生百病矣。然仓卒之际或有不及如法者，古人有甘草法、黄连法、朱蜜法，用之殊佳。其法临月预备甘草一钱切煎，以绵裹指，蘸甘草汁，拭其口中令净；次用黄连细切五分捶碎，绵裹放甘草沸汤中，同浸泡汤，如上法拭口；拭毕，更用朱砂大豆许，研极细入蜜螺壳许和之，拭儿口中，然后以乳乳之。此葛稚川真人时方也，非独能解恶秽之毒，亦可安神免疮疹惊风之疾。

又秘方

取儿胞衣上脐带一寸许，焙为末，五分　黄连末二分半　朱砂末一分

共研，用蜜和，当生下三日内抹儿口中令咽之，以解胎毒，名曰育婴解毒延龄膏。

又方

儿生下一日之内，用甘草一节长，炙透切细，以水二合，煮取一合，以绵裹指，蘸汁点儿口中约一蚬[1]壳，吐出胸中恶汁，待其饥渴更与之，若两服不吐，尽一合止，则小儿智慧无病。

①蚬：即扁螺。

浴儿法

临产时，预取豮[①]猪胆一枚，以水七升，煮取四升，澄清。浴儿，令长大及终身永无疮疥。

如儿生下，浴水未到，且以绵絮包裹，暖抱大人怀中。浴汤须调和，若冷热失宜则令儿[②]惊，亦致五脏疾矣。虽浴出亦当暖之，虽遇夏月，亦未可去其绵絮，以乍出母腹，不可令冒寒气也。

儿生三日，浴用五枝汤。

桃、柳、棘[③]、梅、槐各取嫩枝。

加苦参、白芷，煎汤，去渣澄清，入猪胆汁浴之，不生疮疥。

断脐法

儿生下浴后，方可断脐，口咬最好，或以火燎而断之，或以剪放火烧热剪之。断后，艾炷从断处烧三壮，令暖气入腹，可免脐风之疾。断脐后用蕲艾杵烂和绵絮包护其脐，勿令犯脱。使寒湿之气入之，则成脐风、内瘹[④]腹痛，误儿命矣，慎之！慎之！

---

①豮（fén，坟）：未发情或被阉割过的猪。

②儿：忠信堂本作“儿”。义胜。

③棘：酸枣树。

④内瘹：小儿狂病。乃肝经内伤寒冷，见腹痛多啼，唇黑囊肿，伛偻，反张似痫等症。

哺儿法

儿生下后，产母乳汁未行，必择乳母年壮体厚，乳汁浓白者，以乳之可也。产母乳汁既行，必须揉而捏去之，此乳不可哺也。积滞之气，恐损儿也。

凡儿吮乳，初则乳汁渐行，其来尚缓而少，久则如泉涌出，急而且多，急取出之，恐儿气弱，吞咽不及，错喉喷吐，伤胃气也。

儿生七日，助谷神以导达肠胃。用粟杵烂煮粥饮，与乳母，日与一二匙吃，或用粳米研烂亦佳。

刮泡法

儿生十日之内，常抱向明处，视其口中悬痈，上腭有小泡子如珠堆积者，急用银挖耳刮去之，或以手指甲刮去之。任以软锦拭去恶血，煎甘草汤洗之。不然，则泡落成疾，不可救矣。

通便法

儿初生后，大小便不通，腹胀欲绝者，急令妇人以温水漱口，亟吸咂儿前后心并脐、两手足心，共七处，每一处凡三五次。漱口吸咂，取红赤为度，须臾自通，不尔，无生意。

又古[1]用

皂角，烧存性，研为细末，炼蜜作丸，如枣核样，内谷道中，即通。

贴囟法

儿生后，鼻塞气倨，吮乳不得者，用天南星一钱，北细辛五分。

共为末，生姜汁、生葱汁共调成膏，涂贴囟上，自愈。

牛黄法

儿生三日，出[2]惊邪，除恶气，用真牛黄豆许，细研以后，蜜加酸枣许，共研匀，以绵蘸之与吃，一日令尽。

鞠养以防其疾四

养子须调护，看成莫纵弛，
乳多终损胃，食壅即伤脾。
衾厚非为益，衣单正所宜，
无风频见日，寒暑顺天时。

丹溪曰：人生十六岁以前，气血俱盛，如日方升，如月将

①古：此下忠信堂本有“方”字。
②出：视履堂本作“去”。

圆，惟阴常不足。故童子裳不裘帛。前哲格言。裳，皮衣，温软甚于帛也。盖下体主阴，得寒则阴易长，得温暖则阴暗消。是以下体不与绢帛夹厚温暖之服，恐阴气受伤，是为确论。

小儿初生，肌肤未实，不可暖衣，暖甚则令肌肤缓弱，宜频见风日。若不见风日，则肌肤脆软，易得损伤。当以父母着过破絮旧衣，勿加新绵，天气和暖之时，宜抱向日中嬉戏，数见风日，则血凝易刚，肌肤坚实，可耐风寒，不致疾病。若藏于帐帏之内，重衣温暖，譬如阴地草木，不见风日，软脆不任风寒。当以薄衣，但令背暖。薄衣之法，当初秋习之。不可卒减其衣，否则令中风寒。所以从秋初习之者，以渐稍寒。如此则必耐寒，冬月但着两薄褥一复裳耳。若不忍见其寒，适当略加耳。若爱而暖之，所以害之也，又当消息，勿令汗出。如汗出则表虚。风邪易入也。昼夜寤寐，常慎之！

丹溪曰：小儿气血俱盛，食物易消，故食无时。然肠胃尚脆而窄①，若稠黏干哽②，酸咸辣甜，一切鱼肉瓜果酒面，烧炙煨炒，但是发热难化之物，皆宜禁绝。只如生栗、干柿、熟菜、白粥，非惟不能纵其口，且可养其德。盖生栗味咸，干柿性凉，可以养阴之助。然栗大补，柿大涩，俱为难化，亦宜少与。妇人无知，惟务姑息，畏其啼哭，无所不与，积成痼疾，虽悔何及。所以富贵骄养，有子多疾。

按：陈氏曰，小儿宜吃七分饱者，谓节之也。小儿无知，见物则爱，岂能节之？节之者，父母也。父母不知，纵其所欲，如甜腻粑饼、瓜果生冷之类，无不与之，任其无度，以致生疾，虽曰爱之，其实害之。

---

①窄：忠信堂本作“薄”。
②哽：视履堂本作“硬”。

丹溪曰：乳子之母，尤宜谨节，饮食下咽，乳汁便通；情欲动中，乳脉便应；病气到乳，汁必凝滞。儿得此乳，疾病立至，不吐则泄，不疮则热，或为口糜，或为惊搐，或为夜啼，或为腹胀。病之初来，其溺必少，便须询问，随证调治。母安子亦安，可消患于未形也。

小儿啼哭正甚，其母强以乳哺之，啼哭未息，逆气未定，被乳所阻，乳又被气滞，积于胸中，便成疾也。吐泻、噎痢、腹痛、痞满、疳痨之病从此起矣。

小儿在腹中，赖血以养之，及其生也，赖乳以养之。乳，积①血所化也。未及一岁之后，不可便以肉果啖之，胃薄脾脆，不能消化也。乳者，饮食之津液。其母亦当淡滋味，一切酒面肥甘之热物，瓜果生冷之寒物，皆当禁之。苟不知禁，气通于乳，犹②儿食之，以成寒热之病，乳母之过也。

凡乳母大醉后勿乳，大劳后勿乳，大怒后勿乳，房事后勿乳，有热病勿乳，其子啼哭未止勿乳，睡未醒勿乳，饱后勿乳。夜间母必起坐床上，抱起儿乳之，勿侧卧乳。乳后抱其子，使其身直，恐软弱倾侧，致乳溢出也。不尔，皆令儿病。

陈氏养子十法云：一要背暖，二要肚暖，三要足暖，四要头凉，五要胸凉，六勿令忽见一非常之人，七脾胃要温，八儿哭未定勿使饮乳，九勿服轻朱③，十宜少洗浴。大凡小儿冬不可久洗，浴则伤冷；夏不可久浴，浴则伤热。频浴则背冷而发惊。若遇热时，以软绢蘸汤拭之可也。

---

①积：忠信堂本作“乃”。
②犹：视履堂本作“由”。
③轻朱：即轻粉、朱砂。

小儿脐带未落时，不可频浴，浴则水入脐中，脐风、撮口①皆从此起。

小儿神气衰②弱，忽见非常之物，或见未识之人，或闻鸡鸣犬吠，或见牛马禽兽，嬉戏惊吓，或闻人之叫呼，雷霆铳爆之声，未有不惊动者也，皆成客忤惊痫之病。盖心藏神，惊则伤神，肾藏志，恐则志失，大人皆然，小儿为甚也。凡小儿嬉戏，不可妄指他物，作虫作蛇，小儿啼哭，不可令人装扮欺诈，以止其啼，使神志昏乱，心小胆怯成客忤也。不可不慎。

小儿玩弄嬉戏，常在目前之物，不可去之，但勿使之弄刀剑，衔铜铁，近水火，见鬼神耳。

小儿能言，必教之以正言，如鄙俚之言勿语也。能食则教以恭敬，若亵慢③之习勿作也。能坐能行则扶持之，勿使倾跌也。宗族乡党之人，则教以亲疏尊卑长幼之分，勿使谍嫚④。言语问答，教以诚实，勿使欺妄也。宾客往来，教以拜揖迎送，勿使退避也。衣服器用，五谷六畜之类，遇物则教之，使其知之也。或教以数目，或教以方隅，或教以岁月时日之类。如此则不但无疾，而知识亦早矣。

凡小儿专爱一人怀抱，见他人则避之，此神怯弱也。抱之则喜，放之行坐则哭者，此气虚弱也。喜食甘味，腹有虫也。

小儿周岁有病者，勿妄用药，调其乳母可也。不得已而用，必中病之药。病衰则已，勿过其则也。

---

①撮口：病症名。指口唇收缩撮起，不能吮乳。多出现于初生小儿所患的脐风、惊风等病。

②衰：忠信堂本作“怯”。义长。

③亵（xiè，泻）慢：轻慢，不庄重。比喻人随随便便，没有教养。出处《北齐书·封子绘传》：“子绣在渤海，定远过之，对妻及诸女宴集，言戏微有亵慢，子绣大怒，鸣鼓集众将攻之。”

④谍嫚：轻视，侮辱。

幼科有拿掐法者，乃按摩之变也。小儿未周岁者，难以药饵治，诚宜之则可以治外邪，而不能治内病也，能治小疾及气实者，如大病气虚者用之，必误儿也。为父母者，喜拿而恶药，致令夭折者，是谁之过欤?

父母常将幼子怜，儿因爱恤取愁烦，
育婴家秘无多术，要受三分饥与寒。

人之无子者，置姬妾，觅方术，问命卜，祷鬼神，其心劳矣。及其生子，爱恤之深，保养之失，过于热也，热则生风；过于饱[1]，饱则成积。医不择良药，或犯毒不可救也。柳子《种木传》云：虽曰爱之，其实害之。所以取辟也。

谚云：若要小儿安，常受三分饥与寒。饥，谓节其饮食也；寒，谓适其寒温也。勿令太饱太暖之意，非不食不衣之谬说也。

头要清凉背要温，露其下体养真阴，
天时勿犯如春候，寒热乖违客气侵。

此言适其寒温之法也。头者六阳之会，常要凉，不可缠裹。腹为阴，背为阳，皆脏腑之俞募也，常要和暖，不可使露。小儿纯阳之气，嫌于无阴，故下体要露，使近地气，以养其阴也。天时者，即寒热也。春者，温和之气，万物皆赖以生长也。谓襁褓之中，寒不犯寒，热不犯热，常如春气温和时，以长养儿之身体。若有乖违，寒热之客气来侵矣。

乳为血化美如饴，肉谷虽甘更乱真，
到得后来能食日，莫教纵恣损脾阴。

此言节其饮食之法也。儿在母腹之时，赖血以养。既生之后，饮食之乳，亦血之所化也。虽有谷肉，不可与之，以乱其

①饱：此下忠信堂本有“也”字。

肠胃中和之气。至于能食，犹当节之，不可纵其所好，以快其心。因而致病者多矣。《内经》曰：饮食自倍，肠胃乃伤。不可不慎也。

耳目之神寄在心，异闻异见易生惊，

痰生气逆因成痫，恨煞终身作废人。

初生小儿未与物接，卒有见闻，必惊其神。为父母者，必慎之可也。若失防间，致成惊痫，为终身之痼疾，有子何益。

医不执泥曰上工，能知富贵与贫穷，

生来气体分清浊，居来看承又不同。

人有恒言富贵之子多病者，其气清，其体薄，而过于饱暖也。贫贱之子少病者，其气浊，其体厚，而常受饥寒也。上智之医识得此意。观父母，而知其气禀之厚薄；观形色，而知脏腑之虚实。猛峻之药，不可妄加；和平之方，亦不可执用也。

人之受病者，有富贵贫贱之殊。自天地视之，皆其所生者也，无一人不养焉，则无一人不爱矣。医者，仁术也，博爱之心也，当以天地之心为心，视人之子犹己之子，勿以势利之心易之也。如使救人之疾，而有所得，此一时之利也。苟能活人之多，则一世之功也。一时之利小，一世之功大。与其积利，不若积功。故曰："古来医道通仙道，半积阴功半养身。"

小儿初诞多胎疾，能食过多为食积，

于斯二者作提纲，仲阳复起从吾议。

小儿之疾，如痘疹、丹瘤、脐风、变蒸、斑黄、虫疥、解颅、五软之类，皆胎疾也。如吐泻、疟痢、肿胀、痞积、疳痨之类，皆伤食之疾也。惟发热咳嗽，或有外感风寒者。故曰小儿之疾，属胎毒者十之四，属食伤者十之五，外感者十之一二。

惊痫原来肝有余，脾常不足致疳虚，

形体不全知肾弱，上医会得谨其初。

大抵小儿脾常不足，肝常有余。肾主虚，亦不足也。故小儿之病，惊风属肝，疳痨属脾，胎气不足属肾。上医治病，必先所属而预防之。故曰："不治已病治未病。"

家传三法

家传三法救孩童，惊痫须防①用抱龙，

胎禀怯时宜补肾，肥儿瘤病②有奇功。

治痫用琥珀抱龙丸，治疳用肥儿丸，治胎禀不足，用补肾地黄丸。此三方者，祖训相传，子孙敬守。

抱龙丸解

抱者，养也。龙者，纯阳之物。盖震为龙，东方乙木也，为少阳之气，时至乎春，乃万物发生之始气也。乙者，肝木也。肝为风木，初生小儿，纯阳无阴，龙之象也。肝为有余，少阳之气壮也。肝主风，小儿病则有热，热则生风，上医虑之，制此方以平肝木，防惊风，此抱龙之名义。

钱氏抱龙丸：壮实儿宜用之。然内有雄朱金石之药不可服，如麝香之耗真气，能引风邪入里，如油之入面，不得出也。故人皆禁之，不可用也。

琥珀抱龙丸：内用补益之药，人皆喜而用之。然有枳壳、枳实二味，能散滞气。无滞气者，能损胸中至高之气。如急慢惊③及元气弱者，减去此二味，可用当归、川芎各二两代之。

---

①防：忠信堂本"知"。

②瘤病：忠信堂本"疳积"。义胜。

③惊：此下忠信堂本有"风"字。

然琥珀、天竺黄二味，须择真者。

钱氏抱龙丸：治伤风瘟疫，身热昏睡气粗，痰实壅嗽。又治惊风潮搐及蛊毒者。盛暑沐浴后并可服。壮实小儿，宜时与服之。

雄黄二钱半，飞　辰砂五钱，另研　天竺黄一两　胆南星四两　麝香五分

共为末，煮甘草水为丸，皂角子大。温水化下。百日儿，每丸分作三服。

琥珀抱龙丸：理小儿诸惊，四时感冒风寒，湿痰邪热至烦燥①不宁，痰嗽气急及疮疹欲出发搐，并宜可服。

真琥珀　天竺黄　檀香细锉　人参去芦　白茯苓各一两半　粉甘草去节，三两　枳壳麸炒　枳实麸炒，各一两　朱砂飞，五钱　胆南星一两　山药一斤，去黑皮　金箔百片

取见成药末一两，同在乳钵内，研极细，杵，仍和前末用。上为末和匀，取新汲井水为丸，如此豆样大粒，阴干，每服用薄荷汤化下。

肥儿丸

小儿脾胃素弱，食少而瘦，或素强健，偶因伤食成积而瘦，或因大病之后而瘦者，宜服之。

人参　白术各二钱　陈皮　白茯苓去皮，各一钱半　甘草炙　木香　砂仁　青皮　神曲炒　麦芽炒　使君子肉各一钱　山药　莲肉去心，各二钱　桔梗一钱

共为细末，荷叶浸水，煮粳米粉为丸，米饮下。此参苓白

①燥：通“躁”。

术散加减，以治疳病将成之圣药也。

腹中有癖者，加三棱、莪术各煨，九肋鳖甲醋炙，各一钱半。

有热者，加北柴胡二钱，黄芩、黄连、芦荟、干蟾烧存性，各一钱半。

瘦太甚者，加当归、川芎各二钱[①]。

泄泻者，加肉豆蔻面包煨、诃子肉各一钱。

疳瘦食少者，去麦芽、神曲。

乳母须求不病人，择其体厚性和平，
不贪口腹无淫欲，鞠养何求子不成。

养子之道，当择乳母，必取无病妇人，肌肉丰肥，性情和平者为之，则其乳汁浓厚甘美，莹白温和，于子有益。如病寒者，乳寒；病疮者，乳毒；贪口腹者，则味不纯；喜淫欲者，则气不清，何益于子？故宜远之。

辨小儿寿夭

幼科精熟是专门，寿夭平时认得明，
色脉合观知五脏，补虚泻实药通神。

右[②]语云：三折股肱为良医，谓历练熟也。故幼科精专者，凡小儿之寿夭，先了然于目中矣。病不可治，必不可治也。至于临病之时，观形察色，便知五脏之证治，所以补之泻之，意之所生，有通神之妙也。

①二钱：忠信堂本作“一钱五分”。
②右：忠信堂本作“古”。

小儿寿夭最难明，只在良工眼力精，

形气有余为寿相，如其不足岂遐龄。

小儿寿夭，须观形色。如形实气实者，此禀气有余，为寿相，无病易养。如形虚气虚者，此禀气不足，为夭相，多病难养。盖儿之生也，受气于父，成形于母。父母俱强者，则形气有余；父母俱弱者，则形气不足。父强母弱则气有余，父弱母强，则气不足，而形有余也。大抵寿夭穷通，聪明愚痴，皆以预定，岂能逃乎？小儿所禀，全赖父母之余气以长形质。故肥不可生瘦，瘦不可生肥，大小与父母不等，则难养也。虽初生多患，若形体相称，则寿也。小儿面舒，转首迟滞，稍费人雕琢者，寿之兆也。若小儿预知人意，身轻力弱者，难养也。古人有言，譬如梅花早发，不睹岁寒；甘菊晚荣，终于年事。故知晚成者，寿之兆也。若小儿阴小而黑，与身相等者，可养之子。若阴大而白者，难养也。若小儿形体弱，头面多青脉，精神昏瘁者，难养。若小儿刚悍，眼目俊朗，神气爽健，发绀而泽者，寿之相也。若小儿精神实，则少病，故易长成也。若形瘁而多病者，难养也。若小儿黑珠少，白睛多，面色晄白者，非寿之相也，纵长不及天年。若青珠大而白睛少，面色黑，形不淡者，亦要观其眼中，黑白分明，表里相称，曰寿曰康；若黑珠动摇，光明闪烂，纵长亦应目疾，寿亦不及四旬也。

头圆背厚腹如垂，目秀眉清鼻准齐，

耳角分明口方正，肾坚肉实体丰肥。

头者，髓之海也，肾主骨髓，头圆则肾足矣。背者，五脏之所附也，背厚则五脏安矣。腹者，水谷之海也，腹大则水谷盈矣。目者肝之窍，耳者肾之窍，鼻者肺之窍，口者脾之窍，七窍无阙则形全矣。脾主肉，肉实者脾气足也。肝主筋，筋强者肝气足也。肾主骨，骨气足则肾坚矣[①]。

腮妍发绀形表端，二便调和里气安，

脚健项肥囊紧小，肌肤温润更红鲜。

腮妍如桃，发黑如漆，此表实也。小便长，大便润，此里实也。脚者，身之柱也，柱壮而强，则身不挠。项者，头之茎也，项长而肥，则头不欹[②]。囊者，宗筋之会也，囊黑而小，如荔枝者寿。肌肉者，荣卫之气舍也，温润红鲜，则荣卫宣畅，而气血足矣。

性静神安状若愚，自然精彩与人殊，

乐然后笑不多哭，若到眠时不久嘘。

英华不露，神气内藏，此非凡儿相也。心主笑，不妄笑者，心气足也。肺主哭，不多哭者，肺气足也。又哭气不绝连绵者，肺气实也。脾主睡，睡不久者，脾气实也。此上三条，皆寿相也，其儿无病而易养也。

头破露缝眼露睛，鼻干唇缩口流津，

发稀项软腓腨小，满面纷纷青紫筋。

诸阳皆会于头，头破则阳上衰矣。诸阴皆起于足，腓腨者，足肚肉也，小则阴下衰矣。鼻为肺窍，鼻干则肺气衰矣。唇口为脾窍，唇缩流津，脾气衰矣。发为血余，发稀则血衰矣。项为天柱，项软则柱折矣。青紫之筋，皆风热之候，散见于面，必多惊痫之病。

形枯色夭欠火晶，肚大筋浮泻利频，

虫疥浸淫多叫哭，见人语笑弄精神。

形枯色夭者，此表虚也；泻利无时者，此里虚也。疥疮啼

---

①骨气足则肾坚矣：忠信堂本作“骨坚者则肾气足矣”。

②欹：倾斜，歪向一边。

哭多笑语者，皆阳火妄动之候。此上三条，皆夭相也，其儿多病而难养。

辨小儿形色

小儿有病观形色，青主惊风红主热，
黄为伤食白主疳，若中恶时其面热[①]。

肝主风，其色青。心主热，其色红。脾主谷，其色黄。白者，气血不荣于面也，故主疳。黑者，凶色也，故主中恶。

气色须看何部中，心主正额火光红，
左颊木肝右金肺，额[②]为肾部鼻脾宫。

此以五形分部位也。肝属木，东方，故于左颊候之。肺属金，西方，故于右颊候之。心属火，南方，故于额上天庭候之。肾属水，北方，故于额下地阁候之。脾属土，中央，故于鼻准候也。

肝病须观眼目中，脾唇心舌自相通，
肺有病时常在鼻，肾居耳内认其宗。

此以五窍分五脏也。肝之病见于目，心之病见于舌，脾之病见于唇，肺之病见于鼻，肾之病见于耳，各随寒热虚实决之。

目扬面赤热生风，眉皱呻吟腹痛攻，
面肿色黄知癖疾，发稀面白有疳虫。

肝主风，目扬者，肝病也。扬者，直视也。心主热，面赤

---

①热：忠信堂本作“黑”。
②额：忠信堂本作“颊”。

者，心病也。风热相传[①]，必生惊搐。人有痛则眉皱而呻吟。决[②]云：痢疾眉头皱，肠中痛。脾主湿，湿胜则肿，面肿色黄，故知脾病。宿食成积，积久成癖。疳者，津液不足之病也。发稀面白，血之虚也，疳病多虫。

下痢应嫌面貌妍，惊风面赤亦堪怜，
咳嗽面白为真色，青绕唇傍青紫筋。

决云：泻不定，精神好者，死。风病，面如涂朱者，死。咳久不止，面白者，肺之真脏色见[③]也。

小儿疾厄命宫寻，虎口三关食指纹，
欲知死生无错误，不离五色认分明。

命宫，谓山根也。小儿山根断绝，青红紫黑筋横拦者，多病难养。《相法》云："山根青色，出胎频见灾危是也。"男左女右，手指横纹初节曰风关，中节曰气关，三节曰命关，谓之虎口纹。青主惊，赤主热，黑主水，其纹曲向内者病在内，曲向外者病在外。其纹初节止者病轻，上至次[④]者病重，过三关者死。下大上小者吉，下小上大者凶。

要知虎口气纹脉，到指看纹分五色，
黄红安乐五脏和，红紫依稀有损益，
紫青伤食气虚烦，青黑之时证候逆，
忽然纯黑在其间，好叫医人心胆寒。
若也直上到风关，粒米短长分两端，
如枪直射惊风至，分作枝叉有数般，

①传：忠信堂本作"摶"，即"抟"（tuán）也当是。
②决：通"诀"。下同。
③见：通"现"。显露。
④次：此下忠信堂本有"节"字。

弓反里顺外为逆，顺逆交连命以[1]难，

叉头长知犹可救，如此医师仔细看。

辨小儿脉息

小儿未损天真气，指下脉来宜有力，

大滑数实最为良，细涩迟虚终不吉。

脉大者，气实也。脉滑者，血虚[2]也。六至为数，脉来有力，皆禀赋有余之脉也。脉细者，气虚也。脉滑[3]者，血虚也。三至为迟，虚则无力，皆则禀赋不足之脉也。小儿寿夭，以此辨之。

一息六至号平和，八至之说不可凭，

四至以下虚冷惫，八九十至热生惊。

小儿之脉，一呼三至，一吸三至，谓之一息六至，乃和平无病之脉也。诀云八至为平和脉者，勿从。一息四至曰离经，三至以下谓之损脉，为虚冷疳痨之病。一息八至曰离经，九至以上谓之至脉，为实热惊风之病。

辨小儿脉证治

上医色脉尽须明，虚实证治如法行，

有一乖违即不中，为儿作祸犯天刑。

---

①以：忠信堂本作“似”。

②虚：忠信堂本作“实”。当是。

③滑：忠信堂本作“涩”。当是。

《内经》曰：能合色脉，可以万全。盖上医之治小儿也，以色合脉，以脉合色，实则泻之，虚则补之，不违其制，万全之道也。且如两腮红者，色实也；脉急数者，脉实也；大便秘，小便黄，渴不止，上气急，足胫热者，实证也。有此三实者，宜以寒凉之药泻之，所谓不可服热药者，有七也。如面㿠白者，色虚也；脉微沉者，脉虚也；粪色青，腹虚胀，呕乳，见眼珠青，足胫冷，虚证也。有此三虚者，宜以温热之药补之，所谓不可服寒药者，有七也。今之粗工，色脉证治，茫然无知，妄作汤丸，夭儿性命，天必谴之。

药必对证无差错，中病即已无[①]太过，

待其来复真气生，食养尽之无补佐。

谓此治病之要术也，色脉证治，了然在心。故以寒治热，以热治寒，实则泻之，虚则补之，皆对病之方药也。服药之后，中病即已，勿过其制者，即《内经》曰：及其衰也，待其来复。谓病衰其半，即止其药，以待其真气之发生，又以乳食之养，助其发生之气。谚云：药补不如食补者是也。粗工不知此理，攻寒令热，寒未退而内热以[②]生；制热令寒，热未除而中寒人[③]起，欲求其适，安可得乎？夭折之由，必始于此。此条治法，亦吾吃紧为人处。

小儿用药择其良，毒药毫厘不可尝，

邪气未除真气损，可怜嫩草不耐霜。

良，谓气味平和，无毒之药也。毒，谓猛峻蚀利，瞑眩之药也。故小儿之方[④]，实则泻之，如泻青、导赤、泻白、泻黄

①无：忠信堂本作“勿”。

②以：通“已”。已经。

③人：忠信堂本作“又”。

④方：忠信堂本作“病”。

之类；虚则补之，如安神、异攻[①]、阿胶、地黄之类。如凉惊治热，理中治寒，抱龙治痫，肥儿治疳之类，皆和平无毒之剂，此吾家秘传之良方也。如巴豆、牵牛，虽未尝不用，亦不敢专用也。予见今之行幼科者，以硇砂治积，轻粉治痰，以砒治疟，以硫治寒，皆是大毒之药，小儿之肠胃骄[②]脆，安能当此毒也。

小儿汗下勿轻尝，实实虚虚必损伤，
寒热误投如太过，温中解毒有奇方。

按：仲景治伤寒法云：不应汗而汗之者，为斑疹、惊惕、汗不止之证，所谓桂枝下咽，阳盛则毙也。不应下而下之者，为痞满、腹痛、吐泻、肠滑不止之证，所谓承气入胃，阴盛乃亡也。

小儿有病不可下，不热自汗兼自泻，
神困囟陷四肢冷，干呕气虚神怯怕，
吐虫面白发焦穗，疳瘦潮热食不化，
鼻塞咳嗽及虚痰，脉细肠鸣烦躁呀，
若将有积与疏通，是谓虚虚诚可怕。
孩儿实热下无妨，面赤睛红气壮强，
脉上弦洪肚上热，痄腮喉痛尿如汤，
屎硬腹胀胁肋满，四肢浮肿夜啼长，
遍身生疮肚隐痛，下之必愈是为良。

如误服寒凉药过多者，以致脾胃虚弱，胃脘痛，宜温胃散主之。

---

①攻：忠信堂本作“功”。当是。
②骄：通“娇”。明·文徵明《耕渔轩倡酬名迹序》：“间有所存，其不为骄儿骙女为覆瓿之资者几何矣。”

温胃散

陈皮　黄芪炙，各七钱　砂仁　甘草炙　厚朴姜汁炒　益智仁各四钱　白豆蔻仁　泽泻　干姜炮　姜黄各三钱　人参二钱

共为细末，每服五分至一钱，水煎去滓，食前温服。

如误服热药太过者，以致烦躁闷乱，或作吐，或狂，或渴，宜先解毒，绿豆粉饮主之。

绿豆粉饮

绿豆粉一两　黄连炙　干葛　甘草生，各半两

三味共为末，同绿豆粉杵匀，每服五分至一钱，淡豆豉汤温调服。

如小儿病惊，多用药性太温及热药治之，有惊未退而别生热证，有病愈而致热证者，有反为急惊者，甚多。当病者数日[①]因何得之，曾以何药调之。可用解毒之药，无不效也。以豆卷散主之。

豆卷散

贯众　板蓝根　甘草炙　大豆黄卷以水浸黑豆生卷是也，晒干，各一两

共为末，服五分至一钱，水煎去渣服。

芽儿嫩小不耐伤，针灸汤丸莫妄尝，

①当病者数日：忠信堂本作"当问病家"。

破肉损筋成瘦[1]疾，坏肠败胃作余殃。

初生小儿，内外脆薄。药石针灸，必不能耐也。良工当以爱其己子之心，而爱人之子，怜惜之，抚摩之，未可轻治，为儿作祸也。书曰：如保赤子，其爱养之谓欤，为父母者，不可不知。

病来发热不惺惺，不信医师信鬼神，

龙术祝由真人诀，未闻生[2]杀解病惊。

《经》曰：惑于鬼神者，不足[3]与言至德，故有信巫不信医之戒。祝由科龙术所传，乃移精变气之术，如祷鬼神之事，徒杀牲耳，何益哉！

病不可治对人言，病可医时用意专，

三法始经常记忆，勿伤脾胃反成愆。

古语云：病不可治，即宜早告，不可隐忍，遭我耻笑，诚哉是言也。其病可治，视人之子如己之子，调护保养，无所不至可也。然有三法：初用猛法，以攻病之药去之，不可恶攻而爱补，反助其邪，为儿之害；中用宽猛相济，病久不除，乳食必少，脾胃大卷[4]，于补脾药中加攻病药，看儿强弱加减；末则用宽法，儿病既久，久则成疳，只以补脾胃为主，正气完则邪气自尽矣。

---

①瘦：忠信堂本作“痼”。

②生：通“牲”。

③足：忠信堂本作“可以”。

④大卷：忠信堂本作“失养”。

五脏证治总论

五脏之理与五脏之方真万氏独步[1]。

是病皆从五脏生，不知脏腑亦徒然，

细将色脉相参合，对证裁方治不难。

五脏平和则病不生，或寒暑之违和，或饮食之失节。则风伤肝，暑伤心，寒伤肺，湿伤肾，饮食伤脾，而病生矣。语其色，则肝青，心赤，脾黄，肺白，肾黑也。语其脉，则肝弦，心洪，脾缓，肺毛，肾沉也。语其证，则肝主风，心主惊，脾主困，肺主喘，肾主虚也。语其治，则心肺脾三脏有补有泻，肝则有泻无补，肾则有补无泻也。色脉证治，本诸五脏。心中了了，谓主上工。

五脏之中肝有余，脾常不足肾常虚，

心热为火同肝论，娇肺遭伤不易愈。

人皆曰：肝常有余，脾常不足。予亦曰：心常有余，肺常不足。有余为实，不足为虚。《内经》曰：邪气盛则实，真气夺则虚。此所谓有余不足者，非《经》云虚实之谓也。盖肝之有余者，肝属木，旺于春。春乃少阳之气，万物之所资以发生者也。儿之初生曰芽儿者，谓如草木之芽，受气初生，其气方盛，亦少阳之气，方长而未已，故曰肝有余。有余者，乃阳自然有余也。脾常不足者，脾司火[2]气。儿之初生，所饮食者

---

①五脏之理与五脏之方真万氏独步：据文义疑作衍文。独步，谓独一无二，无与伦比。《后汉书·逸民传·戴良》："我若仲尼长东鲁，大禹出西羌，独步天下，谁与为偶。"

②火：忠信堂本作"土"。义胜。

乳耳，水谷未入，脾未用事，其气尚弱，故曰不足。不足者，乃谷气之自然不足也。心亦曰有余者，心属火，旺于夏，所谓壮火之气也。肾主虚者，此父母有生之后，禀气不足之谓也。肺亦不足者，肺为娇脏，难调而易伤也。脾肺皆属太阴，天地之寒热伤人也，感则肝①先受之，水谷之寒热伤人也，感则脾先受之，故曰脾肺皆不足。

肝脏证治

肝为风木主生风，形证昭然在目中，

虽然泻之无用补，少阳生气与春同。

肝者，足厥阴风木也。木生风，故主风。钱氏云：肝主风，实则目直视、大叫、呵欠、顿闷、项急，虚则咬牙、多欠。气热则外生，气温则内生，此肝病之证也。肝之窍在目，故有病常以目候之，如肝有风，则目连劄，肝有热，则目直视，肝疳则白膜遮睛之类是也。又肝主筋，肝病则筋急，为项强，为搐搦牵引。肝主怒，病则性急大叫，哭甚则卵肿，俗呼气卵是也。肝在下焦，热则大小便难。肝藏魂，肝热，手寻衣领吸②乱捻物，甚则提③空摸床，此丧魂之病也。

肝病，钱氏有泻青丸一方，而无补者，谓其气有余也。然肝乃少阳之气，所以养生者也，肝无病固不可泻，以伐生气，亦不可补，以助长也。

肝胆原来从火治，木中有火无人识，

水不能胜号龙雷，惟有甘温差可制。

---

①肝：忠信堂本作“肺”。义胜。

②吸：忠信堂本作“及”。义长。

③提：忠信堂本作“撮”。当是。

肝胆之病从火治者，木中原有火。燧人氏传云：知空有火，丽木则明，此其验也。肝胆之火，水不能灭，寒不能胜，又谓龙雷之火。惟甘温之剂，如人参、甘草之类，可以制之也。故曰：甘能泻火也。《内经》曰：辛以散之，如川芎、防风之类。又曰：辛甘发散为阳，以辛甘之药，合而用之，所谓火郁则发之。此肝病之大略也。

肝热以泻青丸，当归芦[1]荟丸泻之。肝实同法。肝虚以六味地黄丸补之，肝乃肾之子，虚则补其母也。肝寒以温胆汤及吴茱萸、生姜之类。

儿病目视物不转睛者，或斜视不转者，或目合不开，或目开不合，或哭无泪，或不哭泪自出者，皆肝绝也。

泻青丸

治肝热急惊搐搦。钱氏云：气温则内生，气热则外生，谓口中之气也。此方治气热外生急搐之症。

羌活　大黄包煨　川芎　山栀子仁　胆草　当归　防风各等分

炼蜜为丸，鸡头子大，每服半丸至一丸，竹叶汤同砂糖温水化下。

当归龙荟丸

治肾水阴虚，风热蕴积，时发惊悸，筋惕搐搦，神志不宁，荣卫壅滞，头目昏眩，肌肉瞤瘈，胸膈咽嗌不利，肠胃燥

①芦：据上下文当作“龙”。

涩，躁扰枉①越，詈骂②惊骇，火热等症。钱氏云：气温则内生惊搐者，此方主之。

当归　龙胆草　大栀子　黄连　黄柏　黄芩各一两　大黄　芦荟　青黛各半两　木香一钱　麝香五分

蜜丸，如小豆大，姜汤下，每二三十丸。

六味地黄丸

见后肾脏。

温胆汤

治心胆虚怯，触事多惊，亦治水气怔悸。

半夏制　枳壳制　白茯苓各一两　橘红一两半　甘草炙，五钱

锉，和匀，每服三钱半，姜七片，枣三枚，刮竹青一块，如钱大，水煎服。或加制远志尤妙。

不睡者，胆寒也，加酸枣仁，炒。若喜睡者，胆热也，酸枣仁生用。

心脏证治

心为神舍易生惊，色脉相通恶热侵，

---

①枉：忠信堂本作“狂”。当是。

②詈（lì，力）骂：用恶语侮辱人。《说文》：“詈，骂也。”《礼记·曲礼》：“怒不至詈。”

实则避嫌惟泻腑，如虚丛脞[①]要安神。

《内经》曰：心者，君主之官，神明出焉。儿之初生，知觉未开，见闻易动，故神怯而易生惊也。钱氏云：心主惊，实则叫哭，发热，饮水而搐；虚则困卧，悸动不安，此心病之证也。凡主血脉。色者，血之萃；脉者，心之合也。如色见红润，脉来大数者，此心气有余之象，其儿易养。如色见昏黯，脉来沉细者，此为不足，其儿多病难养。此观其形色脉，以知其心中之虚实也。心恶热，与风相搏则发搐，故肝生风，得心热则搐也。心属火，火盛则津液干而病渴。心藏神，热则神乱而卧不安。喜合面睡卧者，心气热，则胸中亦热，欲言不能，而有就冷之意，故合面卧。心气实，则气上下行涩，合面，则气不通，故喜仰卧。有努其身而直伸者，谓之上窜，亦心热也。舌者，心之苗。热则舌破成疮，又为重舌、木舌、舌长出不收之病。《内经》曰：诸痛痒疮疡，皆属于心火。儿病瘤丹、斑疹、龙缠虎带、虫疥瘭疮，皆心火之病也。

钱氏治心热病以导赤散。夫导赤乃泻小肠之药也。心为君主，不可犯之，泻其腑者，以避嫌也。心虚则主不安，故以安神丸补其脏也。

心为君主岂容邪，客热来侵事可嗟，

泻实补虚有成法，何须方外觅灵砂。

心为火脏，常苦缓散而不收。孙真人立生脉散，夏月取之，以五味子之酸，能收耗散之气也。治儿心病者，扩而充之可也。故心热病生于内者，宜导赤散、泻心汤、东垣安神丸之类；生于外者，如口舌生疮，洗心散主之。心气虚者，钱氏安神丸；虚易惊者，琥珀抱龙丸。《内经》曰：以苦泻之，黄连

①丛脞：杂乱，烦琐。陆龟蒙《〈丛书〉序》：“丛书者，丛脞之书也。丛脞，犹细碎也。”

是也。以咸补之，泽泻、车前子是也。神气浮越，多惊悸者，宜朱砂、赤石脂、龙骨以镇之。如心病久，汗出发润，或舌出不收，或暴哑不语，或神昏愦乱，或斑疹变黑，此皆心绝之候，不治。

导赤散

治心热及小便赤，夜啼。

生地　木通　甘草炙，各等分

共为粗末，每用二钱，水一盏，入淡竹叶七片，同煎至五分，食后温服。

钱氏安神丸

治邪热惊啼，心疳面黄，烦赤壮热。

麦冬焙　马牙硝　白茯苓　寒水石　甘草各五钱　朱砂一分　龙脑一钱。

蜜为丸，鸡头子大。每服半丸，砂糖水化下，不拘时候。

东垣安神丸

《内经》曰：热淫所胜，治以甘寒，以苦泻之。以黄连之苦寒去心烦，除湿热为君；以生地、甘草之甘寒，泻火补气，滋生阴血为臣；以当归补血之不足，朱砂纳浮游之火，而安神明也。

甘草五钱五分　黄连净，酒洗，六钱　当归去芦，二钱五分　生地一钱五分

上四味，为细末，汤浸蒸饼为丸，如黍米，以朱砂五钱，另研水飞为衣。每服十五丸或二十丸，津唾咽下，食后或温水

或凉水少许送下亦得。此近而奇偶，制之缓也。

泻心汤

实热宜服。

黄连净，一两

为末，每服一字①至五分、一钱，临卧时，温水调下。

洗心散

治壮热烦躁，风热壅塞，大小便闭涩，口舌生疮。

大黄包煨　甘草炙　当归　芍药　麻黄不去节　荆芥穗各三分　白术七钱五分

共为末，每服二钱五分，生姜、薄荷少许同煎，食后服。

琥珀抱龙丸

见传立法内。

脾脏证治②

幼科方中脾病多，只因乳食致沉疴，

失饥失饱皆成疾，寒热交侵③气不和。

---

①一字：古代用铜钱量取药末，占铜钱上一个字的容量，即“二分半”之谓。

②脾脏证治：原脱，据原书目录补。

③侵：通“寖”。

《内经》曰：脾胃者，仓廪之官，谓为水谷之所聚也。儿之初生，脾薄而弱，乳食易伤，故曰脾常不足也。钱氏云：脾主困，实则困睡，身热饮水，虚则吐泻生风。此脾病之证也。脾属土，其体静，故脾病喜困。土主湿，湿伤则为肿，为胀，为黄，为吐泻不止，则成慢惊风。《内经》曰：土气之下，木气承之。土为坤土，坤为腹，故脾病则腹中痛，脾疳则肚大筋青也。脾之窍在口唇，脾有风则口㖞唇动；热则口臭唇疮；寒则口角流涎，谓之滞颐；气不和则口频撮。脾主舌本，热则吐舌弄舌。脾主肉，脾虚则瘦，大肉折。脾主味，脾虚则不喜食，脾热则食不作肌肤，伤于食则成积，积久则成癖。脾主津液，脾热则口干饮水，虚则津液不生而成疳也。

脾与胃异同论。盖胃受谷，脾消谷也。调其脾胃者，当适其寒温，节其饮食也。故饱则伤胃，饥则伤脾；热则伤胃，寒则伤脾。

胃爱清凉脾爱温，难将脾胃一般论，

阴阳相济和为贵，偏热偏寒不可凭。

脾喜温而恶寒，胃喜清凉而恶热，喜恶不同，故难拘于一法也。盖脾胃属土，居中以应四傍。其立法也，必四气俱备，五味调和而后可。四气者，谓寒、热、温、凉也。五味者，谓酸、苦、甘、辛、咸也。辛甘温热为阳，酸苦咸寒为阴，气味合而服之，谓之阴阳相济，得其中和之法也，如偏热则伤胃，偏寒则伤脾，非中道也。钱氏立方，以益黄散十二[①]补脾。东垣老人谓偏热，而以异功散代之，其虑深矣。祖训钱氏诸方，法当遵守，惟脾胃一条，吾于脾热者，泻黄散；胃热者，人参白虎汤；脾胃寒者，理中汤丸；脾胃虚者，异功散、调元汤、

---

①益黄散十二：忠信堂本为“用益黄散”。

人参白术散、养脾丸；伤食者，消积丸、保和丸；宿食成积者，枳朴五黄丸；湿胜者，胃苓丸；欲成疳者，肥儿丸；已成疳者，集圣丸，此吾家秘之法也，不可轻泄。

如脾病久，大肉消削，肚大青筋，或口噤不开，或唇口开张，或遍身虚肿，或脚背肿，眼下胞肿，或吐泻不止，饮食不入，或睡则露睛，口开不合，或多食而瘦，口馋，喜啖甜物，或虫出于口，或唇蹇而缩，此皆脾绝之证也，不可治。

益黄散

陈橘皮一两　青橘皮　诃子肉　甘草炙，各五钱　丁香二钱

为粗末，每二钱，水一盏，煎六分，食前温服。

按：益黄散治脾胃寒湿[①]太甚，神品之药也。以补脾胃之虚则误矣。东垣云：丁香辛热助火，火旺土愈虚矣。青橘皮泻肺，丁香大泻肺与大肠。脾实当泻子，今脾虚反更泻子而助火，重虚其土，杀人无疑。故以异功散代之，病非呕吐、腹痛、泻利青白，不可服。

钱氏异功散

温中和气，治吐泻不思饮食。凡治小儿虚冷，先与数服，以正其气。

人参　茯苓去皮　白术　甘草炒　陈橘皮各等分

为末，每一钱，水一盏，姜五、枣三引，煎，食前温服。

---

①寒湿：忠信堂本作“虚寒”。

调元汤

此平肝木，益脾土，泻邪火，补元气之要药也。

黄芪炙，二钱　人参一钱　甘草炙，五分

锉细末，水煎，食远服。

养脾丸

健脾消食。

甘草炙　麦芽炒　枳实炒，各五钱　白术一两　陈皮七钱五分　半夏曲　青皮　厚朴　姜[1]　神曲炒，各五钱

为细末，薄荷叶浸水，煮粳米粉，作糊为丸，米饮送下。此枳实丸变化法也。

胃苓丸

补脾胃，消积，退热，解渴，祛疟疾，止吐泻，去肿胀，乃幼科之要药也。

苍术制　陈皮　泽泻　白术　白茯苓各一两　猪苓　甘草各七钱　厚朴二钱半

共为末，水煎，面糊为丸，补脾胃，常服，米饮下。

祛疟退热，竹叶炒陈米煎汤下；肿，加[2]五加皮、灯芯、长流水顺取煎汤下；小便黄，白盐汤下。

---

①姜：此下忠信堂本有“汁炒”二字。义长。

②加：忠信堂本作“用”。

参苓白术散

治脾胃虚弱，饮食不进，或呕吐泻利。大病后补助脾胃，此药极妙。

人参　白术　山药　白扁豆去壳，姜汁浸，炒，各一两五钱　甘草　桔梗　薏苡仁　莲肉各一两半

共为细末，每二钱，枣汤调服。

泻黄散

治脾热弄舌。

藿香叶七钱　山栀仁一两　石膏五钱　甘草七钱半　防风四两

共锉，用酒、蜜微炒香，为末，水煎温服。

人参白虎汤

泻胃火。此治大热五渴之圣药也。

石膏君　知母臣　甘草佐　粳米使

㕮咀，水煎，待米熟去查①温服。

①查：通“渣”。

理中汤丸[①]

治一切饮食所伤，胸腹饱闷不安，或腹中有食积痞块，多服日渐消散。脾胃虚者勿服。

山楂肉五钱　神曲炒　半夏泡，各三两　茯苓　陈皮去白　萝卜子炒　连翘　发蘖面炒，各一两

为细末，别用生神曲五两，入生姜汁一小盏，水调打糊为丸。每服白汤或米饮送下。

此方脾胃虚者服之，虚虚之祸，疾如反掌。盖山楂一味，大能克化食物，若胃中无食，脾虚不运，不思食者服之，则克伐之气胜，故云然也。

家传保和丸

治气虚伤食者。伤食之病有二：小儿素强者，偶被饮食所伤，此食伤脾胃也，宜用上丹溪保和丸治之；如脾胃素弱者，饮食略多，便成内伤，此脾不能传化，宜服此方，以助传化之职也。

人参　白术去芦，各三钱　白茯苓去皮，一钱半　甘草炙　山楂肉　麦芽　神曲炒，各一钱

为细末，另用神曲水煎作糊为丸。

---

①理中汤丸：忠信堂本作“保和丸”。据下文“宜用上丹溪保和丸”当是。

加减保和丸

消痰利气，扶脾胃，进饮食，治痢疾。

山楂肉　神曲炒　半夏汤泡七次　白茯苓去皮，各三两　陈皮　连翘　莱菔子各二两　白术五两　苍术米泔浸，去粗皮　枳实各一两　香附酒浸，去皮　厚朴姜汁炒，各二两　黄芩云腐酒①浸、炒　黄连去须、酒浸、炒，各一两

共为末，姜汁煮面糊为丸，每食后服，水汤下。

秘传保和丸

治小儿五疳及痢、吐泻，肚大青筋，面黄肌瘦，疳积等证，神效。

白术泔浸、土炒，三两　神曲炒　木香　槟榔　茯苓　三棱各一两　莪术一两半　使君子　厚朴姜汁炒　青皮　甘草炙，各一两　苍术　茅山二两　陈皮去白　枳实去瓤，麸炒　人参　砂仁炒　黄连猪胆制　麦芽炒　益智炒　肉豆蔻制，去油　藿香　白豆蔻各五两②

共末，炼蜜为丸，龙眼大。每服一丸，用清水磨化送下。

呕吐，姜汤下；肉积，加山楂一两；喘，加莱菔子一两；泄，加猪苓、泽泻各一两。如无他症，只服本方神效。

保和丸有四：丹溪保和丸，乃二陈汤加消导药，气实者宜用之；家传保和丸，乃异攻散加消导药，气虚者宜用之；加减

---

①云腐酒：比较差的酒，一般的酒。

②五两：忠信堂本作“五钱”。

保和丸，乃丹溪保和丸加平胃散、枳术丸；又上加减保和丸、家传保和丸相合变化也，久积成疳者宜用之。临病之工，择而用之可也。

枳实大黄丸 见后积症。

肥儿丸 见家传三法。

集圣丸 见后疳症。

肺脏证治

肺为娇脏原主气，寒热蒸侵基气逆，

热壅胸高喘不宁，虚羸气短难报息。

肺最居上，为脏腑之华盖。口鼻相通，息之出入，气之升降，必由之路，故主气。钱氏云：肺主喘，实则闷乱喘促，有饮水者，有不饮水者，虚则哽气，长出气，此肺病之症也。《难经》曰：形寒则伤肺。儿之衣太薄则伤寒。《内经》曰：热伤肺。儿之衣太厚则伤热。寒热伤肺则气逆，为喘，为咳。鼻者，肺之窍，肺受风，则喷嚏，鼻流清涕；受寒则鼻塞，呼吸不利；受热则鼻干，或为衄血；肺疳则鼻下赤烂。肺主皮毛，肺虚则皮干毛焦。病喘咳者，喘不止则面肿，咳不止则胸骨高，谓之龟胸。交[①]惊者，死证也。肺属金，其体燥，病则渴不止，好饮水，谓之鬲[②]消。

真鬲肺气与天通，药用清阳以类从，

肺实麻黄强泻白，阿胶虚补有奇功。

《内经》曰：天气通于肺，轻清为天。清阳出于窍。本乎

①交：忠信堂本作“变”。

②鬲：通“膈”。下同。

天者，亲上也。故治肺病者，宜用辛苦升浮之药，如苦酸，必用酒炒，使上升也。钱氏立方，肺实者以泻白散、葶苈丸；虚者以阿胶散。祖训云：其法太简。肺主喘咳，因于寒者，麻黄汤为主；因于热者，以泻白散。肺热在胸者，以东垣凉膈散；渴饮水者，人参白虎汤；咽喉痛者，甘桔牛蒡子汤；咳有痰者，玉液丸；肺虚甚者，调元汤。肺乃脾之子，虚则补其母也。或单①以生脉散。其法始备。

如肺久病，咳血不止，或咳而惊，或鼻干黑燥，或鼻孔张开而喘，或泻痢不休，大吼如筒，或面目虚浮，上喘气逆②，此皆肺绝之候，不治。

泻白散

治咳嗽而后喘，面肿身热。

桑白皮炒黄　地骨皮焙，洗，等分　甘草炙，减半

上㕮咀，入粳米同煎，食后服。

葶苈丸

治乳食冲脾③，伤风咳嗽，面赤身热，痰甚喘促者。

甜葶苈去土，隔纸略炒　黑牵牛炒　杏仁去皮尖，炒黄，另研，双仁者杀人　汉防己各等分

为末，入杏泥，取蒸陈枣肉和捣为剂，丸如麻子大。每服五丸至九丸，淡生姜汤，乳食后或临卧服，量儿加减。

---

①单：忠信堂本作“加”。

②上喘气逆：忠信堂本作“上气喘逆”。

③乳食冲脾：视履堂本作“乳食伤脾”。下同。

此方因乳食冲脾、痰甚者及壮实小儿可用之。苟不因乳食所伤而痰甚者，如怯弱者，宜去牵牛，加真苏子（炒）各等分为丸。

阿胶散

治久咳嗽，肺无津液。

阿胶一两五钱，葛彩[1]炒　黍粘子[2]二钱半，炒　马兜铃半两　炙甘草一钱　杏仁七分[3]，去皮尖　糯米一两

共为粗末，煎，食后温服。

小阿胶散

治风热涎潮喘足[4]，搐掣窜视。

透明阿胶炒，二钱半[5]　紫苏一钱

为末，每服一钱，入乌梅肉少许同煎灌下，神效。

热出于肺，热则生风，阿胶清肺行便[6]故也，肺风用之尤效。

麻黄汤、**玉液丸**　两方见后咳嗽。

调元汤　见前脾脏。

东垣凉膈散　见后发热。

---

①葛彩：忠信堂本作“蛤粉”。
②黍粘子：牛蒡子的异名。
③七分：忠信堂本作“七个”。
④治风热涎潮喘足：忠信堂本作“风热痰涎，潮热喘促”。义长。
⑤炒，二钱半：忠信堂本作“蛤粉炒，三钱五分”。
⑥行便：忠信堂本作“行小便”。

人参白虎汤 见前脾脏。

甘桔汤

治涎热，咽喉不利。

甘草炒，二两 桔梗泔浸二时，焙干用，一两半 加牛蒡子炒，五钱

为末，每服入阿胶泡，故煎[①]，食后温服。

生脉散

此孙真人所立方，使人夏月长服。

人参、麦冬、五味子三味

见大人科中暑门。

肾脏证治

天一真精聚命门，人无天脉水无根，

内行骨髓宜坚固，一水难胜二火焚。

肾属水，乃天一真精之所生也。人之有肾，由[②]木之有根。其脉在尺，肾之虚实，以尺脉候之。命门在肾之间，为元气聚会之处，儿之强弱寿夭，尤系于斯，全主实无虚也。肾气不足则下窜，盖骨重惟欲下坠而缩身。肾水阴也，肾虚则月[③]畏明。儿本虚怯，由胎气不成，则神不足，目中白睛多，其颅

①泡，故煎：忠信堂本作“少许水煎”。

②由：忠信堂本作“犹”。

③月：忠信堂本作“目”。

即解，色晄白，此皆难养。或有因病而致，非肾虚也，此属病之证也。肾主骨，肾虚者，骨髓不满也，儿必畏寒，多为五软之病。尻骨不成，则不能坐；髌骨不成，则不能行。齿乃骨之余，骨不余，则齿生迟。肾之液为血，发乃血之余，肾虚则发稀不黑。肾之窍在耳，肾虚则耳薄①，热则耳中出浓②。肾主齿，热则生疳，即走马疳也。

肾开窍于二阴，肾热则大小便不通，肾冷则小便下如米泔。二火者，乃君相火也。《经》曰：一水不胜二火者，正此谓也。

阴常不足肾常虚，筋骨难成貌必癯，
钱氏立方惟有补，经云疮疹泻其余。

水为阴，火为阳，一水不胜二火，此阳常有余，阴常不足，肾之本虚也明矣，故钱氏只用补肾地黄丸一方。不敢泻者，因无实证也。或谓痘疹，肾不可实，当泻之。此言甚谬。盖肾主液，痘中之血化为水，水化为脓，皆肾之津液所化也。若无肾水，则疮枯黑而死矣，岂可泻之。痘疹曰归肾者，盖疮疹之毒，内发于骨髓，外发于皮毛者为顺，变黑复陷入于骨髓之中，故为害。此顺之为害也，乃火旺水衰之病。钱氏以百祥丸、牛李膏治黑陷者，以泻肾中之邪，非肾中之真阴也。详见痘疹心要。

肾热大便不通者，宜以猪胆汁导之。猪者，水畜也。小便不利者，宜五苓散泻其膀胱腑也。东垣滋阴丸以泻肾火。如肾病久，身下窜，目中如见鬼状，或骨萎弱，卧不能起，或二便遗失，皆肾败之候，不治。

---

①薄：忠信堂本作“聋”。
②浓：通“脓”。

钱氏地黄丸

治肝疳白膜遮睛，泻血失音，身瘦，疮疹。又治肾怯不言，解颅，小儿长大不能行者，专服即效。

熟地黄酒洗，焙干　山茱萸　干山药各四两　泽泻　牡丹皮　白茯苓各三钱[①]

蜜丸，如梧桐子大，三岁以下儿二丸至三丸，空心温水化下。

活幼补肾地黄丸

治禀赋不足，肾气虚弱，骨髓枯竭，囟大头缝不全，体瘦语迟，行步多艰，齿生缓者。

干山药去黑皮　山茱萸酒浸，去核　熟地酒洗，焙，各五钱　鹿茸酒洗，炙　牛膝酒洗，各四两　牡丹皮去心　白茯苓去皮　泽泻各二两[②]

一方不用鹿茸，有川续断，酒洗，四钱，蜜丸如上法。

五苓散

治伤寒中竭[③]，烦躁小便不利而渴，或霍乱吐泻不止。

泽泻一两五钱　白术　赤茯苓　猪苓各一两　肉桂半两

---

①三钱：忠信堂本作“三两”。
②各二两：忠信堂本作“各一两”。
③竭：忠信堂本作“渴”。

为末，每服①，或白汤或清米饮任服下。

东垣曰：五苓散乃太阳里之下药也。夫太阳高则汗而发之，下则引而竭之。渴者，邪入太阳本也，当下之，使邪从膀胱出也。其肾燥，膀胱热。小便不利，此药主之，小便利者，不宜用。然太阳病热而渴，小便虽利，亦宜此药下之。当服不服，则谷消水去形亡，必就阳明燥之，伐胃发黄，此太阳入本失下也。

东垣滋阴丸

治肾热，小便不利。

黄柏三两　知母二两　肉桂一两半②

热水为丸，每服食前沸汤下。

本脏自病论精神，补泻分明有定方

若是相传作兼病，更宜通变五提纲。

按：《难经》有五邪之论，论本脏自病者为正邪，自前来者为实邪，自后来者为虚邪，自所胜来者为微邪，自所不胜来者为贼邪，此以五行生克之理论之也。钱氏所论肝主风，心主惊，脾主困，肺主喘，肾主虚，此皆本脏自病者，谓之正邪，故立五补六泻之方以主之。洁古先生乃取《难经》之言，以明五脏传变之证，补钱氏之所未及者，其法始备。故风伤肝，热伤心，湿伤肺，寒伤肾，饮食劳倦则伤脾，此五脏自受之邪，为本病也。如肝主风，其中风者，本病也，谓之正邪；由伤热得之，乃心乘肝，自前来者为实邪；由伤湿得之，乃肺

---

①每服：此下忠信堂本有“二钱”二字。

②黄柏三两　知母二两　肉桂一两半：忠信堂本作“黄柏知母各二两　肉桂半两”。

承[1]肝，自所不胜来者为贼邪；由伤寒得之，乃肾乘肝，自后来者为虚邪；由饮食劳倦得之，乃脾乘肝，自所胜来者为微邪。余脏仿此。（语见四十九难）洁古论其治五脏之法，如肝脏自病者，只治其肝，宜泻青丸。若心乘肝者，宜以导赤泻心，实则泻其子也。肾伤[2]肝者，宜以姜附四逆汤补肾，虚则补其母也。肺传肝者，宜以泻白散泻肺，地黄丸补肝，先补而后泻也。脾乘肝者，宜调元汤以益脾制肝。余仿此推之。其余方法不必拘定，会而通之可也。是皆治其初得之病也。

又得一脏之病而传别脏者，谓之兼证，当视标本之缓急而治之。先见病谓之本，后见病谓之标，急如大小便不通，或吐泻不止，或咽喉肿痛，饮食不入，或心腹急痛之类，虽后得之，当先治之，故曰急则治其标也。如无急证，只从先得之病治之，以后病之药，随其证而治加之，所谓缓则治其本也。

大抵婴儿脾病多，只因乳食欠调和，
知他脏病须调胃，若到成疳受折磨。

胃主纳谷，脾主消谷。饥则伤胃，饱则伤脾。小儿之病，多过于饱也，或母有气实形壮者，其乳必多，求儿不哭，纵乳饮之，定乃伤于乳也。母之气弱形瘦者，其乳必少，恐子之哭，必取谷肉粑果之类，嚼而哺之，不饱不止，定乃伤于食也。故小儿之病，胃[3]最多也。五脏以胃气为本，赖其滋养也。胃者，中和之气也，非若五脏[4]之偏也。如五脏有病，或泻或补，慎勿犯其胃也，胃气若伤，则不食而瘦，或善食而瘦，疳病成矣，不可治。《经》曰：全谷则昌，绝谷则亡。诚医科之龟鉴也。

---

①承：忠信堂本作“乘”。
②伤：忠信堂本作“乘”。
③胃：忠信堂本为“胃脾”。
④脏：忠信堂本作“性”。

卷之二

胎疾

孩儿初生襁褓中，如苗秀实渐成童，
四因内外能分辨，治不乖方大有功。

幼科立方，古有定制。儿初生后病者，惟以膏丸化而服之。盖以变蒸未定，肠胃脆弱，恐不胜药，则立调治乳母之法。一岁之后，则有汤药与大人同，但剂小耳。

有因气动而病生于内者，如惊、病、虫、癖之属。惊用安神丸，内瘸用木香丸，虫用安①，癖用消癖丸。

有不因气动而病生于内者，如伤乳食之属。初伤以胃苓丸和之。和之不去，以保和丸消之。消之不去，以脾积丸取之。量儿虚实，勿损胃气。

有因气动而病生于外者，如结核、虫疥、丹瘤之属。结核用家秘内消丸，虫疥用苦参丸，丹瘤用砭法。

有不因气动而病生于外者，如伤风、风寒、伤暑、伤湿之属。风用泻青丸、防风惺惺散，寒用理中丸、藿香正气散，暑用凉惊丸、黄连香薷饮，湿用胃苓、天水五苓散。

胎疾初生治较难，幼科证治若②空谈，

---

①安：此下忠信堂本有“虫丸”二字。

②若：忠信堂本作“莫”。

丹溪妙论如绳墨，家秘书中次第看。

小儿胎病有不必治，有不可治者。尝观《内经》癫疾之文、东垣红丝瘤之论，则儿疾之生于父母者，似乎不必治矣。一腊之脐风不治，百晬之痰咳难医，未三月而惊搐者凶，恰一月而丹瘤者死，又不可治者也。

今幼科有胎热、胎寒、胎肥、胎瘦、胎惊、胎黄之论，证治虽详，岂小儿常服之药也？况寒热者，胎胚之余毒也，肥怯者，父母之赋予也，非惟不可治，亦且不必治矣。惟丹溪论治胎毒者，只调治乳母，其法诚幼科之绳钦。

胎寒者，母娠时多热病，乃服寒凉之药，令儿受之。生后昏昏多睡，间或呪乳泻白，此其候也。或百日之内，忽病战慄，口冷，手卷曲不伸，手亦握掌，腹痛，昼夜啼哭不止，此生后受寒得之，亦名胎毒。宜服温补之剂，当归散主之。乳母宜服酿乳当归散。

当归散

治小儿胎中受寒，生下再感外风，面色青白，四肢厥冷，大便青黑及腹痛盘肠内痛。

归尾酒洗　黄芪蜜炙　人参　细辛　龙骨　桂心　赤芍　甘草炙，各半分

为细末，每服一字，以乳调下。

酿乳当归散

乳母服之。

当归　川芎　赤芍　生地　香附　炙甘草各等分　桂心　煨姜各减半

吹咀，水煎，食后服。少顷，捏去宿乳，与儿吮之。

胎热者，母娠时喜食辛热煎炒之物，或患热病失于清解，使儿受之。生后目闭面赤，眼胞浮肿，常以身努，呢呢作声，或时啼叫，或时惊烦，遍身壮热，小便黄涩，此胎热也。若不早治，则丹瘤疮疖由此生。宜用净黄连、炙甘草各等分，为末，入朱砂减半和匀，生蜜调成剂，每取豆许大，纳儿口中，令其咽下。乳母宜服酿乳赤芍散。

酿乳赤芍散

生地黄酒洗　黄芩　川芎　当归　木通酒洗　炙甘草　赤芍　天花粉　连翘各等分

吹咀，加淡竹叶水煎，食后服。令乳母捏去宿乳，亦须少与儿吮之。

胎惊者，母娠时曾因惊悸，气传于子，子受之，生后频频发惊，此胎痫也，不可治，治之无功。如因有热发搐者，必先啼哭，亦名胎惊，用灯心汤下东垣安神丸，效。搐不止者，此真搐也，勿治。

又方

治小儿胎中受惊，生未满月而惊啼。用

牛黄　朱砂　麝香少许

研细，取猪乳调稀，纳入口中。

又用

全蝎，一枚，以生薄荷叶裹之，线扎定，火上炙焦，为末，分四服，入朱砂、麝香少许，麦冬汤调下。

胎黄者，儿生下面目身尽黄者，亦胎热也，治法同。

胎肥者，儿生下遍身肌肥，肉如血色红，满月以后渐渐羸瘦。

胎怯者，儿生下目无晶光，面无华彩，身无血色。此二症者，乃胎禀不足之病，宜服地黄丸（方见前）。

又用浴体法

天麻二钱　蝎梢五分　朱砂五分　白矾　青黛各三钱　麝香一字　乌梢蛇肉酒洗，焙干，三钱

同研末，每用三钱，水三碗。桃枝一握并叶五六片，同煮十沸，去渣，温热浴之。勿沐背。

—小儿初生，遍身无皮，俱是赤肉，用白果粉遍身掺上，候生皮乃止。

—小儿初生如鱼泡，又如水晶，破则水流，用密陀僧研极细擦之。

小儿胎疾，有胎禀不足，并宜地黄丸。有胎毒者，如胎热。法所谓胎禀不足者，各随五脏论之。如语迟，心气不足也，心主言；行迟者，肝气不足也，肝主筋；齿发不生者，肾气不足也，发者血之余，肾主血，齿者骨之余，肾主骨；吐泻频并者，脾胃之气不足也，脾胃为水谷之府；啼声短小者，肺气不足也，肺主声。

脐风证治

脐在身中号命关，冲任在此养灵根，

最宜调护无伤损，才少差池减寿元。

脐在两肾之间，谓之命门，乃人之根本也。冲任胃三脉，皆起于脐之下。任脉自中而上，至于人中，与肾脉合；冲脉二道夹任脉而上，散于舌下，与脾脉合；胃脉二道，又夹冲脉、任脉而上，入于龈中。上下往来，如环无端。故男子十六岁而精行，女子十四岁而血动，任脉行，冲脉满，胃脉实也。小儿初生，三脉方具，而脐之干系尤重也。所以断脐之时，不可不慎。或剪脐带太短，或结缚不紧，致外风侵于脐中；或牵动脐带，水入生疮，客风乘虚而入，内伤于肾，肾传肝，肝传心，心传脾，脾传肺，肺蕴蓄其毒，发为脐风之病。其证，面赤啼哭者，心病也；手足微病，肝病也；唇青口撮，痰涎壅塞者，脾病也；牙关紧者，肾病也；啼声不出者，肺病也。五脏之中略见一二脏之证者，病犹可治。悉见，不能矣。

脐风幼子几遭伤，一腊之中最不祥，

识得病在何处起，无求①无患早提防。

小儿初生，一腊之内，惟脐风为恶候也。如脐肿腹痛，啼哭不止，唇青口撮者，曰“脐风”；牙关紧急，吮乳不得，啼声不出者，曰“噤风”；肚腹紧胀，肠若雷鸣，大小便不通者，曰“锁肚”。此三者同一病也，但症不同耳。俗名“马牙风”者是也。三证多死。脐肿唇撮者，脾胃之气绝于中也；噤风乳食不入者，心肺之气绝于上也；锁肚大小便不通者，肝肾之气绝于下也。任脉止，冲脉闭，胃脉散，如之何不死？欲免此症，须要提防。

预防法：小儿初生十日之内，但见喷嚏，多啼不乳者，此将发之候也。急抱儿向明处，视其喉中悬雍、上腭，有小泡如

---

①无求：忠信堂本作“欲求”。

珠之样相聚者，即用银挖耳或手指甲刮去之，以软绵蘸甘草汁，拭去其血。去之早而泡白者，无虑也。其色黄，或有泡痕在而落入腹中者，急用朱砂、牛黄、麝香各少许，研细，取猪乳汁调稀，抹入口中，或取猪乳汁一二匙，与儿吞之佳。盖猪乳汁主小儿口噤不闭①最良。

又法

五苓散加当归、川芎、木通、木香；馀此不煎，磨汁入药内，与乳母服如上法。

若失预防之法，其病将来，而口渐撮，啼多乳少者，此腹中痛也，内瘸同。宜五苓散加当归，酒洗，吴茱萸，炒，木香、乳香、没药、钩藤各二分②，为极细末，乳拌如芡实大，纳儿口中，服之无时。乳母仍服上五苓散。

又取附子、肉桂等分为末，生姜自然汤③调作饼，约一分厚，与脐相等，放在儿脐上，以纸托住，上用熨斗火熨之。如诸证悉见，不可治也。

近古方治脐风者，初用控涎膏，以吐风痰，次用益胃散和胃，又用辰砂膏利惊，此良法也。又用僵蚕、全蝎、蜈蚣、蜘蛛诸毒药，以祛噤风者，此皆治其标也。不治其本而治其标，故鲜克有济者矣。然父母爱子之心，必欲救之，医有活人之心，不可不救也。病轻，各如上以五苓散为主，盖五苓散是太阳膀胱之里药也。泽泻、茯苓以养心安神，官桂、吴茱萸、当归以伐肝脏寒邪之气，白术、茯苓以去脾脏寒湿之气，木香、

---

①不闭：忠信堂本作“不开”。当是。
②二分：忠信堂本作“二钱”。当是。
③自然汤：忠信堂本作“自然汁”。

乳香、没药以止腹中之痛，官桂、茯苓、泽泻、猪苓又去肾中之湿，以钩藤、官桂去风之搐，以人乳和之。或[1]乳母血之所化，其气用也。若有痰者，本方加胆星末；口噤者，加白僵蚕末，更加人参末服之；如大便不通者，宜三黄解毒丸下，此急则治其标也。去其恶毒之后，如法治之。

脐风之病，有胎毒者，十无一生。吾见人家难于子息者，所生之子，多以脐风死。如东垣论红丝瘤之事，是以知之。

脐疮者，其带因有所犯而落，故根未敛，溃肿而成疮也。宜白龙骨、枯矾、黄柏三味为末敷之，甚妙。要宜常看，勿使抱裙之内有尿湿也。

脐突者，小儿多啼所致也。脐下为气海，啼哭不止，则触动气，气动于中，脐突于外，理之常也。其状突出者，光浮如吹起者，捏按则微有声。此症乡俗但遇妇人挑水来者，即抱儿以突脐当担头上触之，不拘日数，以脐入为度，每试辄效，亦良法也。吾见小儿脐突者多难养，由于多哭也。

不乳似脐风。小儿生下三日之内，忽有不乳者，当审问之，勿以不乳似脐风治也。脐[2]有多啼撮唇之症，若此无之，但不乳也。有吐乳，乳之又吐者，或因拭口不净，恶物入腹也。用黄连、甘草、木香、木瓜各少许，为末，每用少许纳儿口中，乳汁下。如有啼哭不乳者，此腹痛也，乃胎寒症，宜上方去黄连、甘草，加乳香、没药，以当归汤少许调药，如上喂之。如无上症，无故不乳者，问其母之乳汁多少。有乳多者，伤乳也，宜少节之，不久自思乳矣；乳少者，必有他症，心诚求之。

---

①或：忠信堂本作“盖”。

②脐：据文义此下疑脱“风”字。

变蒸证治

草木逢春变化新，太和元气日熏蒸，
细推物理皆如是，莫把芽儿作病名。

天地之造化，阳主生长，阴主收敛。故草木之生长于春夏者，阳之舒也。收藏于秋冬者，阴之敛也。幼科书中变者，变生五脏也；蒸者，蒸养六腑也。以“变蒸”二字分脏腑论，又有变蒸之后，有三大蒸之说。后人因之，莫有觉其非者，故予直解之曰：变者，变易也，谓儿之知觉运动以渐而发也；蒸者，蒸然发热也，形神变易之时，真阳发舒之象也。人之生也，一岁而变蒸。是男子八岁而真牙更，十六岁而精动，六十余岁而精竭；女子七岁而真牙更，十四岁而经行，四十九岁而经止。此天地阳阴之气，其分数固已定矣。其一岁之外复有三大蒸之论者，诚未达其旨也。若一岁内变蒸之日，似亦不可执也。形有强弱，气有清浊，变有迟速，故形壮气清者，其变常速；形弱气浊，其变常迟。谓三十二日一变者，乃举其大数如是也。至于形之强弱，气之清浊，则又禀于父母，出于造化阴阳之殊也。

幼科中治变蒸者，发热方用黑散子，麻黄、杏仁发表药也。大黄攻里药也，表里无邪，不知此法如何而立。变蒸之热，生于其中，发于其外，自有微汗而解。按：仲景论有伤寒不宜[1]汗下之戒，如是方者，误儿多矣。

儿当变蒸之时，或有伤风，或有伤食者，法当治之。先后

①宜：忠信堂本作“可”。

补泻，不可不辨。如先有所伤，儿后[1]变蒸者，邪气盛而正气受伤，当先泻后补也；先变蒸而后有所伤者，正气虚而邪气乃凑也，当先补后泻。家秘之法，挟外感者，宜拿捏之法以发散；挟内伤者，宜枳术丸研细与之，更节其乳。有客忤者，宜至圣保命丹薄荷汤研服。或吐泻者，钱氏异功散加藿香叶，共作细末，蜜为丸，如芡实大。每服一丸，米汤化下。

小儿变蒸过，如蒸不除者，调其乳母，用加减小柴胡汤。

人参　柴胡　甘草　麦冬　生地　木通　陈皮等分

淡竹叶水煎，食后服，如前法。

有变蒸咳嗽，痰壅鼻塞声重，惺惺散要方也。方见伤寒。

又浴法

用白芷或苦参煎汤，抱儿向避风处浴之。

有变蒸发搐者，此热甚生风，亦胎惊也。宜寻惊风法治之。泻肝，泻青丸；泻心，导赤散。如先发惊方治[2]，正[3]后变蒸又发者，此胎惊将成痫也，勿用正法，此有痰伏心中，宜安神去痰，钱氏安神丸主之。方见心脏。

急慢惊风

儿在母腹中，只是一块血肉耳。及其生也，啼声一发，然后九窍开张，四肢蠕动，如梦初觉之象；肌骨娇嫩，又如草木

---

①儿后：忠信堂本作“而后”。

②治：忠信堂本作“止”。

③正：忠信堂本作“止”。

萌芽之象，故曰芽儿。以渐壮健，全赖父母之养，一旦有病，医药之助，不可无之。然病有三因，须明辨之。有因于胎毒者，如丹疹疮痈之类，宜解其毒，如幼婴解毒延龄丸、溯源解毒汤之类是也。有因胎禀不足者，如解颅五软之类是也，宜地黄丸主之。有因外感风寒暑湿之气得者，谓之外因；有因饮食寒热之伤得者，谓之内因；有客忤倾跌汤火得之者，谓之不内外因。如外因者，发散之；内因，消导之；不内外因者，各从其症治之。临机应变，不失其宜可也。

幼婴解毒延龄丹

解胎毒，儿初生下便宜服之。

用胞衣余带近衣①者，不拘长短剪下，炭火上焙干，为末，每一钱，加甘草一钱。净黄连五分，朱砂飞，三分。

为细末，用生蜜和匀，分作七服，每日取豆大许，纳儿口中，以乳送下，七日去其腹中之秽毒，自无脐风之疾。

溯源解毒汤

儿有胎疾，乳母服之，此四物汤加减也。

当归　川芎　生地　人参　连翘　黄连　陈皮　甘草　木通

水煎浓，入竹沥服之。

丹溪曰：乳母致病，事起于默，人多玩忽，医所不知。故乳母禀受之厚薄，性情之缓急，骨肉之坚脆，德行之善恶，令

①近衣：忠信堂本作“近脐”。

儿相肖，为大关系，不可不择也。

惊风总论

小儿大病是惊风，急慢阴阳便不同，

采集前贤诸秘诀，指挥后学救孩童。

钱氏云：急慢[①]，或闻大声，或大惊而发搐，发过则如故，此无阴也，当下之。此症本因热生于心，身热面赤，嗜饮，口中气热，大小便黄赤，剧则热也。盖热甚则生风，风属肝，此阳盛阴虚也，故下之以除其痰也。不可与巴豆大温药下之，恐触虚，热不消也。小儿热痰客于心间，因闻非常之声，则动而惊搐矣。若热极，不闻声及惊，亦自发搐也。按：钱氏治之用利惊丸，亦以朱砂膏代之。

慢惊因疾后或吐泻，脾胃虚损遍身冷，口鼻出气亦冷，手足时瘈疭，昏睡露睛，此无阳也。按：钱氏用瓜蒌汤，不知其义。今用调元合建中汤。

急、慢惊，阴阳异证，切宜辨而治之。急惊合凉泻，慢惊合温补。如不分别，则误甚矣。

陈氏曰：小儿平常无事，急发壮热，手足搐搦，眼目戴上[②]，涎潮壅塞，牙关紧急，身热面赤，此急惊风，属阳，病在腑，当治以凉。如面白身无热，口中气冷，多啼不寐，目睛上视，项背强直，牙关紧急，涎潮，或自汗，此慢惊风，属阴，病在脏，当治以温。

①急慢：忠信堂本作“急惊”。当是。

②戴上：视履堂本作“直视”。

肝惊眼赤面青，粪下青白。

心惊面皮红赤，夜啼至晚①。

肺惊气喘，饮水喉中痰鸣。

肾惊梦中咬牙，睡中惊哭。

脾惊五心烦热，干呕，腹胀不食。

又陈氏治慢惊风，初去痰，用芎蝎散；次温中，用油珠膏；后补元气，用补脾益中汤。多辛燥之药，今改用沉香礞石丸，以降其痰；调元建中汤加附子，以温其中；十全大补汤以复其元气，或参苓白术散。

洁古云：急惊，阳证也，俱腑受病耳。小儿客痰热于心膈，是少阳相火旺。《经》云：热生风，因时火盛而作。盖东方震木，得火气而发搐。木火不动，得风而动，两用利惊丸、导赤散、泻青丸、地黄丸主之。搐止，服安神丸，乃东垣安神丸也。

慢惊，阴证也，俱脏受病耳。小儿吐泻病久，脾胃虚损，若不早治则成慢惊，名曰瘈疭，似搐而非真搐。因脾虚损，故大便不聚。当去脾间风，则其利自止。既已失治，则脾肺俱虚，致按②木所乘，是为慢惊也，当用温补。按：洁古用宣风散以导脾间之风，不知其义。盖脾胃虚损，岂可用牵牛大泻元气，此不可服也。用益黄散、羌活膏皆犯辛热，大耗真气之药，不如东垣之论，其义最精。见后。

东垣曰：外物惊，宜镇心，以黄连安神丸，若气动所惊，宜钱氏寒水石安神丸，大忌防风丸。治风以辛温之药，必杀人，何也？辛散温浮，热火也。

---

①晚：据文义当作“晓”。当是。

②按：忠信堂本作“肝”。当是。

因惊而泻青色，先治肝，以朱砂之类，勿犯寒凉之气，大禁凉惊丸。风木旺必克脾胃，当先实其土，后泻其木。阎孝忠集钱氏方，以益黄散补土，误矣！其药有丁香辛热，以助其火，火旺土愈虚矣。青橘皮泻肺，丁香辛热，大泻肺与大肠，脾实当泻子，今脾胃虚反更泻子而助火，重虚其土，杀人无疑矣。其风未[1]既旺，有关脉洪大，掌中热，腹皮热，岂可以助火泻金？今立一方，先泻火补金，大补其土，之为神治之法，宜黄芪汤主之，乃治慢惊之神药也。即调元汤加芍药是也。

丹溪曰：惊风有二：慢惊属脾虚，所主多死，宜温补。一云温补宜参术煎汤，送下安神丸；急惊属痰热，宜凉惊。一云用养血药作汤，送下降火清痰丸子。钱氏凉惊丸，世以一概通治二证，甚谬。

急慢发热、口疮、心肺伏热、痰热、痰嗽、痰喘，并用涌法，重则瓜蒂散，轻则用苦参末、小豆末，以淡蒸汁[2]调服吐之。吐后搐定，更宜防风通圣散为末，蜜丸服之。

《全婴方》云：惊证因风则目青、面红、发搐，其病在肝；因惊，舌疮面赤，忽然作声发搐，其病在心；因食，则嗳吐气而发搐，其病在脾，皆阳痫也。脾胃经虚则生黏痰，痰涎者，脾胃所出也。痰则凝滞在于咽喉，如牵锯之声。时复瘈疭，或因吐泻所致。脾虚则肺亦虚，痰涎流溢，其证亦然，此阴痫也。

身热脉浮，精神恍惚，或吐泻不思乳食，发搐，即半阴半阳合病。身热脉沉，精神倦怠，或吐不泻，又能乳食，发搐，亦半阴半阳合病者也。

---

①风未：忠信堂本作“风木”。义胜。

②淡蒸汁：忠信堂本作“淡豆豉汤”。

亦有急惊，泻凉[1]而不愈，或与吐下药太过者，变为慢惊。又有慢惊温补而不愈，变为急惊者。

急慢惊风，症有阴阳，证有顺逆，搐有真假，治有次第，不可不知。其候可预防者，如目鲜、目眩、目白、目青、目斜、目闭、目转、目瞪，声实、声嗄、声战、声轻、咂口弄舌、卷舌、露筋、嘘风、撮口，噎乳噎食，忽然定睛，吐涎沫，扭项摇头，仰身擦面，藏头畏明，手挛手战，脚挛不伸，忽撩忽乱，失张失志，精神恍惚，睡卧不宁，睡中喜笑，困啮齿龈，心烦躁，啼哭咬人，面脸色变，或红或青，身舒用力，呢呢作声者，已[2]上应[3]，乃急惊之先兆也。宜预防之，驱风膏、钱氏抱龙丸。

凡见摇头斜视，以手抹人，昏睡喜卧，额上多汗，身亦黏汗，其脉沉细，即是慢惊之候。宜急温之，调元汤、建中汤、定心丸主之。

病有阴阳，急惊风属实热，病在肝心二脏，谓之阳痫，慢惊风属虚寒，病在脾肺二脏，谓之阴痫，此以寒热分阴阳也。五脏为阴，六腑为阳，急惊发于六腑，为易治；慢惊发于五脏，为难治，此以脏腑分阴阳也。

证分顺逆者，男发搐，目左视，握拳拇指在外者为顺，反此者逆。女发搐，目右视，握拳拇指在内者为顺，反此者逆。盖天地之道，阳左阴右，阳内阴外也[4]。

钱氏云：男发搐，目左视无声，右视有声；女发搐，目右视无声，左视有声，相胜故也。盖震东兑西，男女之定位也。

---

①泻凉：忠信堂本作“凉泻”。义胜。

②已：通“以”。

③应：忠信堂本作“症候”。

④阳内阴外也：忠信堂本作“阳外阴内也”。当是。

震属乙木，兑属辛金，肝肺之分位也。男子生于寅而左行，女子生于申而右行，左右者，阴阳之道路也。今男搐左视无声，寅乃甲之旺位，乙之从甲，妹之从兄也。故为顺而无声。右则从庚，乙与庚合，金木相击而有声也。女搐右视无声，申乃庚金旺位，辛之从庚，妹之从兄也，故为顺而无声。左则从丙，辛与丙合，火金钉灼而有声也。《活幼心书》顺搐散可取用之。如此观之，急惊风为顺而易治，慢惊风为逆而难治。

搐有真假，此钱氏论百日内发搐之证也。真者不过三两次必死，假者发频不为重。真者内生惊痫，假者外生风冷。盖血气未实，不能胜任，乃发搐也。欲知假者，口中气出热也，治之可发散。

按：钱氏肝主病云：气温则内生，气热则外生。外生者病在表，故可治。发散宜泻青丸去大黄，加天麻、全蝎主之。内生者病在里，乃气动之病也，周岁以后小儿宜泻其本脏，当归龙荟丸主之。

治有次第，初发搐时，卒然昏绝，牙关紧急，俗用掐法、灸法以醒其惊者，盖不知昏绝口噤，皆痰涎壅塞之所为也。轻者可掐可灸即醒，重则先用嚏惊散吹鼻中，嚏出可治；不出则用霹雳散，必醒。如不嚏不醒，不可治也。次用开关散擦牙，涎出自开，然后进药，急慢同法。

如痰涎壅塞，或吐之，或利之，皆非其治也。盖痰之上壅者，火载而上也，譬如釜中之水溢沸，故云扬汤止沸，不如釜底去薪。今不泻火，而但吐之利之，前痰虽去，后痰壅塞复至矣。急惊风用朱砂膏、搦风汤，甚则用礞石滚痰丸。慢惊风用星香散，甚则以礞石丸降之，痰去则搐自止矣。搐不止者，依后法治之。搐止惊退，可以安也。急，用钱氏凉惊丸；慢，用温惊定心丸。此治急慢惊风，始终之要药也。

急慢惊风，气喘气鸣，手足冷，皆不可治。

急慢二证贵先知，风在肝经食在脾，

惊恐伤心神志乱，观其发搐在何时。

钱氏曰：伤风得之，口中气出热，呵久顿闷，手足摇动，当发散。小儿本怯者，多此病也。

钱氏曰：因食得之，身体温，多睡多唾，或吐，不思食而搐，当先定搐，后安神。

儿因嬉戏，指虫蚁以阻之者，或因啼哭，扮称异类以止之者，皆能作搐。盖心藏神，心主惊，惊则伤神；肾藏志，肾主恐，恐则伤志。神志既伤，则心肾俱虚，而胆亦怯矣。如此搐者，若作惊搐治之，误矣。宜补心肾之神志，定志丸主之。

钱氏曰：病潮热，寅卯辰时身体壮热，目上视，手足摇动，口内生热涎，顿闷项急，此肝旺也。洁古云：潮热于寅卯辰时，木旺之位，是肝旺也。当先补肾水，以制心火，地黄丸；后泻肝以止其搐，泻青丸。

因潮热，巳午未时发搐，心神惊悸，目上视，白睛赤色，牙关紧急，口内涎潮，此心旺也。洁古云：巳午未时，火旺之位而热搐者，心热也，导赤散、凉惊丸。钱氏方或木通散，以泻心肝之火。

因潮热，申酉戌时不甚搐而喘，目微邪①视，身体似热，睡露睛，手足冷，大便淡黄水，是肺旺也。洁古云：申酉戌时，金旺之位，而肝木强，法当补脾，恐被木之贼所克害。当泻心肝以挫其势，而后补肺，按：泻心肝，宜木通散；补脾，钱氏异功散；治肺又小阿胶散。

因潮热，亥子丑时，不甚搐，而卧不稳，身体温状，目睛紧斜视，喉中有痰，大便银褐色，乳食不消，多睡不醒。洁古

---

①邪：通“斜”。

云：皆因大病之后，脾胃虚损，多有此病，故宜补脾凉心。按：补脾宜异功散，凉心宜凉惊丸。皆钱氏方。

按：钱氏、洁古论日夜发搐证治，亦有阴阳之分。寅卯辰巳午未，阳之位也。申酉戌亥子丑，阴之位也。故肝心之搐，多用凉泻；肺脾之搐，多用温补也。

他病传来发搐多，或因搐后发他疴，

能将脉证分虚实，从本从标治不讹。

脐风发搐，此胎毒也。儿生一腊之内，多啼不乳，或撮唇，或牙关紧，或肚大，或脐尖[①]发搐者，此胎惊也，谓之真搐。生于内者气喘痰鸣，手足冷者不治。详见脐风。

变蒸发搐，此胎病也。因变蒸之后，或伤风，或伤乳，或吃惊，或发搐。百日之内，搐有真假，说见前。皆曰胎惊。真搐者频发必死。假搐者，宜散风化痰安神，至圣保命丹主之。百日以后，发搐口中气热，此肝旺病也。宜泻青丸、竹叶汤，入砂糖少许化服，后以至圣保命丹安神。如逢变蒸之期，必发搐者，此治痫也。自内生者，若不急治，后成终身之病，宜安魂、镇心、定魂，频频细与服之，以不发为度，秘传三圣散主之。

白滑石飞，两半；甘草二钱半和匀，作三分。

一用青黛一钱，和匀，名镇心散，早以淡竹叶汤下。

一用朱砂飞，一钱，和匀，名镇心散，午用灯心汤下。

一用苦梗细末和匀，名定魂散，晚用苏叶汤下。

外感伤风发搐，其病在肝，即前伤风发搐也。治同法。如肝有风，甚则角弓反张，似天瘹，似痓症，此有搐也，宜泻肝

---

①脐尖：忠信堂本作“脐突”。

散风。盖足厥阴经之脉，随肾脉[1]循脊里，上至巅顶。脊旁两行，则足太阳膀胱脉也，故风甚，同见证也，宜加减穹合汤[2]生之。如脊下客三指者不治。

人参　柴胡　黄芩　杏仁去尖　麻黄不去根、芦，一分　甘草　川芎　葛根　升麻　羌活　当归　防风　石膏

此泻青、柴胡、麻黄、葛根四方加减也，并为细末，钩藤汤调服。

伤食发搐，其病在脾，谓之食痫，即前伤[3]发搐病也。搐甚者，如前治法。夭甚者宜用轻剂下之，去其食热，三黄枳术丸主之。

黄芩二钱　黄连酒洗　大黄酒煨　神曲炒　陈皮　白术各一钱　枳实五分

为末，汤浸蒸饼丸，百沸汤下。

中暑发搐，一名暑风，宜清暑、凉心、下痰、安神，却暑汤主之。

五苓散一两　黄连末　甘草末各二钱五分[4]　朱砂飞，一钱半

和匀，蜜丸如芡实大。每服一丸，麦门冬煎汤下。此辰砂五苓散也。

霍乱发搐，其病在胃，此干霍乱也。神气变乱，心腹绞痛，不吐不泻，所以邪气上下不得出，陈氏所谓气逆而作搐，痰聚发惊是也。不急治之，必死。先用涌吐法，宜瓜蒂散。吐出积食，痰散气顺后，和其胃气，以藿香正气散主之。

藿香　紫苏　白芷各二钱　厚朴姜汁炒　白术　陈皮去白

①肾脉：忠信堂本作“督脉”。
②穹合汤：忠信堂本作“芎活汤”。
③前伤：忠信堂本作“伤食”。
④二钱五分：忠信堂本作“二钱”。

桔梗　半夏各四分　甘草炙，二钱　加枳实麸炒，六分

为细末，姜汁调服。

吐法

瓜蒂、猪牙皂、朱砂并为末。每少许，以淡豆豉汤服，即吐。

吐泻发搐者，病在肝。先病吐泻，后发搐者，此因吐泻不止，脾虚生风，乃慢惊风也。治法同后，但吐泻未止，又加发搐者，宜参苓白术散加肉豆蔻，作丸服。

如先发搐，后吐泻者，此因病时多服利惊之药，脾胃受伤所致。宜参苓白术散，或散或蜜丸，如龙眼大，每用一丸，米饮下。如搐甚胀泄[①]者，乃遗屎也，不治。

痢疾发搐者，其病在肝。先病未止，而又发搐者，此因[②]误服丁香、木香、豆蔻等方辛热止痢之剂太多，以致内有积热则生风也。盖肝为厥阴风木，在里则便脓血，在外则为痈胀，肝乃属火，反服辛热助火之药，安得不发搐也？直用泻青丸加黄芩、黄连，蜜丸，甘草汤下。此泻青、三黄丸二方合也。如痢止后发搐者，作脾虚治，同慢惊风法，东垣调元汤加白芍汤[③]主之。

不后[④]变痢，此表邪入里也。盖风伤脾，入里则便脓血。先用小柴胡汤加大黄下之，后以加减龙荟丸主之。

当归　川芎　陈皮　青皮各一钱　黄连酒炒，各一钱半

---

①胀泄：忠信堂本作“下泄”。

②此因：忠信堂本作“此乃庸医不谙病原”。

③白芍汤：忠信堂本作“白芍”。

④不后：忠信堂本作“搐后”。义胜。

山栀仁　木香各五分　人参一钱　炙草一钱

为末，别用阿胶三钱溶化，作丸，陈米饮下。

疟疾发搐者，其病在肝脾。此有三证，或并病者。疟至发热则搐，疟止搐止，日日如之，病如是者，不必治搐，但治其疟，疟退搐亦退也。初起宜用劫药，风疟小柴胡汤，暑疟用白虎汤，食疟用平胃散，痰疟用槟榔吐出其痰即愈，久疟补脾平肝，宜加减平疟养脾丸主之。

黄芪炙　人参各一钱　白术　当归　白茯苓　半夏曲　黄芩　陈皮　常山　鳖甲九肋者，醋炙　使君子肉各一分　柴胡　草果　厚朴姜汁炒　神曲炒，各七分　肉桂五分　青皮六分　炙草五分

神曲糊丸，陈米汤下。

一先搐后疟者，此肝传脾也，宜养脾平疟丸主之。

一先疟后搐者，脾虚损，肝木乘之也，为慢惊风，治同慢惊。

一咳嗽发搐者，病在肝肺。肝木肺金，金木相搏，故成此病。得此者多不治，但观新久衰旺何如，如初得咳嗽，数十声不止而发搐，此痰盛气逆也，所谓气逆而作搐，痰聚而发惊是也。宜丹溪薄荷散主之。如久咳发搐者，面目唇白。咳而喘促，此肺虚而肝木乘之也，病不可治。无上证者，身热而渴，宜小阿胶散。或搐甚者，宜先补肺后泻肝，补肺以阿胶散，泻肝以泻青丸主之。

如搐后咳嗽者，惊痰未去也，宜丹溪镇惊儿主之。以上方并见前。

一丹毒发搐者，病在少阳。少阳者，胆之相火也。先搐后发丹瘤者，此毒火自内出外也，可治；先发丹后发搐者，毒自外入内也，必死。自内出者火之余，宜发散解毒及砭法。防风通圣散主之。或用加减升麻葛根汤。

桔梗　干葛　升麻　川芎　赤芍　归尾　羌活　柴胡　甘草各等分

井水煎服。此惊丹之要药也。

一疮痫发搐，此胎毒也。小儿身生虫疥，浸淫痒痛，不知用药，内服解毒之剂，外用砒硫毒药搽之，疮忽自平，或不搽自平者，其候腹胀便秘，肤无血色，目闭不开而发搐者，乃恶候也，急进解毒之剂。疮出方生，疮不出加喘者死。雄黄解毒丸主之。

雄黄另研　郁金各一两　巴豆去油，炒焦，八钱　乳香另研　没药另研，各二钱

备制为末，醋糊丸，朱砂衣。

此方治诸恶病甚妙。

凡小儿未周岁者，不问痫毒、疮疥、丹瘤，但发搐者，皆难治。脾胃嫩脆，谷气未实，难以药攻也。

一痘疹发搐者，其病在心。初发热时作搐，此疮毒欲出也，宜清心安神，导赤散入朱砂末调服，神效。疮出搐止者，吉；疮出搐不止者，凶。疮正发时作搐者，宜钱氏凉惊丸，加朱砂主之。搐不止者，不治。疮结靥作搐者，此非正大靥乃倒靥也，疮毒陷于内，乃凶恶之候，急用雄黄解毒丸、紫草，井水煎汤下，疮复起者，吉；搐不止者，凶。

搐后余症

病有搐久不止，其舌黑者，热剧也。内取凉惊丸，外用生薄荷叶煎汤洗之，舌转红者可治。《玉函歌》曰：伤寒舌黑洗

不红者凶，药洗明见吉凶[1]，即此意也。

一病有搐久未止，大小便秘者，宜八正散主之。如大便四五日不通者，不可利之，恐损其胃气，宜猪胆汁导法通之，神效。

一病有唇内生疮者，此热在心脾二经也。内服洗心散，外以糵[2]连散加朱砂搽之，神效。

一病有日久，其搐似止不止，神昏有痰者，不早治之必成痫证。此病在心，宜利惊丸主之。

龙胆草　防风　真青黛　芦荟　胆星　钩藤各二钱　铁花粉　牙硝各一钱　朱砂飞，一钱　冰片　麝香各少许

蜜丸，芡实大，每服一丸，金银煎汤下。

一病有搐时失音者，宜木通汤主之。

木通　石菖蒲　防风　苦梗　真桑螵蛸　全蝎焙　炙甘草　僵蚕各二钱　胆星一钱

共末，每服二字，柴苏三片，煎汤调服。

一病有搐后失音者，此痰入心肺窍中故也。如不早治，必喑，成废人矣，宜用钱氏安神丸主之。

黄芪炙　人参　归身　川芎　麦门冬去心　石菖蒲　木通　炙甘草　远志去心，姜汁浸，焙干，各一钱　寒水石一钱半

蜜丸，芡实大，每服一丸，苏叶三片，煎汤下。每日取豮猪[3]心连肺管处，割一半，煎汤饮之，以助药力。久服效。

一病有搐时鼻血不止者，此肺热症，肝乘肺也。又有心火

---

①伤寒舌黑洗不红者凶，药洗明见吉凶：忠信堂本作“伤寒舌黑洗不红，药洗分明见吉凶”，义胜。

②糵：即黄糵，亦作“黄柏”。

③豮猪：阉猪。

上炎者，以心火乘肺也。宜泻心肝之火，朱砂凉膈丸[①]主之。

黄芩　黄连　山栀仁　连翘　桔梗　甘草　人参各等分　薄荷叶减半　朱砂飞，为衣

蜜丸，芡实大。麦冬汤下。

一病有搐后目不明者。此肝虚也，地黄丸主之。

一病[②]有余热不退者，当察其虚实治之。如身壮热，面赤唇燥，大小便不利，此热为实，因服补脾之药太早，宜小柴胡汤加大黄主之。如㿠白，大小便自调，唇润者，此虚热也，宜清心丸主之。

人参　麦冬　茯苓　柴胡　防风　炙甘草各一钱　朱砂飞，五分[③]

蜜丸，芡实大，金箔十片为衣。每服一丸，淡竹叶汤下。

一病后发热喘咳者，当察其虚实治之。如身热饮水，鼻干唇燥，脉疾有力者，此热在心肺。为实，宜从小便利之，宁肺散[④]。

桑白皮炒　葶苈子炒　赤茯苓　车前子　山栀仁各等分　炙甘草减半。

姜枣引，煎服。

如面㿠白，不热不渴，此虚也，阿胶散主之。

一病后肌肤消瘦，精神昏愦者。此惊疳也，宜安神丸主之。

茯神去心　芦荟　琥珀　黄连　赤茯苓各三钱　胆星　远志　甘草汤煮，晒干　虾麻灰各一钱　石菖蒲　使君子肉各一钱

---

①朱砂凉膈丸：忠信堂本作“朱砂凉肺丸”。

②病：忠信堂本作“病后”。义胜。

③五分：忠信堂本作“五钱”。

④宁肺散：此下忠信堂本有“主之”。

山药煮糊为丸。灯心汤下。

一病后食少形瘦者，宜补脾和中丸主之。

钱氏异功散一两　加青皮　砂仁　使君子各一钱①

另取神曲作糊为丸，陈米汤下。

一凡病搐止后宜补胃，参苓白术散，或蜜为丸，甚效。

见病搐后，以养心安神定志丸主之。方俱见前。

痫

惊自心生风自肝，凡因病后见痫瘫，

急求妙手施方法，父母因循作废残。

痫者，其候卒然忽倒，四肢强直，目闭或翻上不转，口噤或有咬其舌者，口中涎出，或有无涎者，面色或青或白，或作六畜声，其状不一，乃小儿之恶候也。一时即醒如常矣。其发也，或以旬日计，或以月计，或以年计。古人有三痫五痫之名，证治太多，又与急、慢惊同论，似无一定之说，故后学不知其所从也。虽有论者，不过依样画葫芦耳。思不自惴，强为辨之；所谓三痫者，原其得病之因也；所谓五痫者，叙其病发之状也。惊久成痫，痫者，慢惊风之变症也。不然何以小儿之发搐者，皆有治法，而发痫者，至终身更无治法耶？管见如是，惟高明者择之。

一痫之所起，因父母之循，医之无远虑也。且如初发搐时，或有不治自愈者，或有因掐法而愈者，父母喜之，见其易退，此无他苦，恬不加意。或有频发之时，不过请医掐之，请

①一钱：忠信堂本作“二钱”。

巫祷之而已，不知求上智之医以断之，乃为终身不治之症，此父母之过也。其为医者，当初起病之时，如风痫则发之，食痫则下之，惊痫则安之，幸其病退，以为能也，及其再发，不过仍用前法，更不思有结痰在心，以致沉痾，为终身之病，此医之过也。

治痫之法，幼科所载其方甚多，而无可取者也。惟钱氏五色丸、《宝鉴》琥珀寿星丸及甘遂猪胆汤和苏丸三者，诚治痫之要药也。今予本此三法，新立一方，屡试屡验如神，乃名为断痫丸。

黄连　礞石　石菖蒲　朱砂　珍珠　铁花粉　胆星各五分　甘遂三分　沉香二分　茯苓二钱

共末熬膏。为末，别用人参一钱　白术三钱，煮糊为丸，芡实大。每用一丸，取獖猪心一个劈开，入药在内，将线扎住，长流水煮熟，取出丸子研细，灯心汤调下，以猪心及汁，与儿食之，三日服一丸，又宜常服参以膏①，以通心气。

朱砂五钱　牙硝　雄黄飞，二钱半　麝香一钱　金银箔各十五片　真白附子　枳壳麸炒，各三钱　川芎　白茯苓各四钱　人参　黄连　远志肉各二钱

前五味另研匀，后七味共末和匀，蜜丸，芡实大，每服一丸，用麦冬煎汤下。此朱砂膏加减也。

一痫之为病，乃痰迷心窍之所致也，初病之时，便宜服通窍化痰镇心之剂。医者虑不及此，执用平日治惊之法，父母不肯早治，淹延年久，其状如痴、如健忘者，终不可治也。常见在火水而卒发者，后致夭伤亦多矣。

①参以膏：忠信堂本作“参砂膏”。

一胎痫，由儿在腹中[①]受惊气得之，生来便有是病者，不可治也。

按：大无云一小儿周岁，因长老摩顶受记，僧人念咒，恐惧发搐，痰涎有声。目多白睛，强项背，一时许方醒。安后见皂衣[②]人即发，多服犀、砂[③]、脑、麝镇坠之药，已四年余，此症尚在，又添行步动作、神思如痴，诊其脉沉弦而急。《针经》云：心脉洪大，痫瘈筋柔，病久气弱，多服镇坠寒凉之剂，复损其气，故添动作如痴。先灸两跷各二壮，然后服药，后肝脉小急。盖小儿神气尚弱，因而被惊，神思无依，又动于肝，肝主筋，故瘈疭筋挛。立方名沉香天麻汤。《经》曰：恐则气下，精怯而上焦闭，以羌活、独活之苦温[④]，引气上行，又入太阳为引，故用以为君；天麻、防风辛温以散火，甘草、当归辛甘温以补气血之不足，故养脾气，是以为臣；附子、川乌、益智大辛温行阳退阴，又主助胃，肾主五液，入脾为延[⑤]，以生姜、半夏燥湿化痰，沉香辛温，体重气清，去怯安神，故以为使。

钱氏云：一小儿吐泻，诸医药下之，至虚变慢惊，手足瘈疭而身冷。医复与八正散，口不能食，而胃中虚，故利大小便即死。久则脾肾俱应，常身冷而目闭，必用益黄散、四君子丸补脾，遂能饮食。又不愈，以地黄丸补肾，一月而安。引此一事，以为治痫者之法。

一灸法：按《针经》云：癫痫瘈疭，不知所苦，两跷，

---

①腹中：忠信堂本作“母腹中”。

②皂衣：黑衣。

③砂：忠信堂本作“珠”。

④苦温：忠信堂本作“辛温”。

⑤延：通“涎”。

男阳女阴。洁古云：昼发灸阳跷中脉穴[1]，夜发灸阴跷照海穴。各二七壮。

一瘫者，手足或挛曲强直，或软缓无力，不能举动，或左或右，其人目视不正，口中流涎，语言謇涩。因受风寒之气得之，未得发散。初病搐时，日久不醒，以致风温之气深入筋骨。后虽搐止，手足之病未平，如五软五硬之状，父母因循，不知早治，遂成废疾。

一治瘫之法，当视其在左在右。在左者为血虚，其治在肝。肝主筋，肝血虚，则筋无所养，故筋急拘挛强直，宜补肾，地黄丸主之，乃虚则补其母也。

山药　山茱萸酒洗、取肉　熟地各三钱　独活　川续断酒洗　茯苓　丹皮　泽泻各二钱

手不利，加肉桂；足不利，加牛膝。手足俱不利，并加之，各二钱。蜜丸，空心温酒下。此地黄丸加减法也。

在右者为痰，其治在脾。脾主四肢，手夜[2]为痰涎流注经络，故手足缓而不能举也。宜补脾行痰，大补丸主之。

炙黄芪　人参　白术　白茯苓　炙甘草　当归酒洗　川芎　白芍酒炒　半夏泡　陈皮各二钱　川乌炮，三分

共为末，酒糊为丸，姜汤下。

此十全大补汤加减也。更灸曲池、三里、绝骨、肩髃各二七壮。若口眼逆向一边者，灸颊车穴，左灸右，右灸右，即止。

---

①中脉穴：据文义疑作“申脉穴”。

②手夜：忠信堂本作“手足”。义胜。

惊风诸证

儿多异病状如痫，莫作真搐一例看，

家秘幼科皆有法，非人勿示泄心传。

一天瘹似痫：天瘹者，壮热惊悸，眼目翻腾，手足搐掣，或哭或笑，喜怒无常，甚者爪甲皆青紫之状，此肝病也，但不睡卧耳。宜解利风邪则愈，钩藤散主之。

钩藤　白茯苓各五分　大黄包煨，二分半　防风　朱砂　蝉蜕　羌活　独活　青皮　甘草各三分

共为末，姜蜜调服，此泻青丸加减也。

又方用

钩藤　人参　犀角屑各五分　炙甘草　天麻　全蝎各二分半

为末，薄荷汤调服。

一内瘹似痫：内瘹者，腹痛多啼，唇黑囊肿，伛偻反张，眼内有红筋斑黑者也，此肝病也，但不昏困耳，乃受寒气所致。先是内脏抽掣，极病狂叫，则泄泻缩脚，肠痛而啼。内瘹一过，外证抽掣又来，内外交攻，极难调理，须分内外用药治之。内瘹甚者，宜乳香膏主之。

乳香五分　沉香一钱

为极细末，蜜丸，如梧桐子大。每服二丸，用石菖蒲、钩藤煎汤下。

又方木香丸

没药　茴香　木香炒，各等分　钩藤同上　全蝎　乳香各半分

先研乳香，另放，后研上诸药为末，取蒜少许，研和匀为丸，梧桐子大，每服二丸，酒下。

按：此二方，治内瘹之要药也，内瘹甚者，宜钩藤丸主之。

钩藤　白茯苓各五分　天麻　防风　朱砂飞　蝉蜕　羌活　独活　青皮　炙甘草各二分半

除朱砂另研，余为末，水煎，调朱砂末服。

按：天瘹内瘹二证，百日内小儿多有之。此二者，皆肝之病也。盖厥阴肝经，内行于小肠，外行于背，故外感伤风，热则为天瘹，内伤寒冷，则为内瘹。故曰：天瘹者阳也，内瘹者阴也。

病有盘肠腹痛似内瘹者，乃小肠气痛也。亦令腹痛作啼，伛偻腰曲，干痛多啼①，额上有汗，此小肠为冷气所搏然耳。宜用和平温气②之剂，川楝子散主之。眼内无红筋黑斑，囊不肿者：

木香　小茴香盐炒、去盐，各一钱　川楝肉二钱，用巴豆二粒炒，去豆

共为末，酒调服。

一客忤似痫：小儿神气怯弱，外邪客气，兽马异物，暴触而忤之。其候口吐青黄白沫，水谷鲜杂，面色变异，喘急腹痛，反侧瘈疭，状似惊痫，脉来弦急而数。视其口中悬雍，在左右若有小肿核，即以竹针刺溃，或以指甲摘破治之。当辟邪

①啼：忠信堂本作“呕”。
②温气：视履堂本作“温热”。

正气，散惊安神，久延则难为力也。古方作客忤及中恶者，急作醋炭，服苏合丸。此方治客忤、中恶之要药也。

全按：客忤者，谓客邪之气忤其儿之正气也。论其所忤，不但外邪之气与人物之气自鼻而入，乃外因之客忤也，闻见之惊，自心而生，乃内因之客忤也。然邪之所凑，其气必虚，小儿神气既虚，故易动耳。邪有微甚，治有轻重，幼科混同论之，所谓辨之未辨者矣。夫痫则病发而困，忤则病发而醒，此似痫而非痫也。若发而困，亦真痫矣。予特表而出之。按：手指三关纹，《经》曰：脉候若深青，情知四足惊，赤因水火得，红色是人惊。此洞客忤者，以此辨。

养小儿之法，详见前卷育婴四要中。凡小儿客忤中恶诸病，皆父母及抱养者之过也。或因生人远来忤者，或因六畜忤者，或因戏冷水忤者，皆外生者也。人物之气，自鼻而入，上冲巅顶。《经》曰：五气入鼻，藏于心肺。肺主皮毛，心主血脉，顶巅之上，诸阳之所会也，邪中之即病矣。宜用沐体法、涂囟法治其外，吹鼻法搐之，内服对证之药，以扶正气为主，正气胜则邪气自退也（并用酿乳汤）。

病时睡不醒，醒而喜睡者，忤之微也。宜发散惺惺散。

人参　白术　白茯苓　炙甘草　桔梗　天花粉各等分　细辛减半　一方加防风　川芎各等分

水煎，薄荷叶引，微汗妙。

浴体法

治客忤中恶自利诸证，有邪者当宜浴之。

川芎　苍术　白芷　藁本　零陵香各等分

长流水煎，去渣，向无风处浴之，浴后睡片时。

涂囟法

治客忤白虎证。

伏龙肝散

灶心黄土一钱　雄黄五分　麝香少许

枣肉和丸，捏作饼子，如钱样，四围出囟一分，囟门上安饼，取艾作小炷，灸三壮。

搐鼻法

一名救苦散，治伤风寒，头目不清并客忤。

川芎　藿香　藜芦各三钱　玄胡索　牡丹皮　朱砂飞，各一钱

为极细末，少许吹鼻，得嚏，则邪气出矣。如病时，客忤症悉具者，此忤之甚也。宜表里发散，摄生饮、安神惊气丸主之。

摄生饮

治一切卒中。大小科同。

南星包煨　木香　半夏泡，各一钱半　北细辛　生花术[1]　石菖蒲　甘草各一钱。

共为末，每用生姜同水煎，调惊气丸服。

---

①花术：忠信堂本作“苍术”。义胜。

惊气丸

治惊忧积气，心受风邪，发则牙关紧急，涎潮昏塞，醒则精神如痴。又可治痫。

木香　白僵蚕　白花蛇肉酒洗，焙　橘红去白　天麻　麻黄去根节　铁花粉各半两　全蝎二钱半　苏子一两　胆星半两　朱砂飞，二钱半　脑麝少许，另入

此许学士方也。蜜丸，芡实大，每服一丸。

痫用薄荷金银汤下。

已上治外中客忤之法。

如抱儿骑马，或父母骑马远归，未及换衣熏衣即抱其儿，或戏抱儿在马鞍上坐得病者，此名马客忤，或闻马嘶著惊者，取马尾烧烟熏儿面，频熏以醒为度。

如见生人、异扮人，或六畜跳跃异者，或鬼神恶状者，或迅雷击鼓、一切大声使儿成客忤者，此内生之病也。宜安神去痰。不尔，病根日深，但见闻原忤之例即发，此成痫矣。抱龙丸主之。

水银二两　铅一两五钱　熔化，入水银制死　以柳枝烧成珠，又入朱砂末乳香末各一两在内，乘热用柳木槌擂匀，为丸，芡实丸大，每一丸，空心井花水下，服后令睡，不可惊动。或作小丸服亦妙。

此钱氏五色丸加减也。

如见平常惯熟之人，喜啖之果，玩戏之物，有所不得，则忤其意，但见神昏不食，即其病也。宜顺意，更与之，及服安神之剂，沉香丸主之。

人参五分　白术　陈皮去白　枳壳麸炒　桔梗　青礞石硝煅

金色，各一两　炙甘草　沉香各五分①　朱砂飞，一钱　黄连一钱半

神曲糊为丸，黍米大，麦冬汤下。

小儿客忤者，吾以为父母之过：有所喜者，乃戏而夺之，则怒而哭矣；有所畏者，乃戏而吓之，则恐而惊矣。夫失所喜者，思则伤脾；遇所畏者，惊则伤心。因循而成痫，谁之过哉？

一中恶似痫：此客忤之甚者，乃小儿危恶症也。其候因初中恶毒，心腹刺痛，腹皮青黑不能啼息，闷乱欲死。古方治此，先用皂角末治鼻②，急服苏合香丸。全按：中恶与尸厥同，但腹不鸣，心腹俱暖也。此有二证，幼科未辨。有中恶毒之气，自鼻而入，心肺受之，故忽然倒地，四肢厥冷，两手握拳，不能喘息也。有中恶毒之物，自口而入，肠胃受之，故心腹刺痛，腹皮青黑，闷乱欲死者。先用霹雳散搐鼻，令醒进药，仍以杀鬼丸房内烧之，以熏百鬼恶气。

霹雳散

治卒恶死者。

牙皂三分　细辛　川芎　白芷各五钱　羊踯躅花一分半　雄黄二分　麝香少许

共为末，每用少许，以灯心三寸长，蘸点鼻内，喷嚏为验。

杀鬼丸

雄、雌黄各二两　牯羊骨　虎头骨各一两　龙骨　鳖甲

①各五分：忠信堂本作“各三分”。

②治鼻：忠信堂本作“吹鼻”。

鲮鲤甲① 刺猬皮各三两 樗鸡②五枚 无，即以芫青五枚代之
川芎 白蒺藜 鬼臼 禹余粮 东门上雄鸡头一枚
用蜡二十两为丸，梧子大。门口房内烧之，男左女右臂上带一丸，可辟百鬼。如中恶毒之气即死者，宜返魂汤主之。即仲景麻黄汤也。

麻黄去根节，三钱 杏仁去皮尖，七个 炙甘草一钱

水一盏，煎半盏，分开细服。

如中恶毒之物卒死者，宜雄黄解毒丸主之。方见惊风。

又方

通治中毒，用

降真香 白胶香 沉香 虎头骨 鬼臼 龙胆草 人参 白茯苓 雄黄各五钱 麝香一钱

炼蜜丸，芡实大。乳香汤下，或令儿佩带一丸，即烧卧房妙。

一小儿忽大叫一声而闷绝者，亦中恶之例，不治。

一白虎似痫；白虎者，流年白虎神，太岁后五位，是所占之方，不可犯也。小儿变蒸未满者，乳母无知，抱儿向其方顽戏，更触犯之，使儿不精爽，两目视物不转，手如数物，此客忤之轻者也。宜用浴体法，更以杀鬼丸房内烧之，使儿闻其烟，又取伏龙肝捣，醋和丸球大，摩儿头及五心，效。乡俗妇人以鸡子一枚遍身摩之，送粪地埋之，亦禳法也。

一邪祟似痫：汗濯儿衣，不可夜露，恐为睢鸟落羽所污，染触儿身，未有不为痫者，其后，面色变不常③，见人羞怕。

①鲮鲤甲：即穿山甲。
②樗鸡：虫名，居樗树上，翅有彩纹。
③变不常：忠信堂本作“异”。

宜常用前浴体法，房中烧杀鬼丸，又以囊盛一丸，挂儿背上，男左女右。宜辟邪丸主之。

人参　白茯苓　炙甘草　使君子肉　夜明砂　干蟾灰，各一钱　沉香五分　雄黄飞　朱砂飞，各一钱　黄连一钱五分　麝香少许

猪胆汁和粟米糊为丸，黍米大，每服二十一丸至三十五丸，米饮下。

一马脾风似痫：小儿肺胀喘溺[①]，胸高气逆，两胁扇动，鼻张闷乱，嗽喝声嗄，痰涎潮塞，俗谓之马脾风者，宜雄黄夺命散主之。

黑白丑各两半，取头末半两　大黄　槟榔各半两　木香三钱

为末，三岁者，服二钱，温水调服。

涎多者，加轻粉少许，方见《丹溪附余》。

一虫痛似痫：小儿本怯，致胃虚冷，则虫痛而心痛，口中沫及涎水出，发痛有时，但目不斜，手不搐也。宜木香化虫丸主之。

槟榔一钱　木香　鹤虱　贯众　锡灰　干漆炒尽烟　使君子肉各五分　轻粉二钱　巴豆肉　雷丸各二钱半

飞罗面作糊为丸，五更米饮下。

一痓痉似痫：其症项背强直，腰身反张，摇头掣手瘈疭，噤口不语，发热腹痛，镇目不醒，病在足太阳经。其候有二：如面红眼赤，牙紧手张，痰涎壅甚。昏聩[②]烦渴，小便赤涩，先谵语而发者，此刚痓也，宜小柴胡加大黄汤，方见前。如大便滑泄，不渴不语，手足先冷而发者，此柔痓也，宜理中加桂枝汤主之。理中汤加桂枝、白芍，水煎服。

---

①喘溺：忠信堂本作“喘急”。

②聩：通“愦”。

卷之三

治诸热证[①]

阳在身中主发生，奈何怫郁热熬煎，

婴孩本是纯阳体，热证推求有数般。

人身之中，温养脏腑，流通荣卫者，阳气也。有风寒伤之于外，则荣卫之气不行；水谷伤之于内，则脏腑之气不行。不行则阳气怫郁而热生焉。故随其所发，以为热病之名也。夫伤有轻重，则热有微盛；病有新久，则热有虚实。此其当辨者也。钱氏有论，详见下文。

按：钱氏云：心热者视其睡，口中气温或合面而卧。及上窜，揞头[②]咬牙，泻心汤生之；肝热者手寻衣领及乱捻物，泻青丸主之；脾热者，其热在肌肉，遇夜更深，尽惰嗜卧，身热饮水，四肢不收，泻黄散主之；肺热者，手揞眉目，日西[③]热甚，喘嗽壮热饮水，泻白散主之，一云凉膈散；肾热者，两足不喜衣覆盖，脐之下皆肾之所主，缘心下行于肾部也。宜地黄丸主之，一云东垣滋肾丸。

上按：此论五脏之热，见前五脏歌内，家传凉惊丸、金花

①治诸热证：忠信堂本作“诸热证治”。

②揞头：忠信堂本作“摇头”。

③日西：忠信堂本作“鼻面”。

丸、三黄丸，皆治五脏热之方也。

家传凉惊丸

退热，解毒，镇惊，安神。

黄连净[1]　黄芩去皮　山栀仁　黄柏各等分　朱砂　雄黄俱飞，减半

研极细末，和匀，雪水煮面糊为丸，黍米大，一岁儿十五丸，以渐加至五十丸，薄荷汤下。

此黄连解毒汤加减也。

大金花丸

治中外诸热，寝汗咬牙，大小便不利。即前凉惊丸，去胆草、雄、砂，加九黄[2]，雪水丸，又名既济解毒丸。

三黄丸

治三焦积热，小便赤涩，大便秘结。此三黄泻心汤也。即前金花丸去栀子、黄柏是也。炼蜜为丸，如皂角子大，白汤化服。

按：钱氏云，潮热者肝热也。时间发热，过后即退，次日又依时发热，此欲发惊也，地骨皮散主之。壮热者心热也，热而不已，甚则发惊痫也，导赤散主之。风热者肺热也，身热口中气热，有风症，人参生犀散主之。温热者脾热也，但温而不

---

①净：忠信堂本作“去芦”。

②九黄：忠信堂本为“大黄”。当是。

热，泻黄散主之。

上按：此论四脏潮热者，如水之潮，不失其候也。若有寒热则如疟，此只以对论也。故痛属肝。如日晡潮热，又属胃者，谓身常有热，至日晡尤甚也，此是宿食，宜下之，枳壳大黄丸主之。地骨皮散治虚热作潮及伤寒后余热，又名人参地骨皮散。

人参地骨皮散

知母　柴胡　炙甘草　人参　地骨皮自采者　半夏水泡，洗　赤茯苓各等分

共细末，量儿大小加减，入生姜一片，水煎服。

按：幼科引《机要》论表里之热。为小儿之法，似未精当。《机要》之论表里者，乃风寒之气，邪自表入里者也。小儿之热乃自里而出表者也。如胎毒之热生于命门，变蒸之热生于脏腑，饮食之热生于脾胃。其伤寒者仅十之一二耳，惟《直指》之论得之。

按：《直指》云，小儿表里俱热，面黄，颊赤，唇焦，口干，小便赤涩，大便焦黄。先以四顺清凉饮为之疏利，其热即去。既去而复热者，里已清而表未解也，当用惺惺散，少加去节麻黄，以取微汗，则表尽除。其或表里已解，而热又时来，此则表里俱虚，而气不归元，荡浮于外，不可再用凉药与之。解表当为和其胃气，使阳气敛而归内，身体自冷，宜参苓白术散。方见脾脏，姜枣引，略煎服。

四顺清凉饮

治小儿脏腑蕴积实热。

当归　大黄酒蒸　甘草生　赤芍各等分

㕮咀，水煎服。

惺惺散

治小儿虚热解表。

人参　桔梗　白茯苓　白术　天花粉各一两　细辛二钱　炙甘草七分　防风　川芎　南星生，各二钱半

每服加生姜片半，薄荷叶共药末。慢火煎。

此方前六味本方也。

加减惺惺散

治伤风、风热及伤寒鼻塞发热。

前方去人参、白术、茯苓、南星四味，加苍术、羌活、白芷、赤芍、麻黄、荆芥、当归。

上方治表虚热，此方治表实热。

参苓白术散

治胃气，收敛浮阳，退余热。方见脾脏。

小儿有病，惟热居多，夫热有虚有实。实则面赤浓黄，气粗口热，燥渴唇肿，大小便难，掀揭露身，烦啼暴叫。虚则面色青白，恍惚神缓，目中清冷，嘘气较弱。泻泄，多溺，夜出虚汗，其或乍清乍温，怫郁悸惕，上盛下泻，水谷不分，此冷热不调之症。虚热者惺惺散，实热者四顺清凉饮加柴胡，冷热不调则败毒散加木香、当归。

按：《全婴论》云，小儿气禀纯阳。脏腑主[1]热，阴阳气变，蒸熏于外，致身热也。则两眼赤痛，流泪羞明，或生翳障。心热则口内生疮，小便赤肿，淋沥不通。肺热则鼻衄不止，大肠必结。脾热则多涎沫，口内常流。心脾热则生重舌、木舌。胃热则口臭。肾热则耳聋，或出脓汁。

上所论五脏热证，与前钱氏不同。大抵热证俱多，不能尽也。今以上中下立方治之。头面之热，神芎上清丸主之；中焦之热，凉膈散主之；下焦之热，八正散主之。手足热者，升阳散火汤主之；表里俱热者，通圣双解散主之。

神芎上清丸

治一切热证，清头面，利咽膈。

大黄　黄芩各二两　滑石四两　薄荷叶　川芎各半两　桔梗　黄连　甘草各二钱半

蜜丸，芡实大，每服一丸或二丸，滚白汤化下。

东垣凉膈散

治上焦积热，烦躁多渴，面赤，咽喉痛，口疮。

黄芩　栀子仁　连翘　甘草生　桔梗各等分　薄荷减半

为极细末，每用淡竹叶汤入蜜少许调服，或炼蜜丸，竹叶汤下。

---

①主：视履堂本作“生”。

河间凉膈散

治中焦烦躁，狂妄啼哭，睡卧不安，便溺赤涩。

即前方无桔梗，有大黄、朴硝是也。

本方加黄连，名清心汤。

八正散

治下焦热①，二便秘结，多渴咽干，口热淋血。

大黄　瞿麦　木通　滑石末　萹蓄　车前子　山栀仁　甘草梢各等分

㕮咀，入灯心，煎服。

升阳散火汤

治手足发热，此胃虚也。

升麻　葛根　独活　羌活　人参　白芍各五分　防风二钱半　柴胡八分　甘草炙，生各三钱

㕮咀，水作四剂煎服。

通圣双解散

治表里俱热，又治疮疹。

防风　川芎　桔梗　芍药　黄芩　薄荷　当归　荆芥　滑

①热：视履堂本作“实热”。

石　石膏　白术　连翘　栀子　麻黄　大黄　朴硝各等分　甘草减半

㕮咀，入生姜，水煎，调益元散服。

或末，蜜丸，姜汤化下。有表无里去硝、黄，有里无表去麻黄。

胎热者，儿初生十日之内，便有诸热症者，宜育婴解毒延龄丸；目赤肿不开者，用黄连磨乳汁洗之；口疮者，黄连、黄柏二味为末，蜜水调搽。

儿生满月后，有伤[1]发热者。恶寒，病在表，宜用推摩掐法除之；恶热，病在里，用猪胆汁导之。勿轻汗下之。三岁以后，方与大人同论，前法主之。

夜热者，至夜发热，啼哭不止，日则无事。此血热也，心主热，东垣安神丸主之。乳母宜服小柴胡加参黄汤。

余热者，三岁以后，如伤寒后，里已解，又发热者，此虚热也，宜凝神散主之，收敛胃气，清凉肌表。

凝神散

人参　白术　白茯苓　山药各一钱　粳米　白扁豆炒　知母　生地　炙甘草各五分　竹叶　地骨皮　麦冬各二分半

三岁儿分作四剂，姜枣引，水煎，频频服之。

食热者，伤食得之，手心壮热。嗳气吐乳，大便酸臭。轻者胃苓丸，重者保和丸，甚者枳壳大黄丸，不可猛浪，伤儿胃气也。

烦热者，心烦不安多啼，此心热也，钱氏安神丸主之，恐

---

①伤：忠信堂本作“伤寒”。

发惊搐。虚热者有二，皆大病之后也。如形气未甚弱者，此胃虚也，宜参苓白术散；若形瘦头发成穗，肚大足小者，此疳病也，宜集圣丸主之。方见疳病。

癖热者，如疟而不寒，如潮热而作止无时，面黄，消癖丸主之。方见癖病。

误服热药而发热者，宜大豆卷散主之。用：

黑豆水浸、生芽，取出晒干　贯众　板蓝根　炙甘草各等分

浆水煎服。浆水者乃粟米泔水也。

凡人[1]喜仰卧，或合面卧者，皆心热也，宜导赤散。

调理脾胃

万物五行皆藉土，人身脾胃是根基，

四时调理和为贵，胃气常存怕损亏。

《内经》曰：胃者，五脏六腑之海也。水谷皆入于胃，五脏六腑皆禀气于胃。胃者，五脏六腑之源也。万物借土而生。故古人以调理脾胃为医中王道，厥有旨哉。胃主纳谷，脾主消谷，皆谷气之本也，谷多则伤胃，谷少则伤脾，全谷则昌，绝谷则亡。故人身之中，谷为主焉。然脾喜温而恶寒，胃喜清而恶热，所以调理脾胃者，节其饮食，适其寒温，为中和之道也。苟能饮食有节，寒温适宜，则脾胃强实，外邪不能侵，内邪无由起，何病之有哉？若饮食无节，寒暑不适，则脾胃虚弱，百病生矣。况小儿脾常不足，非大人可比。幼小无知，口腹是贪，父母娇爱，纵其所欲，是以脾胃之病，视大人犹多也。盖调理脾胃，必资于药。五气属天，五味属地。味气之

---

①凡人：忠信堂本作“凡小儿”。

中，惟甘平者，土之性也。古人立法，必四气浑合，五味相济，所以“合于四时五脏阴阳，揆度以为常也”。今幼科方中，多用丁香、豆蔻、益智仁、砂仁之例，一切辛燥者，集群成剂，温养脾胃，耗散阳气，熬煎阴血，甚非所宜也。盖调理脾胃之法固难，而变通之法尤难，热则消于肌肉，寒则减于饮食。吾有家秘养脾丸，以和中进饮食之伤①，肥儿丸以补脾胃之弱，又加黄芪调元汤，钱氏异功散、参苓白术散，皆调理脾胃之要药也。兹于其间，又取古方可用者，以补其未尽之法于下。

加减异功散

调理脾胃。

伤食不消，炒神曲、麦芽、山楂肉。

伤食呕吐，加半夏、藿香、干姜炒；如吞酸水，再加黄连将吴茱萸同炒，去萸。

伤食、胸膈痞闷，加半夏、枳实、黄连姜汁炒，去白术。

伤食腹痛，加木香、砂仁；常觉气逆，去人参、白术，加半夏、枳壳、桔梗、香附。

伤食泄泻酸臭者，加木香、黄连、泽泻，细末，姜枣汤调服。

加味理中丸

治脾胃虚寒，不进饮食，呕吐泻泄，或服寒药太过。用

---

①以和中进饮食之伤：忠信堂本作“以和中治其饮食之伤”。义长可从。

白术四钱　人参　白茯苓　神曲各一钱　砂仁　干姜煨　麦芽炒，各二钱　炙甘草钱半

炼蜜丸，姜汤嚼下。

加味平胃散

治胃脾不和，不思饮食，用

平胃散一两　加人参一钱　白茯苓一钱半

枣肉和丸，姜汤下。

健脾丸

养脾进食，调理胃气，和养荣卫。即

前胃苓丸方内，加山药　莲肉各二钱　木香　砂仁各八分　白术钱半　当归　麦芽炒　神曲炒，各一钱

枣肉和丸，米饮下。

人参白术散

治脾胃虚弱，肌肤瘦怯，欲成疳症者。

人参　白术土炒　茯苓　山药　莲肉去心，各一两　山楂肉七钱　当归　麦芽炒　泽泻各五钱

末，炼蜜丸，龙眼大。每服一丸，米饮化下。

感冒四气

感冒天时四气中，小儿亦与大人同，

必先岁气无轻犯，寒热温凉有逆从。

天地之气行乎四时者，有四气焉。四气者，风寒暑热[1]之气也。人在气中，体之虚也，感则病矣。故春伤风，夏伤暑，秋伤温[2]，冬伤寒。此四时之正气病也。小儿失其调理，尤易感之，嫩弱故也，治法与大人同，但剂小耳。又小儿病则发热，则发搐，此与大人异也。四时调理之法不同，春宜食凉不可犯温，夏宜食寒不可犯热，秋宜食温不可犯凉，冬宜食热不可犯寒。然发表者，必宜用辛甘温之剂，如有可汗之症，必犯其禁而用之，《经》云：发表不远热者是也。但于汗药中少加凉药以制之，勿使热甚而发搐也。小儿四时感冒病，幼科未备。今特表而出之。

小儿伤风寒者，口不能言，脉无可诊，但以虎口之指之色验之也。钱氏云：男体重面黄，女面赤喘急恶寒，口中气热，哈欠顿闷，项急者是也。然病有表里阴阳之症，治有汗解温下之法，临病之时，当详察之，不可误也。如恶风寒者，必煨[3]藏其身于母怀内，引衣密隐，是为表症，可微汗之，人参败毒散主之。如恶热，出头露面，阳[4]手掷足，渴烦燥粪，掀衣气粗，是为里症，略与疏通之，小柴胡加大黄汤主之，方见前惊风。中病即止。如头额冷，手足凉，口中冷气，面色暗淡，大便泄青，此为阴病里虚，当以温药救其里，以理中汤加附子主之。方见脾脏。如不恶风，大热大渴，此表里俱热，半表半里也，宜和解，柴胡白虎汤主之。又有夹食夹惊者，不可与上症同治也。夹惊伤寒者，或因惊之时，又感寒邪，以发散为主，宜脱甲散主之。或因伤寒发热，以致惊风者，宜退惊为主，以

①热：忠信堂本作“湿”。
②温：忠信堂本作“湿”。
③煨：亲昵，温存。
④阳：忠信堂本作“扬”。当是。

薄荷散主之。夹食伤寒者，如先伤寒，后伤食者，此食伤证也，枳实大黄丸主之。如先伤食，后伤寒，无吐下者，先解其表，香葛散；后去其宿食，枳实大黄丸主之。如有吐泻者，以藿香正气散主之。

人参败毒散

治四时感冒及时行瘟疫并痘疹，初发热宜服。

羌活　独活　前胡　柴胡　川芎　枳实　桔梗　茯苓　人参　甘草各等分

㕮咀，水煎服。

斑疹，加防风、荆芥，名荆防败毒散。

痢疾时行，加陈仓米，名仓廪汤。

柴胡白虎汤

治伤寒半表半里，大热大渴，自汗不止。

柴胡　人参　黄芩　知母　甘草　石膏

㕮咀，淡竹叶水煎服。

脱甲散

治夹惊伤寒，烦渴。

柴胡软　当归酒洗　胆草　炙甘草　知母各三钱　白茯苓　人参　川芎各二钱半　麻黄去根、节，一钱

用连根葱白水煎服。

热甚加升麻、干葛。

薄荷散

治伤寒发惊，痰涎壅甚。

薄荷叶半两　羌活　全蝎去毒　麻黄　甘草炒　僵蚕炒　天竺黄　白附子

薄荷汤调下一匙，略煎数沸，入竹沥少许服。

枳朴大黄丸

治伤食腹满烦热及伤寒后食复症。

枳实　厚朴　大黄酒煨，等分

炼蜜丸，芡实大。每服一丸，用大栀子一个，劈破，淡豆豉三粒，水煎浓汁化下。

香葛散

治夹食伤寒，不吐利者。

香附子　紫苏叶等分　葛根　陈皮　青皮各减半　炙甘草又减半

此香附散加减也。㕮咀，生姜、葱白引，要温服，以汗微出为度。

伤食轻者，本方去葛根、姜、葱，加小枳实一枚，重者一分。

三黄枳术丸

治伤食，乃下剂之轻者、有热者可服。

黄芩酒炒　黄连炒　大黄酒煨　枳实炒　白术等分

神曲糊丸，黍米大。每服二三十丸，白汤下。

藿香正气散

治夹食伤寒，有吐利者。

藿香　白术如发汗用苍术　厚朴[①]　陈皮　半夏　白茯苓　白芷　桔梗　大腹皮　苏叶　甘草

㕮咀，入生姜片煎，徐徐服之。

凡小儿风寒外感，用推摩掐捏法亦妙。

中暑，夏月有之，其症面垢，遍身大热，自汗，烦躁不安而渴，儿不能言，但吮乳不止，是渴也。治有二法。

富贵家小儿，居高厚深凉之处，其有病也，乃静而得之，谓之中暑也。恶寒发热者，以人参白虎汤加减主之；不恶寒而发热者，人参白术汤，皆可服。热退，服调元生脉散。如有吐泄者，加味五苓散主之。乳母服清暑汤。

寻常家小儿，常在烈日之中，坐于热地之上，浴于寒涧之内，其有病者，乃动而得之，为中热也。或有寒热者，或吐泻者，并以薷苓饮加减主之。

如上暑热二症，有发惊搐者，如先病热，后作搐者，辰砂五苓散和益元散主之。或先惊搐，又中暑者，以薷苓汤加减主之。

人参白虎汤

方见肺脏。

①厚朴：此下忠信堂本有“姜汁炒”三字。

有中暑不恶寒者，只恶热而渴，加麦冬、淡竹叶，水煎，调天水散。用滑石水飞六钱，甘草一钱，和匀。

无汗恶寒者，加麻黄不去根节，杏仁不去皮尖；有汗恶寒者，加枝枝、白芍药。

调元汤

见脾脏。加麦冬、五味子，乃生脉散二方合也。

清暑汤

小儿一岁内中暑，以此方调其乳母。

人参 白术 茯苓 炙甘草 生地 麦冬 黄连 黄芩等分

㕮咀，煎，食后服。

五苓散

此治暑之要药也。方见肾脏。加朱砂。

吐泻加藿香、木瓜、砂仁。炼蜜丸，芡实大，陈皮汤化下。

有寒热，加香薷，厚朴，姜汁炒，白扁豆炒，甘草炒。名薷苓汤。

有吐泄，再加藿香，木瓜。

有惊搐者，五苓散末二两①，加辰砂三钱，黄芩末、甘草

①二两：忠信堂本作“一两”。

末，各五钱，和匀，炼蜜丸，芡实大，麦冬汤下，名却暑丹。如先惊后中暑者，合香薷饮加人参、黄连、麦冬。

中湿

凡小儿喜弄冷水者、坐湿地者，名此病。其症，头重体重，寒热往来，并宜五苓散、平胃散为主，二方合者，乃治湿之要药也。盖五苓散治中湿，恶热如疟，小柴胡汤合服，名柴苓汤。中温吐泻，与平胃散相合，名胃苓汤，更加砂仁、藿香、木瓜。

平胃散

治中湿体重，兼补脾胃。

苍术米泔浸，焙，四两　厚朴姜汁炒　陈皮各二两　炙甘草一两半

每姜汤服。

本方与五苓散合泽泻、苍术八两，同茯苓、白术、厚朴、陈皮等两，桂枝、甘草等两，名胃苓丸，小儿要药也。

本方末半斤，加川椒末二两，和匀，别用红枣蒸取肉四两，蒜去皮，入獖猪肚内煎热①，去肚不用，取蒜与枣肉共捣烂，和药令匀，为丸，酒与米饮任下，名椒术②养脾丸。男女并宜服之。脏寒者最宜，忌生冷腌臜等物。

本方㕮咀一料，加小红枣二百枚，蒸去核，生姜二两，和皮切，共和水五升，慢火煮干，捣作饼子，晒干，淡盐汤调

①煎热：忠信堂本作“煮熟”。
②术：忠信堂本作“米”。

服。大人小儿温养脾元，调和胃气，最良。

中湿浮肿者，胃苓汤加五皮汤主之。生姜皮、大腹皮、茯苓皮、桑白皮、五加皮，即五皮汤。

中湿黄者，五苓加茵陈蒿，名茵陈五苓散。

如时行温疫，小儿得染者，用平胃散去厚朴，加苏叶、香附为末，雪水煮绿豆粉为丸，芡实大，雄黄、朱砂为衣，每服一丸，姜枣汤化下，面东服之，可免不正之气所中也。常用雄黄磨水，抹儿鼻孔。乳母尤宜服之。

咳嗽喘各色证治

风寒乘外从虚入，肺主皮毛先受邪，
气逆上冲成咳嗽，绵延转变入他家。

按：钱氏论咳症云，八九月间，肺气大旺，其病乃实，以葶苈丸下之[1]；十一二月间咳者，乃伤风寒咳嗽也，或以麻黄，或以甘桔汤；五七月间，身热痰甚吐乳者，以褊银丸下之，有吐青绿水者，以百祥丸下之。虚者，阿胶散补之。后人信之，得治咳大法不过如此。愚窃有疑焉。仲阳先生著论立方，仲景之下，一人而已。仲景之治伤寒，在表则汗之，在里则下之，在半表半里之间则和解之。小儿咳嗽，皆自风寒得之，岂无在表里之可发散者乎。八九月间咳嗽者，岂专可下之乎。观其下药，非牵牛、巴豆，则铅绿、轻粉也。如此峻利之剂，幼小娇弱者，岂能胜之乎。欲治其肺，先损其胃，岂有不误人者乎。是书也，皆出于阎孝忠之笔，恐非先生法也，或曰

①下之：忠信堂本作“主之”。

有之，吾亦不敢用矣。今采诸贤之论，分三法于下。初得之，未有不因感冒而伤于肺。《内经》曰：皮毛者，肺之合。皮毛先受邪气，邪气得从其合，使气上而不下，逆而不收，充塞咽嗌，故令咳也。乍暖脱衣，风邪从背肺俞穴而入，面赤唇红，气粗发热，咳来痰鸣。或因汗出未干，遽战[1]冷水者，眼胞微浮，额汗痰鸣，如此数者，当以鼻中辨之。因乎风者，则鼻流清涕，有汗，宜参苏饮主之。因于寒者，则气塞气促，声浊，无汗，以麻黄汤主之。

参苏饮

治四时冒风寒，头痛发热，咳嗽痰壅。

人参　茯苓　枳壳　半夏　前胡　桔梗　苏叶　葛根　陈皮等分　甘草减半

吹咀，葱姜引，温服，取微汗。

加味麻黄汤

治肺感风寒，痰涎咳嗽。

麻黄　苏叶　桑白皮蜜炙，等分　甘草减半

加茯苓、陈皮，名华盖散，其功同。吹咀以煎服，得汗咳止。

身热而渴者，加知母、石膏。

---

①战：忠信堂本作“沾”。

百部丸

小儿未一岁，不能服汤药者，以此代之。

百部　麻黄各三钱　杏仁去皮尖，四十粒

以水略煮，又各取末，和匀，蜜丸，皂角子大，温水化二三丸。

此已上初治之法。

凡咳嗽，发热[①]后不止，或有未发散，看其兼症，以法治之。

咳嗽气上逆，喘嗽有痰者，此肺咳也，宜清肺饮主之。喘甚者，葶苈丸下之。方见肺脾脏。

清肺饮

治肺气上逆咳嗽。

前胡去芦　柴胡　荆芥[②]　桑白皮蜜炒　炙甘草　枳壳各三分[③]　知母　贝母　薄荷　茯苓　桔梗　紫苏　阿胶炒　杏仁去皮，另研　天冬各五分

散，用乌梅同煎，去渣服。

咳，喉中介介有声，面赤发热心烦，或咽喉痛，声哑者，此肺病兼见心症也，以清宁散。咽喉痛，宜清心汤加桔梗。方见诸热。心闷惊悸者，以钱氏安神丸主之。方见心脏。

---

①发热：忠信堂本作“发散”。义胜。

②荆芥：忠信堂本作“荆芥穗”。

③各三分：忠信堂本作“各二分”。

清宁散

治咳嗽心肺有热者，宜小便利出之。

桑白皮炒　葶苈炒　赤茯苓　车前子　栀子仁等分　甘草炒，减半

细末，每服半钱，姜枣煎服。

咳嗽面黄，痰涎壅塞，或吐痰，或吐乳食者，食少喜卧，此肺病见脾症也。大抵咳嗽属肺脾者多，肺主气，脾主痰也。

橘皮汤

治咳嗽痰甚，呕吐者。

半夏洗，五钱　茯苓　陈皮各三钱　细辛　人参　旋覆花一钱　青皮　桔梗　枳壳　炙甘草各二钱

为散，入生姜，水煎服。

玉液丸

化痰涎，止咳嗽，此家传治小儿咳嗽者。

寒水石炼，研，取末，二两半　半夏泡七次，研，七钱半　枯矾三钱

为极细末，生姜自然汁煮，飞罗面糊丸，黍米大，淡姜汤下。

咳嗽痰涎壅塞，搐咳不转，瞪目直视，此肺病兼肝症也，

不治则发搐，宜豁痰丸主之。转者[1]，琥珀抱龙丸主之。方见家传三法。

豁痰丸

咳嗽痰涎壅塞通用。

南星三钱　半夏二钱，二味切片，用浓皂角水浸一宿，取出焙干为末　白附子　五灵脂　白僵蚕炒　细辛　枯白矾各一钱　全蝎三分半

为末，皂角浓汁煮面糊丸，黍米大，姜汤下。

咳嗽久不止，吐痰涎水，此肺病兼肾症也，宜大阿胶丸主之。

大阿胶丸

阿胶炒　熟地黄　白茯苓　五味子　山药各一两　贝母　百部　柏子仁　破故纸　桂心　杜仲姜汁炒　麦冬焙干，末，各半两　人参　沉香各二钱

蜜丸，芡实大。每服一丸，紫苏汤下。

凡咳嗽有热者，宜东垣凉膈散加泻白散主之。大小便不利者，加大黄、风化硝；咳嗽气盛者，宜加减苏子降气汤。

加减苏子降气汤

真苏子　半夏曲炙　甘草　前胡　陈皮　厚朴姜汁炒　肉

---

①转者：忠信堂本作“重者”。

桂去皮　大腹皮　桑白皮各等分

煎服，兼治面浮肿。

咳嗽痰甚者，轻者，玉液丸；壅塞者，沉香化痰丸。

沉香化痰丸

青礞石硝煅金色　枯白矾　猪牙皂炙　南星泡　半夏洗　白茯苓　陈皮各三钱　枳壳炒　黄芩各一钱半　沉香五分

共细末，姜汁煮神曲糊为丸，黍米大，薄荷汤下。

咳嗽声不止，口鼻出血者。此气逆血亦逆也。只宜止咳为主，加[1]人参款花膏主之。

人参　五味子　寸冬　麦冬　款冬花　贝母　桑白皮炒　阿胶炒，各一钱　黄芩　黄连　炙甘草　桔梗　当归各一钱半

炼蜜丸，圆眼大[2]，每服一丸，陈皮汤化下。以上中治之法也。

调理之后，其咳不止，此肺虚也，只以补肺为主。钱氏阿胶散。方见肺脏。

然补肺不补脾，非其治也。虚则补其母，脾为肺之母也。况病久者，胃气亦虚，尤宜补其胃气也，用人参五味子丸主之。

人参五味子丸

人参　五味子　桔梗　白术　白茯苓　炙甘草　熟地黄

---

①加：此下忠信堂本有“味”字。

②圆眼大：忠信堂本作“如龙眼大”。下同。

当归各五钱　地骨皮　前胡　桑白皮　枳壳炒　黄芪炒　陈皮去白　柴胡各三钱

蜜丸，芡实大。每服一丸或三丸，姜枣汤化下。

久咳不已经验方，名提金散

此劫剂也。用

罂粟壳水润去其筋膜，晒干，二两　乌梅择肥者，水洗，去烟[1]，取肉，焙干，七钱　甘草　陈皮去白，各七钱　苏州薄荷叶二两

蜜丸，圆眼大。卧时令噙化一丸，妙。

以上为末治之法也。

久咳须防百晬中，痰涎作搐类多凶，

胸高其状如龟壳，咳血无忧只怕浓[2]。

小儿百日内有痰嗽者，谓之百晬嗽，或因出胎之时，暴受风寒，或因浴儿之时，为风所袭，或因解换褓裳，或出怀喂乳，皆风邪之自外入者也。因乳脉[3]涌出，吞咽不及而错喉者；或因啼哭未定，以乳哺之，气逆呛出者，此病之从内出者也。皆能为咳。如前汗下调理之剂难其服之，盖胃气方生，恐药伤也，故曰小儿百晬咳难治。

如上百晬咳者，一岁及三岁者加以痰涎壅塞、逆气冲并，以致发惊搐者，多不可治。盖小儿无知，痰在咽中，不会吐吞，往来自任放也。将作搐者，急进朱砂膏，以降去之，搐止者吉，频搐者凶。故头摇者、目带[4]上视者、闭目呻吟者、手

---

①去烟：忠信堂本作“去核”。义胜。

②浓：忠信堂本作“脓”。义胜。

③乳脉：视履堂本作“乳多”。义长。

④目带：目睛。

足摆舞者、肩息胸突者、喉中痰鸣者、口噤不乳者、喘不休者、手足冷者、咬牙者，皆死也。

久咳不止，胸高骨起[①]，其状如龟者，谓之龟胸，此肺热也。

天冬去心，焙　杏仁去皮尖，微炒　百合水洗　木通　桑白皮炒　葶苈炒，隔纸　石膏各等分

蜜丸，芡实大。服一丸，紫苏汤下。

嗽[②]者吉，如龟胸已成，乃终身之痼疾也。

久嗽不止，咯唾血者，如前治之，唾脓血腥臭者，此肺痈也，多死。欲治此者，无如桔梗汤。

桔梗　当归　贝母　瓜蒌　汉防己　甘草炙　杏仁炒　百合　枳壳炒　薏苡仁　黄芪　桑白皮炒　加玄参等分

入生姜煎，频服。

有热，口干燥，加黄芩[③]；大便秘，加大黄；小便赤少，加木通。

喘

气喘绵绵自肺生，有寒有热有痰涎[④]，

寻常哮喘无他虑，病笃应[⑤]喘嫌急添。

《内经》曰：诸气膹郁，皆属于肺。喘者，肺气之膹郁，逆而上行也。有因感寒而得之者，必恶寒发热，面赤唇红，鼻

---

①胸高骨起：视履堂本作“胸骨高起”。

②嗽：此下忠信堂本有“止”字。义胜。

③黄芩：忠信堂本作“天花粉”。

④痰涎：忠信堂本作“痰涎”。

⑤应：忠信堂本作“发”。

息不利，清便自调，邪在表也，宜发散之，用五虎汤主之。内有寒痰者，芎蝎散。

麻黄七分　杏仁去皮、尖，一钱　甘草四分　细茶炒，八分　石膏钱半

煎服。

有因热而得之者，必口燥咽干，大小便不利，宜葶苈丸下之。有因宿痰而得者，必痰涎壅上，喘息有声，以千缗汤主之。

千缗汤

半夏七个，汤泡、七次　甘草炒，一寸　生姜一指　皂角一寸

吹咀，作一服煎。

以上皆素无而暴有者也。

素有哮喘之疾，遇天寒暄不常，犯则连绵不已，发过自愈，不须上方。但人有苦于此，必欲治之，可预为之防也。有一发而吐痰涎者，宜服补肾地黄丸，加五味子、破故纸炒。方见肾脏。有发而不吐痰涎者，宜丹溪治痰喘方。

南星　半夏　人参　瓜蒌　香附　陈皮去白　皂角炭　萝卜子

为末，姜汁煮神曲糊丸，黍米大，每服二十丸，姜汤下。

切不可轻听时医，妄用砒信有毒之物。

临时宜用九宝汤，此常治经年喘嗽，屡验。

麻黄去节　陈皮去白　薄荷各五分　辣桂　紫苏　桑白皮炒　大腹皮　杏仁去皮尖，各三分　炙甘草六分

锉，乌梅、生姜、童便少许，煎服。

小儿胸膈积热大喘者，此肺胀也，名马脾风，用牛黄夺命散主之。方见惊风。

又方用

甘遂一钱　雄黄五分

每服五分，新汲水五七匙，清油三点调下，吐痰后喘定。

大抵喘者，恶候也。有因利下而愈者，亦有因利下而殂者；有数年沉痼而自瘳者，亦有因他痰火而不救者。如汗出、发润喘者，为肺绝；自汗如油喘者，为命绝；直视谵语喘满着，不治。诸有笃疾，正气欲绝，绝时邪气盛行，多壅逆而为喘也。

诸疳

荣卫皆从水谷生，衰水减便[①]成疳症，

只因饥饱失调理，肥瘦空将口诀记。

儿童十六岁以下，其病为疳，十六岁以上，其病为痨。疳[②]皆血气虚惫，脾胃受病之所致。同出而异名也。盖胃者，水谷之海也，水谷之精气为荣，荣者血也；悍气为卫，卫者气也。气以煦之，充皮毛，肥腠理者，气也；以濡之，润皮肤，美颜色者，血也。故水谷实者无病，水谷少减者病，水去谷亡则死矣。凡病疳而形不魁者，气衰也；色不华者，血弱也。气衰血弱而脾胃伤，则水谷少矣，疳之生于脾胃也，明矣。盖小儿脏腑娇嫩，饱则易伤乳食。二者失常不成疳者，鲜矣。疳皆饮食不调，肥甘无节而然，或婴儿厥乳[③]，粥饭太早，或二三

---

①衰水减便：忠信堂本为“水衰谷减”。义胜。

②疳：此下忠信堂本有“痨”字。义胜。

③厥乳：视履堂本作“缺乳”。

岁后，谷肉菜果恣其欲，则肝已伤[①]，得因而大饱，停滞中焦，食久成积，积成疳。或因取积，转下太过，耗散胃气，或转下之后，又伤食，一伤一取，重亡津液，疳之病起于积者也。或因大病之后，吐泻疟痢，乳食减少，脾胃失养，气血益虚，此疳之生于大病之后者也。其候头皮光急，毛发焦稀，腮缩鼻干，口馋唇白，两眼昏烂，揉鼻揉眉，脊耸体黄，斗牙咬甲，焦渴自汗，尿白泻酸，肚胀肠鸣，癖结潮热，酷食瓜果、碱、炭、水、泥者，皆其候也。

按：钱氏云，大抵疳病，多辨冷热、肥瘦。其初病者，多肥热疳。病久者，多瘦冷疳。冷者，木香丸；热者，黄连主之。斯言也，亦其让人附会之误也。故杨氏云，疳之为病，皆虚使然。其热，有虚中之热；冷者，虚中之冷。治热不可妄泻过凉，治冷不可妄补过温。积温成热，积凉成冷，当识此意。今木香丸内，槟榔、续随子乃下虫转下之剂，岂久病者可服乎。吾为之解曰：凡病得于伤食之后者，其病虽虚，宿食犹存，此受有余之病，曰肥热疳。得于大病之后者，正气已伤，此为不足之病，谓之曰瘦冷疳。热者宜加减集圣丸，冷者宜加减肥儿丸。

加减集圣丸

治肥热疳。

黄连　干蟾烧存性，各一钱　莪术煨　青皮　木香　砂仁　当归　使君子肉　夜明砂　五灵脂　神曲炒　山楂肉各一钱半

用粟米糊为丸，黍米大。量儿大小加减，米饮下。

如未至成疳者，只服祖传保和丸。方见脾脏。

---

①肝已伤：忠信堂本为“脾已伤”。

加减肥儿丸

治瘦冷疳。

黄芪炙　人参　白术　茯苓　炙甘草　陈皮　青皮　当归　川芎　白芍　鳖甲九肋，醋炙　使君子肉　黄连　干蟾烧存性　木香等分

另取山药煮，糊丸，黍米大。量儿加减，米汤下。

如未成疳者，只服肥儿丸。方见家传三法。

凡有疳热者，不可妄用推摩掐法，吾见杀儿多矣。

不问诸疳，总属脾胃无津液致羸疲。只将集圣丸为主，随症从权加减。

大抵疳之为病，皆由乳食过饱；或因无乳而以他物饲之；或因病后，被食所伤于脾胃，一家有积，不治，传之他脏。亦有儿饥食少，或病后食少，脾胃亦虚，五脏六腑皆无所禀，乃成五疳之症。治此者，只以脾胃为主，集圣丸主之。其有五脏兼症，或因他病变成疳者，各视其症，从权加减，不必多求方法也。

集圣丸

不问冷热诸疳病，皆治之。此治疳之神方也。

芦荟　五灵脂　夜明砂　陶砂仁[1]　陈皮　青皮　莪术煨　使君子肉　木香　当归　川芎各二钱　黄连　干蟾炙焦，各三钱

---

①陶砂仁：据文义应为“缩砂仁”。

用猪胆一个，取汁和药，粟米糊丸，黍米大，服三十丸，米饮下。

病有咬牙舒舌，舌上生疮，爱饮冷水，唇红面赤，喜伏地而睡，此心疳也，又名惊疳，前方去莪、缩、青、陈、芎、木香六味，加生地、白茯苓、胆南星各二钱，甘草炙、朱砂水飞，各一钱　目生眵泪，发际左脸多青，或目生白膜，泄痢夹水，或如青色，此肝疳，又名风疳。前方去莪、缩、陈、木香四味，加龙胆草、山栀仁、防风、天麻、蝉蜕各二钱。青黛一钱半。

病爱吃泥土冷物，饮食无度，身面俱黄，发稀作穗，头大项小，腹胀脚弱，间或酿泻肌瘦，昼凉夜热，不思乳食，此脾疳也，又名食积疳。宜前方主之。

病鼻下赤烂，手足枯细，口出腥气，或作喘咳嗽，右腮皖白，名肺疳；宜前方去莪术、缩砂、青、芎、木香五味，加桑白皮（焙）、桔梗、炙甘草、紫苏叶、阿胶（炒）各二线。为丸，外用兰香叶（烧灰）一钱，铜青五分，轻粉二钱半。细末，贴鼻下赤烂处。一方用熊胆泡汤，笔蘸洗鼻中①。

病两耳内外生疮，脚如鹤膝，头缝不合，或未能行，或齿生迟，或齿缝臭烂。传变作走马疳之例，名曰肾疳。前方去莪、缩、陈、木香、五灵脂六味，加泽泻、茯苓、丹皮、山茱萸、山药各二钱，地黄（焙）三钱，为丸。外治两耳前后赤烂，用：

黄丹煅赤色　枯白矾　绿豆粉各一钱

研末搽之，或以唾调亦可。

①鼻中：忠信堂本作“鼻中赤烂处”。

又方

治牙疳。

取尿桶内白茎[1]刮起，新瓦上火煅过，五分　鼠妇七枚　文蛤内虫二分　枯矾半分

末，效。

病积成疳，又复伤食，其症形瘦腹紧，时发潮热，羞与人见，见之则哭，依前方去芦荟、五灵脂二味，加人参、黄芪、白术、茯苓、炙甘草、半夏曲、枳实（炒）、厚朴（炒）、神曲（炒）、麦芽（炒）、鳖甲（醋炙）、三棱（煨）各二钱为丸。

痢有泻久不止，胃虚成疳者，此疳泻也。宜前法去芦荟、莪术、五灵脂三味，加人参、白术、茯苓、肉豆蔻（煨）、诃子肉各二钱。粳米糊丸。如先病疳，又病泻者，宜先止泄，用钱氏异功散加白芍、诃子肉、豆蔻、干姜（炙）各等分，山药作糊丸服，待泻止，又取治疳泻本方。

病痢久不止，胃虚成疳，此痢疳也。以前方去芦荟、莪术、青皮、五灵脂四味，加诃子、石莲子各三钱，粳米糊丸。如先有疳病，复病痢者。以治痢为主，宜和中丸。方见后痢门。痢止，再服本方治疳痢[2]。

病疟未已，胃虚成疳者，此必有癖，谓之疳疟，宜前方去芦荟、五灵脂二味，加黄芪（炙）、人参、鳖甲（炙）、柴胡、半夏、神曲[3]、三棱各一钱，粳米糊丸。如先病疳又病疟者，

---

①茎：忠信堂本作“垢”。

②再服本方治疳痢：忠信堂本为“再服治疳方”。

③神曲：忠信堂本作“神曲炭”。

用平疟养脾丸，与前方相间服之。

病惊后成疳者，即心疳肝疳也，宜前方。但疳病变惊风者，谓之慢脾风，难治。如肿胀者，此疳之外候，即脾疳也；咳久成疳者，肺疳也；疳痍成疳者，此肾疳也。各有本方。

病脑疳者，头皮光急，满头饼疹，脑热如火，发结如穗，遍身多汗，腮肿囟高，令儿眼痛。其病在肝，宜前方去莪、缩、青、陈、木香五味，加胆草、川芎、升麻、羌活、防风各末二钱，猪胆汁浸烂糊丸，薄荷汤泡下，外用鲫鱼胆滴鼻中，连三五日，甚效。产妇月中多忿，会儿有此。

病脊疳者，虫食脊膂，发热羸黄，积中生热，烦渴下痢，拍背如鼓鸣，脊骨如锯齿，或十指皆疮，频啮爪甲，宜前方去莪、缩、青、陈、归、芎六味，加苦楝根皮（白者），绿色贯众、芜荑、槟榔各二钱，为末。名安虫丸。盖五疳成有停食成积，积久成虫，或如丝发，或如马尾，多出于头项腹背之间，黄白或赤者可治，青黑则难治也。按：岐伯云，三伏内用桃柳枝煎水浴儿，于午时当日中，灸儿尾翠骨上三寸陷中，三壮后用青帛拭之。有见疳虫随汗出也，此法甚效。

病蛔疳者，皱眉多啼，呕吐清沫，腹中乍痛，中则成聚，肚腹青筋，唇口紫黑，肠头啮痒者是也。蛔虽食虫，虫不可动，从口鼻出者，难治，用下虫丸。方见虫痛。轻者，前安虫丸主之。

病手足极细，项小骨高，尻削体痿，腹大脐突，号哭胸陷，是为丁奚；虚热往来，头骨分开，翻食吐虫，烦渴呕哕，是为哺露。是为疳病之状也，宜集圣丸主之。

病无辜疳者，脑后项边有核如弹，按之随动，软而不痛，其间有虫如米粉，不速攻之，则虫随热气流散脏腑，淫蚀精血，以致遍身痈疮，便利脓血，壮热羸瘦，头露骨高，幼科书中称是妖鸟之毒，此或有之，亦客忤中恶之类耳。天地间游魂为变之气甚多，不但妖鸟也。宜刺其核，用紫金丹涂之，内服前方去莪、缩、五灵脂三味，加人参、黄芪（炙）、鳖甲（醋炙）、槟榔二钱共末，取青蒿自然汁煮，飞罗面为丸，米饮下。

病疳热者，脾胃虚弱，阳浮于外，气不归元，只以补脾胃为主，使阳气收敛，热自退也。参苓白术散主之，多服佳。方见脾脏。

病疳渴者，此胃气下陷，津液不生，故渴也。宜补其胃气，使清气上升，津液渐生，渴自止矣。七味白术散主之。方见泄泻。多服佳。

病走马疳者，虫也，一名䘌，谓匿于脏腑之间不见也。以走马名者，齿属肾，肾主虚，才受热邪，直奔上焦，故以走马为喻。状如狐蜮、伤寒唇疮之证。初作口气，名曰臭息；次第齿黑，名曰崩砂；盛则断烂，名溃糟；热血迸出，名曰宣露；甚者齿皆脱落，名曰腐根。其根既腐，纵得全活，齿不复生。外证脑热肌削，手足如冰，寒热时来，滑泻肚痛。口臭干渴，齿龈生疮，爪黑面黧，身多疮疥，疮疹之后，多有此病。不可救者，毒归于肾故也。宜服加味清胃汤。

黄连　当归　升麻　生地黄　丹皮　白芷梢等分　细辛减半

噙，漱，咽之。

外用烧盐散

用

橡斗子不拘多少，择两个入盐满壳盖。作一合，或十数个，安在火内，和盐烧透，取放地上，退火毒，以碗盖定存性，候冷，入麝香少许，乳钵内擂极细，先用盐汤洗疮上，后以敷之。

又方

治走马疳，蚀透损骨，用

天南星一个，当心剜坑，安雄黄一块在内，以面裹煨，候雄黄作汁，以碗盖定出火毒，去面，入麝少许，为细末，搽疮甚验。

或发满腮，鼻穿牙落，饮食不进，气促痰鸣，乃不生之症也。

儿方周岁，母腹有孕，乳汁成毒，敛郁小儿神气，亦致骨主[①]尪羸，是为魃病，宜龙胆汤主之。

龙胆草微炒　钩藤皮　柴胡　桔梗　赤芍　川芎　茯苓　甘草炙　大黄湿纸煨，各等分　人参减半

井水[②]煎服。

仍以夜明砂不拘多少，红纱作袋，盛之常佩。

霍乱

霍乱无嫌吐泻频，绞肠干痛腹中寻，

治其吐泻多寒热，干痛须防喘与惊。

霍乱之病起于仓卒，多因夹食伤寒，阴阳乖隔，上吐下泻而躁烦闷乱也。人有三焦，上主纳水谷，入而不出；中主腐化水谷，流行脏腑；下焦立分别水谷，出而不入。上焦者，上胃脘也，邪在上焦则吐。下焦者，下胃脘也，邪在下焦则泻。中

①骨主：视履堂本作“骨瘦”。

②井水：此上忠信堂本有“哎咀”二字。

焦者，中胃脘也，邪在中焦则上吐下泻。霍乱者得吐泻，则邪气上下得出，无苦也。陈莝出尽，吐泻自止。不吐不泻者干霍乱，又名绞肠沙①，其病因胃邪气无从出也。若加喘满惊搐者，十不救一。其吐泻者，须分寒热，主治大要断其乳食，恐增痰也，故霍乱饮米汤必死。霍乱吐泻，宜用藿香正气散主之。方见感冒四气。

其先泻后吐者，乃脾胃虚食②，故先泻白水，吐亦不多，口气缓而神色慢，额前有汗，六脉沉滞，此为冷也。宜补温之，钱氏益黄散，方见脾脏。及理中汤加藿香、木瓜主之。

理中汤

治霍乱吐泻，水谷不化，手足厥冷。

人参　白术　甘草炙　干姜煨，各等分　加藿香　木瓜

那③咀，水煎，为末④，蜜丸，芡实大，米饮化下。霍乱姜汤送下。

其先吐后泻者，乃脾胃有热，故促唇红吐来面赤⑤。渴饮水浆，脉洪，而此为热也，宜和解之，五苓散加藿香主之。

五苓散

治小儿霍乱吐泻，躁渴饮水。

---

①沙：通“痧”。

②虚食：忠信堂本作“虚冷”。

③那：视履堂本作“㕮”。

④为末：视履堂本作“或为末”。

⑤故促唇红吐来面赤：忠信堂本为“故唇红面赤吐沫”。

猪苓　泽泻　白术　茯苓　加藿香

上末，水煎。

其干霍乱不得吐泻者，有盐汤吐法最佳。但小儿必待探吐之，或以针刺手十指甲缝令血出，或于委中刺血，皆良法也。

或发惊搐，或腹胀气喘者，皆死候也，急用

枳实一枚，锉　制半夏一枚，劈破　黄连三分，切细

用水煎汤，入甘遂末五厘，沉香磨水一匙，和匀灌之。

得吐住后，进合香丸[1]。

病素有积者，发则吐泻不止，非霍乱也。宜下之，脾积丸主之。方见积聚。

呕吐

小儿呕吐有三因，因热因寒因食停，

药食难尝成格拒，吐多清水是虫名。

《幼科》云：小儿呕吐大概难举，有寒，有热，有食积。然寒吐热吐，未有不因于食积者。故呕之病多属于胃也。又有溢乳，有哯乳[2]，有呕哕，皆与吐相似，不可以吐泻治之。又有格拒者、有虫者，当仿法外求之。大抵小儿呕吐，莫如节乳。节者，减少之谓，非断其乳食也。呕吐多渴，勿急饮之。水入复吐，终不得止，必强忍一二时，而后以薄粥与之，吐自止矣。

按：刘河间论吐者分三焦，此言甚善。如食入即吐者，有积在上焦胃脘也。上胃脘在咽喉之下。太仓之上口，名曰贲

①合香丸：视履堂本作“合香丸正气丸”。

②哯乳：病证名。又名转奶，噫奶，哺露。

门。食方下咽被积，堵塞不得入胃，故吐出也，宜瓜蒂散吐之。此在上者，因而越之。吐，是用吐法，使积去，乳食得入也。如食入，少顷吐出者，有积在中焦胃脘也。中胃脘，太仓下口之上。小肠上口之上，名曰幽门。饮食入胃，不得入于小肠，故转而上出则吐也。吐出皆完谷未腐熟者是也。如食半日后复吐者，此积在下焦胃脘也。下胃脘在小肠下口之下，大肠上，名曰阑门。有积壅塞，传化不去，复转向上出为吐，吐多糟粕之物是也。此二吐并宜下之，去陈莝菀[1]物，使肠胃之气得通，水谷之物得行，吐自止矣。丁香脾积丸主之。方见前伤寒。

瓜蒂散

瓜蒂炒黄，君　赤小豆臣

共末，每少许，淡豆豉煎浓汤调服，量儿加减。

寒吐者，乳片不消，多吐而少出，面白眼慢，气缓神昏，额上有汗出，脉息沉微，宜温中消食，轻者胃苓丸，煨姜汤，研碎服之；不止，用理中丸加藿香；如诸药不止，以参香散治之。

参香散

治小儿胃虚作吐，诸药不止者。

人参　沉香　丁香去丁　藿香叶　木香等分，细末

木瓜汤调下。

---

①菀：通“郁”。

如服以上药并乳食不得入，入则吐者，此阴盛格阳。谓之格拒也。宜理中切成剂，用豮猪胆汁、童便各少许，拌药炒焦，煎服即止。《内经》曰：热因寒用之法，盖阴寒气太甚，阳热之药难入，故理中汤温热，用胆汁、童便之寒凉与之服，其始则同，其终则异，入咽之后，阴体渐消，阳气乃发，伏其所主，先其所因，此仲景之秘论也。

热吐者，面赤唇红，吐次少而多出，乳片消而色黄，遍身热甚而烦躁。夏月多此证，宜胃苓丸，用向东陈壁土一块，杵细炒热，入水煎数沸，澄清，将丸研服。不止，用黄连、厚朴（炒）、藿香等分，香薷加倍，水煎服。吐久不止，用理中汤煎热，调天水散冷服，即止。

食积吐者，眼胞浮肿而微黄。足冷，热日轻夜重，或吐酸馊之气，或吐黄水，或吐青痰，脉弦实而滑，此有宿食也。直下去其积乃止。脾积丸主之。

伤乳吐者，才哺乳即吐，或少停而吐。此因乳食无度，脾胃嫩弱，不能运化。譬如，小瓶注水，满则溢出也，宜节其乳自止。哯乳者，时时吐乳而不多，似吐非吐，非吐是吐，此胃虚吐也，参香散主之。

溢乳者，谓乳多而溢出，非真吐乳也。苟不知禁，即成真吐矣，百日内小儿多有之。盖身小身软，不能自立，必待母拥抱之。苟有倾侧，乳即溢出。譬瓶注水，瓶侧而水出矣，不须治之[①]。

嗽吐者，必待儿嗽定而后乳也。或嗽未定，以乳哺之，其气必逆，乳不得消，化而为痰。痰气壅塞，嗽不得转，故嗽而吐乳也，宜玉液丸，姜汤化下。

---

①之：此下忠信堂本有“谨慎抱持之可也”七字。

小儿初生，三日内吐者，钱氏方用白饼子下之，误也。初生小儿，出离母腹，惟乳可食，安可当此毒药也。此由拭口不尽，使恶秽之物损其胃气，只用丁香一小粒，去苞，陈皮一分，木瓜一分，共研细末，每半分，乳调纳儿口中，令自咽，用煎皆是。

呕哕者，有声无物也，不问大小，但病久危困呕秽者，不治。《经》云：木陈者，叶必落；弦绝者，声必嘶是也。

蛊者，腹有虫，时作酸痛，痛则吐清水涎沫，宜下之。

下虫丸

白苦楝根皮酒浸，焙　绿色贯众　木香　桃仁去皮、尖　芜荑焙　尖槟榔各二钱　鹤虱炒　干蟾炙焦，各一钱　轻粉五分　使君子肉五十枚

上末，面糊丸，麻子大，每服一二十丸，俟天明，先以肉汁味臭①鼻内，使香闻鼻中，即仍②肉汁下丸。

伤食证治

伤食无如损节奇，视其轻重法何为，
欲求陈莝谁将去，消导不行攻取之。

《内经》曰：饮食自倍，脾胃乃伤。东垣先生解云：饮者，无形之气也；食者，有形之血也。由此推之，乳为血所

①臭：通“嗅”。
②仍：忠信堂本作“仍以”。

化，饮之类也。乳食之类，宜有辨矣，幼科消乳丸有三棱、莪术，误也。

小儿之病，伤食最多，故乳食停留中焦不化而成病者，必发热恶食，或噫气作酸，或恶闻食臭，或欲吐不吐，或吐出酸气，或气短痞闷，或腹痛啼哭，此皆伤食之候也，方见伤食之证。不必悉具，便宜损之。损之者，谓姑止之，勿与食也，使其自消。所谓伤之轻者，损谷自愈也。损之不减，则用胃苓丸以调之。调之者，调其脾胃，使乳谷自消化也。调之不减，则用保和丸以导之。导之者，谓腐化乳食，导之使去，勿留胃中也。导之不去，则攻下之。轻则枳朴大黄丸，重则备急丸主之。

枳朴大黄丸

枳实炒　厚朴姜汁炒　大黄酒蒸，各等分　槟榔减半

共细末，神曲糊丸，黍米大，量儿减加，姜汤下。

备急丸

大黄　巴豆去膜[①]　干姜等分

须得精新好药，研末炼蜜丸，黍米大。每服三五丸，量儿加减，白汤下。

凡用消导攻取之药，必的见其所伤之物，则胃气不伤而食物去，却无遗毒矣。故伤热物者，如酒肉、湿面、辛辣之类，则以枳实、青皮、黄连、大黄、牵牛主之。伤冷物者，如瓜

①去膜：忠信堂本作“去油”。

果、冰水、豆粉之类，则以丁香、木香、砂仁、草果、巴豆治之。又如山楂之消肉食，神曲、麦芽之消谷食，半夏、干姜之消菜果生冷，各有所宜也。苟不问寒热，而以寒治寒，以热治热，则所伤之物虽去，而偏寒偏热之药性留于胃者，或为热中，或为寒中，作儿终身之害者，皆一时之误也。

小儿伤食，最关利害，父母不可轻忽，医人不可粗率也。如弃而不治，则成积癖；治之失法，则成疳痨。故儿之强壮者，脾胃素实，恃其能食，父母纵之，以致太过，停留不化，此乃食伤脾胃，真伤食也，可用前法治之。如小儿之怯弱者，脾胃素虚，所食亦少，或因少加，则必停蓄不化，此乃脾虚不能消谷，转运迟耳，非其伤食也，治以前法则误矣，宜用养脾丸主之。

小儿易虚易实者也，如使壮食①者，纵其口腹，则饮食自倍，脾胃乃伤，而实者亦虚矣。其虚怯者，节饮食则脾胃无伤，谷气渐长，而虚者可实矣。

胃苓散之方，如五苓散之利水，平胃散之消谷，可以调理脾胃，可以消导饮食，诚小儿之要药也。如伤食又感风寒者，此内伤夹外感也。不吐泻者，谓之夹食伤寒，先解其表，宜藿香正气散主之；表解后，攻其食积，枳朴大黄丸。有吐泻者，谓之霍乱，宜藿香正气散主之。详见感冒四气。如伤食发热变惊风者，先去食积，使食去热除而搐自止，宜加减宣风散主之；发搐者，人参羌活散。详见惊风。

宣风散

槟榔二个　草果仁　陈皮各半两　黑牵牛生、熟各半，二两

---

①壮食：忠信堂本作“壮实”。

大枳实五枚　大黄一两

共末，每半钱，蜜汤调服。

人参羌活散

柴胡　防风　天麻　前胡　人参　川芎　当归　枳壳　茯苓　羌活　桔梗　甘草　蝉退各等分

末[1]，薄荷同煎服。

伤食或吐或泻，则其所伤之物去矣，只以肥儿丸调之，和其胃气，或钱氏之异功散，蜜汤调服。

积聚证治

宿食停伤脾胃中，是名食积法宜攻，

必询原物分寒热，莫犯虚虚可立功。

按：东垣云，食者有形之物，伤之则宜损其谷。其次莫若消之，不止则攻之。此治初伤乳食之法也。只因不早治之或治之晚，以致陈莝菀聚，乃成积也。小儿病积者多，其候面黄色白，腹大或紧，食少，或腹作痛，无时发作，发作则数日不止。治其积者，若不问平日所伤之物是寒是热，观儿之形或虚或实，一概用偏寒偏热峻下之剂，而犯虚虚之戒，其害大矣。如曾伤乳热食热者，则为热积；如伤冷乳冷食者，则为冷积。伤五谷者，则为食积。伤五畜之肉者，则为肉积，热积。伤五果之类者，则为果子积，生冷积。伤五菜之类者，则为菜积，

①末：忠信堂本作“共为细末”。

有冷有热。冷积宜丁香脾积丸下之，以原食生冷之物作汤。热积宜丁香槟榔丸下之，以原伤谷肉之物作汤，谓之溯源汤。

凡用攻下取之药，必先补其胃气，如异功散之类，而后下之。所谓补而泻之，勿犯胃气也。

家传丁香脾积丸

治冷积腹痛，又治伤食积泻，效。

丁香　木香　良姜清油炒，各一钱　青皮　皂角烧存性　槟榔各二钱　三棱煨　莪术煨，各三钱　巴豆四十九粒，去壳、膜，另研如泥

上前八味细末，入巴豆泥，研令匀，用醋煮面糊丸，麻子大，每五丸，原物汤下。

如取虫，苦楝根皮汤下。

木香槟榔丸

治热痰腹痛，又治痢疾。

木香　槟榔　青皮　陈皮　枳壳炒　莪术　黄连　黄柏各一两　香附　大黄各三两　黑牵牛取头末，三两

上细末，滴水为丸，麻子大。每服十丸，原物汤下。

原物汤取原日所伤之物，用韭菜捣烂捏成饼子，烧存性，研细煎汤送下，名取积丸。

如素弱者，不可轻下，当以补药去之。用钱氏益黄散，加莪术、木香、黄连（炒），共细末，水煎，神曲糊丸，黍米大。服二三十丸，米汤下。

泄泻证治

泄泻先须辨五因，治分三法见于经，

养其脾胃尝[①]为本，莫使五虚成慢惊。

泄有五者，谓风、寒、暑、湿、食积也，皆属湿论。故风湿、寒湿、湿热、中湿，此皆湿之生于外者也。食积，则湿之生于内者也。叔和云：湿多分五泻者是也，治有三法者。按：仲景《伤寒论》云：下利不止者，宜理中丸。理中者，理中气也。治泻，不利小便非其治也，五苓散主之。不止者，利在下焦也，宜赤石脂禹余粮汤止之。故初则温中，理其胃气也；次则分利，使阴阳和畅，水谷分别也；末则止涩，涩可去脱，恐肠胃滑而谷气不收也。此三者治泻之大法也。故予家传心法，初用理中汤，中用五苓散，末用七味豆蔻丸，或一粒白玉丹，即是仲景之法。

七味豆蔻丸

治泄泻不止，涩可去脱之法也，又治虚泄。

肉豆蔻面裹，煨　木香　砂仁各三钱　白龙骨　诃子肉各五钱　赤石脂　枯矾各七钱[②]。

共细末，面糊丸，麻子大。量儿加减，小者十五丸，服止五十丸，米饮下。

---

①尝：据文义疑作“当”。

②七钱：忠信堂本作“七钱半”。

白玉丹

又名一粒丹

治滑泻不止，神效。大人通用。

寒水石炼研，水飞，二两　枯白矾一两

共细末，面糊丸，小者麻子大，大者皂子大，中者豌豆大，每服一丸，米饮下。久者宜用，初则勿用。

伤风泄泻，其症口中气热，呵欠顿闷，乍凉乍热，睡多气粗，大便黄白色，呕吐乳食不消，令咳嗽。宜发散，加减惺惺散主之。

加减惺惺散

治小儿风泄，补脾胃，发散风邪为主。

人参　白术　白茯苓各一钱　炙甘草七分　防风　川芎　藿香各三钱半　细辛二钱

按：小儿科论，夏至后泄者，热多；秋分后泄者，寒多；中间按节气分寒热多少之说，似太琐细，不若《原病式》明白。盖冷泄热泄，四时有之，但暑月多热，冬月多寒。

热泻者，《原病式》云：谷虽不化而色变非白[1]，烦渴，小便赤涩。凡谷消化，无间色及他症，便为热也。寒泻而谷消化者，未之有也；然热泻亦有不化谷者，邪热不杀谷也。谷虽不化，乃糟粕耳，非若邪气[2]之完谷出也，此宜辨之。如夏月

①非白：忠信堂本作“黄白”。

②邪气：忠信堂本作“寒泻”。义胜。

得之，大渴者，宜五苓散作汤，调玉露散，另①身热与渴略减者，只服五苓散，不可更加玉露散，恐生中寒之症。泻仍不止，用胃苓丸和一粒丹止之。神效。非夏有此热泻者，渴饮水，白术散乃圣药也。

寒泻者，《原病式》云：完谷不化而色不变，吐利腥秽，澄清冷，小便清白不涩，身凉不渴，此为寒也。冬月得之，宜理中汤、丸。不止，以五苓散加姜枣煎；再不止者，七味肉豆蔻丸主之。春秋月同，惟夏月得之，先服理中汤、丸，后以五苓散和玉露散。

玉露散

一名甘露饮

治伤热泻黄色。

石膏二两　寒水石煅研、水飞，二两　生甘草七分半

上极细末，每服一字，或半钱，温水调下。

如寒泄久不止，一日三四次，溏而不多，腹中鸣，宜黄芪补胃汤。

黄芪补胃汤

黄芪炙　归身　川芎　柴胡　益智仁　陈皮炙　甘草各二钱　升麻六分

共为末，水煎服。

湿泻者，身重泄水；风湿者，水谷混杂。宜升麻除湿汤。

---

①另：忠信堂本作“若”。

湿热者，宜五苓散加玉露散。湿不渴[1]，宜胃苓汤。此病夏秋间多有之，益黄散尤妙。

升麻除湿汤

治风湿作泻，自下而上者，引而竭之。

升麻　柴胡　神曲炒　防风　泽泻　猪苓各五分　苍术一钱　陈皮　炙甘草　麦芽炒，各五分

如胃寒肠鸣，加益智仁、半夏等分[2]，入姜、枣煎，非肠鸣不得用也。上㕮咀分作五服，水煎。

胃苓汤

治夏秋间，脾胃伤冷，水谷不分，泄泻不止。

五苓散、平胃散二方相合，入姜、枣同煎服。

今治泄泻者，不问大人小儿，通用此方。

如寒湿泻不止，宜益黄散，此治寒湿之要药也。

食积泄者，因饮食过多，遂伤脾胃，以致泄泻。其候大便不聚，臭如败卵，或作酸臭之气，或色黄白，腹中或有痛者，宜先补胃气而后下之。补用钱氏异功散加神曲，下用丁香脾积丸，小[3]下积之方，惟此能去痛止泻也。有巴豆，按药性，巴豆能令未泻者泻，能令已泻者止故也。

凡大泻引饮者，其病不论新久，皆服白术散，痢病亦同。盖脾恶湿，肾恶燥，饮水太多，其肾益燥，津液不升，则渴益

---

①湿不渴：视履堂本作“不渴者”。

②等分：视履堂本作“各一钱”。

③小：视履堂本作“此”。

不止。水止于脾，湿伤脾胃，泻亦不止。故白术散治渴泻之圣药也。常宜服之以拆[1]汤水，不可再饮汤水，兼之不效矣。

白术散

治泄泻冒热烦渴。间阴阳并宜服之。

人参　白术　茯苓　木香　甘草　藿香各一钱　葛根一钱

共细末，水煎服。

本方治小儿阳明经本虚，阴阳不和，吐泻亡津液，烦热口干。以人参、白术、甘草甘温补胃和里；木香、藿香辛温以助脾；茯苓甘平，分阴阳，利水湿；葛根甘平，倍于众药，其气轻浮，鼓舞胃气，上行津液，又解肌热，治脾胃虚弱，泄泻之圣药也。不问泄痢，但久不止者，并服之。

钱氏云：泻黄者，伤热乳也。泻青者，伤冷乳也。予家通用胃苓汤为丸主之。热者用车前草汤下，寒者用煨姜汤下。

又泻[2]不止，非清气之下陷，则肠滑不禁，及肺虚不行收令也，宜家传升阳固脱汤主之。

人参　白术　白茯苓　甘草炙　当归　白芍　地黄　升麻　猪苓　泽泻　葛根　陈皮　乌梅　诃子肉

共十四味，等分，量儿大小，㕮咀，水煎服无时，即大人亦可取之。

久泻不止，多属虚寒，无有热也。故《经》曰：暴泻无寒，久泻无热。宜豆蔻丸和胃苓丸各半相合，陈米炒熟煎汤送下即止；如再不止，宜用人参白术散加肉豆蔻面裹煨，诃子肉

---

①拆：忠信堂本作“代”。

②又泻：视履堂本作“久泻”。义长。

为丸服，庶不成虚，变慢惊风也。

有先泻未止而成疳者，易治，宜参苓白术散加肉豆蔻、诃子肉丸服之，则泄自止，津液渐生不致成疳也。有先疳而后泻者，谓之疳泻，难治。宜用集圣丸去芦荟、莪术、五灵脂三味，加肉豆蔻、诃子肉等分，为末，山药糊丸，黍米大，每二十五丸，四君子汤下。

《经》曰：五虚者，一脉细，二皮寒，三少气，四泄泻不止，五饮食不入。五虚悉具者生[①]，能食者生。又泻不定，精神好者，脾败也；吐泻唇深红者，内热故也，不退必死；面黑气喘者不治；大渴不定，止之又渴，肾败也，遗泄不觉者死。

痢疾证治

赤白无分寒热议，多因食积宜通利，

育婴家宝只三分，传自河间真秘密。

按：《内经》曰：饮食不节，起居不时，阴受之则入五脏，阳受之则入六腑，填满闭塞，不为飧泻，久为肠癖。飧泻者，为米谷不化也。肠癖者，下痢是也。

又按：《五十七难》曰，胃泻者，饮食不化，色黄；脾泻者，腹胀满，泄注，食即呕吐逆；大肠泄者，食已窘迫，大便色白，肠鸣切痛；小肠泄者，溲而便脓血，小腹痛；大瘕泄者，里急后重，数至圊[②]而不能便，茎痛。大瘕泄者，痢也。由《素》《难》之文观之，则痢起于食积也。况小儿之病伤食

---

①生：忠信堂本为“死”。

②圊：厕所。

者多，惟有宿食为积。故因四时之感，而成痢也。赤白皆属热说见《原病式》中，或谓赤者属热，白者属寒，未敢听之①。但谓痢久不止，则为虚寒，或服冷药过多，热变为寒者则有之矣。此当以脉证别之。身热而渴，脉数大有力而能食者为热；身凉不渴，脉沉无力而不食者为寒明矣。治痢之法，初起腹中若痛，里急后重者，其痛为实，宜急下之，三黄承气丸，不可用巴豆、牵牛之剂。巴豆损血，牵牛损气也。如有外症不可遽下，宜发散之，仓廪汤主之。初治不止，各随其证施治也。

三黄承气丸

治痢疾初起，两眉皱而啼哭者，腹痛也。里急后重，烦躁不安者，以此下之。

大黄酒蒸，一两　枳实炒　厚朴炒　槟榔各五钱　黄连酒炒　黄芩酒炒　黄柏酒炒　当归各三钱　木香二钱

共细末，神曲糊丸，黍米大。儿小者十五丸，儿大者三十丸，滚白水下。

仓廪汤

治伤风痢疾及时行疫痢，大小相似者，宜先服此方。即人参败毒散。方见前，加陈仓米，煎服。

一方加陈皮。

因伤风得之者，则纯下清血，宜胃风汤主之。如不纯血，宜黄连四物汤、家秘剪红丸；不止者，阿胶梅连丸，大效。

---

①未敢听之：视履堂本作“误矣”。

胃风汤

治风冷客于肠胃，泄[1]下鲜血，及肠胃湿毒，下如豆汁，或下瘀血。

人参　白茯苓　川芎　当归　白术　白芍　辣桂各等分

上㕮咀，量儿加减，入粟米数十粒同煎，食前热服。

黄连四物汤

治下痢纯血。

黄连　当归　川芎　白芍　生地　槐花炒　荆芥穗等分加犀角

㕮咀，量儿大小，水煎服。

家传剪红丸

治痢下纯血，及大人肠风下血，神效。

枳壳炒　槐子炒　侧柏叶炒　荆芥穗等分

共细末，酒糊丸，黍子大。量儿加减，米饮下。

阿胶梅连丸

治下痢无问新旧，赤白黑、疼痛诸症。

真阿胶锉碎，用蛤粉炒成珠　赤茯苓去皮　乌梅洗净去核，焙干　赤芍　黄柏　黄连　干姜炮　当归酒洗，日干，等分

---

①泄：视履堂本作“纯”。

共细末，水丸，黍米大。米饮下。忌鸡鱼油腻诸物。

以上皆初治之法也。

赤白痢者，心生血，因伤热得之，则心移热于小肠，是为赤痢。故赤者从小肠而来也。肺主气，因伤热得之，则肺移热于大肠，是为白痢。故白者从大肠而来也。刘河间据《内经》云：溲而便脓血，知气行而血止也，以芍药汤主之。行血则便自愈，调气则后重除。此治痢之要法也。吾之先祖，以此立法，用黄连阿胶丸加当归、木香治血痢，于血中行气；胃苓丸加当归、芍药治白痢，于气中养血。赤白相兼者，香连丸；有积者，家秘治痢保和丸相兼服之，无不效者。

河间芍药汤

行血则便自愈，调气则后重除。

芍药一钱　当归　黄连　黄芩各五分　炙甘草二分　大黄三分　槟榔　木香各二分　桂二分半

㕮咀，儿小分三剂，大则一剂，水煎，食前温服。

黄连阿胶汤

治赤痢。

黄连三钱　阿胶炒，二钱　白茯苓　当归　木香各一钱

细末，水丸，米饮下。

胃苓丸

治白痢。

加当归、白芍、白术。研末，水糊丸，米饮下。

香连丸

治赤白痢。此吾家传秘方也。

黄连大如鸡爪者，去枝梗，切　吴茱萸　木香　石莲子肉各三钱

共末，酒糊丸，黍米大。量儿加减，陈米炒，煎汤下。

家传治痢保和丸

其积有未尽、有久痢原未得下、脾虚不可下者，俱宜服下之。

陈皮　半夏　白茯苓　枳壳炒　厚朴炒　黄连炒　山楂肉　萝卜子炒　神曲　麦芽炒，各五分　木香　槟榔炙　甘草各减半

上细末，别取神曲糊丸，米饮下。

此以上中治之法也。

痢久不止者，名休息痢，不可骤用肉豆蔻、诃子肉、罂粟壳止之，恐有滞积未尽，反成重病也。必腹中不痛，虽有虚痛，切不可止之。吾有家秘和中丸，不犯此禁。如有可止者，幼科中秘传香连丸、万金散，择而用之。

家传和中丸

专治休息痢及疳痢，屡验。

人参　炙甘草　当归　川芎　车前子　猪苓　泽泻　神曲　麦芽俱炒　诃子肉面裹煨　石莲肉各二钱　白术　白茯苓　陈皮　白芍　黄连炒，各三钱　木香　干姜炒　豆肉蔻面裹煨，各

二钱

共细末，酒煮面糊丸，黍米大，米饮下。

秘传香连丸

治男女小儿诸般痢疾作痛，并久痢虚脱，脓血不止者，服之神效。如初痢一二日间，不可服，恐拦住积滞热毒，变生他症，又反为害也。

黄连酒润，炒，一两　木香　肉豆蔻煨，各三钱　乳香　没药各一钱

上末面糊丸，芡实大，服一丸，赤痢甘草汤、白痢姜汤下。

万金散

治水泻，下痢久不瘥者。

罂粟壳去蒂，二两，锉细，醋炒一两，生用一两　甘草四节，生一两，炙一两　陈皮去白，二两　乌梅和①核，一两。

锉碎合成剂，量儿大小，热渴略煎二沸，和渣倾出碗内，盖定澄清去渣，空心温服。

以上末治之法也。

泻痢从来更变多，久而休息转沉疴，

脱肛不禁堪惆怅，膝肿其如鹤膝何。

有泄泻变痢疾，有痢疾变泄泻者。先正有言曰：先泻后痢者，此脾传肾也，为阴邪，难治。先痢后泻者，此胃传脾也，

①和：忠信堂本作“去”。

为微邪，易治。斯言也，谓泻痢久而传变者。愚亦有说焉：泻久不止复变痢者，其后重者，胃气之下陷也。其脓血者，肠垢之下浊也。水谷竭而胃败，加之何不死。痢久不止而变泻者，其后重除者，乃湿热之毒尽矣。其脓血止者，乃陈莝之物去也。肠胃通而水谷行，故可治也。若初泻便变痢者，此气病传入血中，宜养血为主，加调气之药，不可复下伤胃气也。初痢即变泻者，此止病传入气中，以调气为主，加养血之药，不可遽涩，使毒留而不去，复成痢也。泻变痢者，宜四物汤加黄连、木香、白茯苓。痢变泻者，宜四君子汤加当归、白芍主之。

痢久不止，无津液欲成疳病者，宜参苓白术散大补胃气可也。有素病疳，又新病痢者，此重伤食，感冒四气之所致也。宜钱氏异功散加当归、白芍、木香、诃子肉、神曲（炒）各等分为丸服，不可作痢治之。

痢久不止，谓之休息痢。脾胃受伤，其气之下陷也，则为脱肛，其上逆也，则为食入即吐，不思乳食，谓之噤口。肾开窍于二阴，痢久则肾败矣。两膝红肿，谓之鹤膝，更有不治之症，俱宜辨之。

脱肛者，胃气之下陷也，后重不除，努责太过，故肠头脱肛出也。肛门名魄门，肺是主之。肠头脱出，又肺气不行收令也。宜用养血调气升提之剂，使痢止则肛自不出矣。升麻汤主之，外用洗法、托法、灸法。

升麻汤

升麻一钱　人参　白术　白茯苓　陈皮　当归　白芍　麻子仁各五分　甘草　防风各三分　荆芥穗二分　乌梅去核，一个

上㕮咀，分二剂，食前服。

洗法：独浇散

治脱肛不收。

五倍子半两，研末　井花水三碗，入瓷罐内，慢火煎半，入朴硝　荆芥穗各一钱

乘热熏洗，仍以五倍子末付[①]之。一方用绿桑螺，烧存性，研末，以猪膏和，涂肠头上。

托法

用

木贼烧存性，为末，掺之以软帛按入。

又方用

赤石脂　伏龙肝等分

末，敷之。

又方用

龙骨末　木贼烧存性，等分

为末敷之。

①付：通“敷”。

灸法

脱肛不收，灸尾翠骨穴神效，又能治痢。

噤口者，乃胃虚逆气上冲而吐也；有不思食者，皆虚损也，宜用参苓白术散，米饮调服。大抵此病难治。凡泻痢者，能食则吉，不能食则凶。

鹤膝者，两膝红肿，如鹤之膝也。小儿痢后多此疾，乃肾虚之症也，宜补肾地黄丸，加虎胫骨、牛膝主之。

有五色痢者，此五脏之真色见也，不可治。

痢疾腹胀者，属中气不足也，宜胃苓丸调之，俱[1]勿下之，下之则死。亦有余毒之未尽，误服涩药太早，腹胀者，此为实也，腹中必痛，宜下之，三黄枳术丸主之。

痢疾不治症：小儿下痢如尘腐色者死，如屋漏水者死。下痢日久，大孔如竹筒者死，如血腥者死。

凡赤白同下，久而不禁。小便赤涩，腹痛发热，唇红舌胎[2]，气促心烦，坐卧不安，大渴饮水，谷道倾陷，面容似妆，噤口不食，眼胞肿，足背肿者，皆不可治。《内经》曰：肠澼，身热脉躁疾者死；身凉脉迟者生。又脉大而有力者死；脉微而无力者生。

---

①俱：忠信堂本作“慎”。
②舌胎：即舌苔。

卷之四

疟疾

疟论经中五六般，时师总号是脾寒，
治分三法须求瘥①，不及家传平疟丸。

疟疾之候，始而呵欠，继而足冷，面色青黄，身体拘急，战慄鼓颔，腰脊俱痛，寒去未几，内外皆热，头痛而渴，但欲饮水，呕恶烦满而不嗜食者，皆其候也。按：《内经》有五脏疟，有六经疟之病名，世人总论之曰脾寒。盖脾胃者，五脏六腑之本也。《经》云：邪之所凑，其气必虚。惟小儿脾胃素弱，故邪乘虚入，随其所入，而为五脏六腑诸疟之名也。故吾之先人分为七疟，风、寒、暑、湿、食、鬼、劳也。治疟之法，初则截之，谓邪气初中，正气未伤，故先驱之使去，不可养以为患也。中则和之，谓邪气渐入，正气渐伤，或于补气血药中加截药，或于截药中加补气血药，务适其中，以平为期。末用补法，谓邪久不去，正气已衰。当以补其脾胃为主，使正气复强，邪气自退矣。余各因七症，条陈三法于后，以为后学之绳墨也。

风疟者，因感风得之，恶风自汗，烦渴头疼。风，阳气也，故先热后寒。初得之宜发散，麻黄白术汤主之；不退者，

①求瘥：忠信堂本作“明了”。

小柴胡汤加常山、槟榔、乌梅截之；久疟不已，宜补中益气汤主之。

麻黄白术汤

治感风发热[①]。

麻黄去节　桂枝　青皮　陈皮　川芎　白芷　半夏曲　紫苏　白茯苓　白术　桔梗　甘草炙　加细辛　槟榔等分

为散，量儿加减，枣姜引，水煎，未发前二时服。

寒疟者，因感寒得之，无汗恶寒，挛疼面惨，阴气也，故先寒后热。宜与发散寒邪，养胃汤加桂主之。如不止，以平胃散加槟榔、草果截之。疟久不止，白术散去干葛，加干姜主之。

养胃汤

治感寒发疟。

草果　藿香各五钱　陈皮七分半　甘草　肉桂各一钱

为末，入生姜、乌梅，煎服，量儿大小加减。

暑疟者，因伤暑得之。阴气独微，阳气独发，但热不寒，食不泄[②]，烦渴且呕，肌肉消铄，宜解暑毒，柴胡白虎汤主之。不止者，去石膏加贝母、常山、槟榔截之；又不止者，补中益气汤主之。

---

①热：此下忠信堂本有“疟”字。可参。

②食不泄：视履堂本作“不思饮食”。义胜。

柴胡白虎汤

治伤暑发疟，即小柴胡合白虎汤也。

温疟者，因冒袭雨湿，汗出澡浴，坐卧湿地得之。身体重痛，肢节烦疼，呕逆胀满，宜胃苓汤主之。不退以平胃散加茯苓、槟榔、常山截之，久不退宜参苓白术散主之。

胃苓汤

治伤湿发疟，即平胃、五苓二方相合也。

食疟者，一名痰疟，饮食不节，饥饱有伤致然也。凡食啖生冷腌藏，鱼肉肥腻，中脘生痰，皆为食疟。其候若饥而不食，食则中满，呕逆腹痛，宜去其食积，四兽饮主之；不止，以二陈汤送下红丸子截之。久不已，宜六君子汤加青皮主之。

四兽饮

治食积，和胃消痰。

半夏　人参　茯苓　白术　橘皮　生姜　乌梅　大枣各等分　甘草炙，减半

上㕮咀，用盐少许，水浸湿纸厚裹，慢火煨，宜量儿大小，水煎服。

红丸子

治食疟食积气滞腹胀。

三棱水浸软，切片　莪术煨　青皮　陈皮各五钱　胡椒　干

姜各三钱

共为细末，米醋煮粳米粉糊丸，粟米大，红丹为衣。每服十丸至十五丸，二陈汤下。

鬼疟者，如疫疠传染之病，山溪峦瘴之毒，客忤无辜，寤寐惊怖之变皆是也。气之所中，化为毒涎，乃生寒热是也，名鬼疟。俗用符水退之，此龙术王所咒，留祝由科。及有针间使穴而愈者，有针鞋带五毒而愈者，至一草一虫皆可怯[①]之。信乎治病尚无正方也，宜先用截药逐出恶涎，后用发散之药解其毒气，不退，用柴胡汤调之。

鬼哭饮

治疟久不愈者。

常山　槟榔　白茯苓　鳖甲酥炙，各等分

上㕮咀，用桃柳枝七寸同煎，临发日五更服，略吐恶涎。

四圣丸

治诸疟，不分远近。

穿山甲二钱半，灰炒至胖黄，另研末　鸡骨常山　槟榔　乌梅炒，各一两

水煎，糯米糊丸，随大小为丸，红丹为衣。十五丸至三十丸，临发五更温酒送下。

---

①怯：忠信堂本作“祛”。

神应丸

祛疟有验。

当归酒蒸，晒干　柴胡各一两　穿山甲灰炒，切　知母

酒糊丸，临发前夜用清茶朝北服一次，至发日五更又朝北服一次。

五神丸

治疟疾万应。

东方巴豆五钱　麝香二分半　南方官桂五分　朱砂　白矾各二钱　北方青黛五钱　黑附子三钱①　中央硫磺五钱　雄黄一钱

定于五月五日各修为末，该方包放，至午时，取五家粽尖为丸，梧桐大，每服一丸，绵裹于未发前一日晚，男左女右，塞鼻孔中，立效。

六和汤

发散毒气。

人参　草果　知母　贝母　乌梅　白芷　槟榔　柴胡各等分　常山加倍

㕮咀，大枣调水各半，未发前一日煎，露一宿，临发五更服，或香苏散加川芎、白芷、苍术、当归、乌梅。

---

①三钱：忠信堂本作“二钱”。

柴胡汤

治疟久不愈。

柴胡半夏与黄芩，甘草常山白茯苓，

苍术乌梅姜草果，槟榔苏叶及青陈。

水煎服。

如前数症，经久不瘥，真气已耗，邪气犹存，则有所谓劳疟者焉，治法又不同。

劳疟者，表里俱虚，真元未复，疾虽暂止，小劳复发，谓之劳疟，久疟成劳者是也。当调养气血，加减十全大补汤主之。

十全大补汤

即八物汤加黄芪、官桂是也，再加陈皮、半夏、姜、枣煎服。

疟母者，弥年起岁，经汗、吐、下，荣卫亏损，邪气伏藏，胁间结癥瘩，谓之疟母，此症不可急攻，当补其胃气，以渐而攻。《经》云：表其半而止也。鳖甲饮子主之。

鳖甲饮

治疟久不愈，肠中结为癥瘕，名曰疟母。

鳖甲君，醋炙，倍用　黄芪蜜炙　人参　当归　白术　茯苓　川芎　白芍　甘草　陈皮　青皮　半夏曲　三棱　槟榔　厚朴　柴胡各等分

上㕮咀，加生姜、大枣、乌梅，水煎。

家传秘法

治疟不问远年近月，不发不截，通用平疟养脾丸主之，试甚验。诚治疟之仙法也。

人参　白术　白茯苓　炙甘草　陈皮　青皮　半夏曲　苍术　制厚朴炒　草果仁　柴胡　黄芪　猪苓　泽泻　桂枝　常山末　鳖甲醋炙　当归　川芎各等分

十九味，各取末和匀，酒糊丸，黍米大，米饮下。

有癖块加三棱、莪术，各煨、研入内。

有食疟成疳，又复伤食，腹中有癖，按之坚硬渐热，无时多哭者，前方去苍术、草果、常山、黄芩、猪苓、泽泻，加炙黄芪、黄连、木香、砂仁、夜明砂、干蟾（炙）、使君子肉、神曲、麦芽，等分为末，神曲糊丸，米饮下。

有病疟又发搐者，此亦食疟、积疟也。热甚生风，痰壅作搐，只止疟，惊搐亦止矣，宜小柴胡汤加大黄、常山、槟榔主之。如不止，惊疟俱发，以致肝旺脾衰，变为疳症，囟陷唇白，头发成穗，宜两治之。用加减当归龙荟丸，以平肝，内带治疳之药；又用加减参苓白术散为丸，以补其脾，内带退惊之药，试之甚验。

加减当归龙荟丸

治疳热发搐，又治惊疳。

当归　川芎　龙胆草　龙荟　黄芪　黄连　半夏曲　青皮　柴胡　人参　白茯苓　木香　甘草炙　栀子仁等分

神曲糊丸，竹叶汤下。

加减参苓白术丸

治疟久成痞，谓之痞疟，又名劳疟，兼治脾虚生风发搐者，用之神效。

人参　白术　白茯苓　甘草炙　黄芪　白芍　官桂　陈皮　山药　莲肉　使君子肉　鳖甲　神曲　夜明砂　龙胆草　天南星等分

荷叶浸水煮糊丸，黍米大。米饮下。此与上二方同，量儿病，制而裁之也。

有惊后变疟者，此脾虚也，宜平疟养脾丸，琥珀抱龙丸相间服之。

有疟后变惊者，此脾胃虚也，亦如前二方相间服之。

有疟后变惊者，此脾胃虚极也，乃慢惊风症，难治，宜加减参苓白术丸、琥珀抱龙丸主之。

有疟痢并作者，初用小柴胡加当归、白芍、常山、槟榔、大黄主之；不已者，只用参苓丸和之。

疟后变痢者，此胃气下陷也，宜补中益气汤加白术、黄连、木香。

有疟泄并作者，初用柴苓汤主之。

疟后变泄者，宜胃苓丸和肉豆蔻丸服之。

有疟后变咳嗽者，此因疟退后复伤风也，宜微发散，参苏饮主之。

有疟后浮肿者，此病极多，宜胃苓丸，五皮汤下；或用胃苓汤合五皮汤同服。

有疟后腹胀者，看有癖无癖。有痞者，从痞治[1]，宜前平疟养脾丸，加治癖、腹胀法治之；无癖者，治腹胀，胃苓丸宜多服。

有疟后食少，黄瘦不长肌肉者，此疳也，谓之疳虚，宜肥儿丸和平疟丸主之。

疟疾灸法

如久不止，灸大椎一穴，内庭二穴，在足大指次指外间陷中各一壮。

凡疟之昼发者，宜用前法。有夜发者，此邪在血分也，宜麻黄桂枝汤加地黄、红花主之；不止者以小柴胡汤合四物汤加升麻治之，提至阳分，然后用当归、茯苓主之，以常山、槟榔、乌梅截之。

疟有一日一发者，易已；有间日一发、二日一发者，难已。惟平疟养脾丸，服久，则以渐移近，至一日二发者，得大汗而解。俗人见其服药之后，反近日发，有疑而不肯服者，不可与言药者也。

肿病证治

面目浮肿先受风，湿从足起变形容，
补中上下分消去，下水通肠是下工。

按：幼科论小儿肿病与大人同法，率用行水之药，误人甚

---

①有痞者，从痞治：忠信堂本作“有癖者，从癖治”。义胜。

多，惟钱氏之论可宗。钱氏云：肾热传于膀胱，膀胱热甚，逆于脾胃，脾胃虚而不制水，肾水反克脾，随水而行。脾主四肢，而身面皆肿也。若大喘者，重也，何以然？肾水胜而克退脾土，土胜心火，火胜肺金，肺为心克[①]，故喘。或问：心刑肺，本见虚金，何喘实？曰：此有二，一者，肺大喘，此五脏逆；一者，肾水气上行，傍侵于肺，故令大喘，此皆为难治也。肿病之后，目胞上下微起，肢体重着，阳咳[②]怔忡，股间清冷，小便涩黄，皮薄而光，按即成窟，举手即满是也。

治肿之方，诸家只知治湿，多利小便之说。执此一端，遽用泄水之药，则一泄而水消，乃曰得泄之力，殊不知脾愈泄而愈虚，不逾旬日，肿复如初，此世人只知泄水为最，而不知十补勿一攻之论，往往多死者矣。吾之家传，大儿用胃苓汤，小儿用胃苓丸，以五皮汤送下，甚验。

胃苓汤

治肿之要药也。方见脾胃。即五苓散以渗湿，平胃散以燥湿，二方相合是也。

五皮汤

桑白皮　大腹皮　茯苓皮　生姜皮　五加皮各等分

喘甚者，加真苏子。以上二方有加减法。

上半身肿多者，加苏叶、诃子、葛根。

---

①肺为心克：忠信堂本作“肺为金所克”。

②阳咳：忠信堂本作“喘咳”。

下半身肿多者，加木通、木瓜。

腹胀者，加木香、藿香、枳壳。

大便秘者，加枳实、大黄微利之，或枳朴大黄丸亦效。方见伤食。

饮食之忌，惟盐酱蘸鲜湿面，皆味咸，能助水者，并他生冷毒物，亦宜戒之，恐伤脾胃，重则半载，轻者三月。须待脾胃平复，血气充实，然后于饮食中旋以少[①]炒盐徐徐投之，不骤吃咸物，则肿自不再作。故刘[②]云：治肿非难，补养尤难。

丹溪治肿大法云：宜补中行湿利小便。腰以上肿，宜发汗。若遍身肿烦渴，小便赤涩，大便秘结，此属阳水，先用五皮散，次用四磨饮加生枳壳，重则疏凿饮子；若遍身肿，不烦渴，大便溏，小便清少，此属阴水，宜实脾饮或木香流气饮主之。

气若陷下，用二陈汤加升提之药，能使大便润而小便长。如腹胀，少加厚朴佐之，气不运，加木香、木通以调之。

按：丹溪治肿之法，大人小儿同用。方见各书，可寻用之。今予仿其法，以治小儿之肿。如在表有热可汗者，用五皮汤加麻黄、葛根、紫苏叶、杏仁以发之。如身无热，水气在里者，用五苓散加醋炒芫花、黑枣以下之。阳水之大便秘，小便涩，烦渴者，用五苓散作汤，送下枳朴大黄丸；阴水之不渴，清便自调者，用平胃散加生姜、白茯苓、草果、木香、藿香主之。

病有疟后肿者，有泄痢后肿者，有因咳嗽肿者，有因疥疮

①少：罗田方言，义与“稍”同。
②刘：忠信堂为“刘河间”。

肿、洗后肿者；肿虽不同，治法则一也。《经》云：去菀陈莝者，谓腹有积聚，宜去之也。开鬼门，谓发其汗也；洁净府者，谓利其小便也。温衣者，谓常宜和暖，使水气得行也。大抵痢疟后肿者难治，脾胃极①也。咳嗽而肿者，宜五皮汤去五加皮，加地骨皮、陈皮（去白）、紫苏叶主之。气上逆者，更加杏仁、葶苈。疮毒痛者，通圣散。

大凡肿先起于腹，而散于四肢者，可治；先起于四肢，后归于腹者，不可治。若膨胀而肚上有青筋胀满，大便滑泄，久疟而转作虚浮，与夫肉黑伤肝，缺盆平伤心，脐实②伤脾，足平伤肾，背平伤肺。凡此皆为不治之症。又男从脚下肿而上，女从身上肿而下，或肉硬，或掌平，或卵肿胫③长，或面薰黧黑者，皆不可治也。

脾肺经兮属太阴，喘呼肿胀每相寻，

视其标本分先后，秘诀家传记在心。

病肿者，未必不喘；病喘者，未有不肿，皆湿土之病也。盖脾肺者，手足太阴，皆属湿土，故肿乃湿土敦阜之象，喘乃湿上熏蒸之气。治者，须以标本先后立法也。如先肿后喘者，此脾传肺也，以脾为本，肺为标，宜胃苓丸、五皮汤，如上法合而用之。如先喘后肿者，此肺传脾也，以肺为本脾为标，宜苏子降气汤主之。

腹胀

腹中胀满受虚寒，秘结须从实热看，

①极：虚。

②脐实：忠信堂本作“脐突”。

③胫：通“茎”。

热多寒少休妄议，虚虚实实夭人年。

大抵小儿多因饮食、饥饿、生冷、甜腻，聚结不散，或因久患疳积，及症后癖块不消，皆能为胀，按之如鼓，膨脝者是也。故有疳胀、虫胀、积胀、食胀、虚胀、冷胀种种不同，一言以约之，寒胀是也。故疳虚者皆属寒，宿食积癖皆属热。各随虚实主治，庶不差误。

钱氏云：小儿腹胀，由脾胃虚寒攻[①]用也。实者，闷乱喘满也，可下之，不喘。喘者，虚也，不可下。若误下致脾虚气上，附肺而行，肺与脾子母皆虚。肺主目胞、腮之类，脾主四肢。母衰甚，必主目胞腮肿也。黄色者属脾，治用塌气丸渐消之，使上下分消其气则愈也。

小儿易为虚实，脾虚不受寒温，服寒则生冷，服热则生热，当识此意，勿误也。

凡治小儿虚腹胀，先服塌气丸。不愈，腹中有食积结粪，小便黄，时时微喘，脉伏而实，时时饮水能食者，可下，瘥。木香槟榔丸主之。脾初虚而后有积者，不可便下，以肥儿丸调之。不愈，以三棱丸主之。

塌气丸

治小儿虚腹胀大者。加萝卜子，名褐丸子。

胡椒一两　蝎尾去毒，五钱　萝卜子炒　加陈皮　青皮　木香各三钱

共为末，面糊为丸，粟米大。服五七丸，陈米饮下。

---

①攻：忠信堂本作“故”。

三棱丸

治先脾虚，后伤食，不可下者，及疳疾腹胀。

三棱醋炒　莪术制　青皮　陈皮　枳实　厚朴麦焙[1]　半夏姜汁炒　黄连炒　香附醋焙　川芎　使君子肉　夜明砂　神曲[2]　麦芽[3]　干蟾烧存性　槟榔　木香　砂仁各三钱半　当归一钱

另取神曲煮糊为丸，黍米大。服二十丸至五十丸，米饮下。大便黄，涎臭秽为度，此积滞去也。

治小儿腹胀法

用

萝卜子炒　紫苏根　干葛　陈皮等分　甘草少许

煎服。食少加白术。

一法用虾蟆一个，入猪肚内煮熟，去虾蟆，将肚食尽，效。

如有因食积而腹胀者，有热，用木香槟榔丸；有寒，用丁香脾积丸。有因食多肉多腹胀者，用三黄枳术丸，料内加香附、半夏，蒸饼，丸服。

实者宜下之，消之，次补之；虚者温之，升之，补为要也。

《针经》曰：夫胀者皆在于脏腑之外，排脏腑而廓离胁[4]，

---

①麦焙：视履堂本作“姜汁炒”。
②神曲：此下忠信堂本有“炒”字。
③麦芽：此下忠信堂本有“炒”字。
④廓离胁：《灵枢·胀论》作“廓胸胁”。

胀满皮肤，故曰胀。大抵寒胀多而热胀少，治宜详辨之。如腹胀时减者为虚，腹满不减者为实；按之濡者为虚，按之坚者为实。如大病疟痢之后胀者为虚；外感风邪寒邪入里者，及伤饮食者，其胀为实。虚者补之，内加行气之药，勿太犯温，及成热中也。实者下之，内加补脾之药，或先补脾而后下之，勿大下之，恐伤胃气，常用家秘胃苓丸，以柴苏汤下，多服。

病胀气喘者，宜分气饮主之。

分气饮

治肿胀。

桔梗　赤茯苓　陈皮　桑白皮炒　大腹皮　枳壳　半夏　藿香　紫苏等分　甘草减半

每服一钱，水一小盏，姜三枣二，煎服。

病胀者，腹坚而大，腹皮无纹，脐突背平，胸高而喘，或滑泄，皆不可治。

《内经》曰：五实者死，腹紧胀一也，气上喘二也，身壮热三也，脉洪数四也，大小便秘五也。如此五实者，宜急下之，得利者生，神效丸主之。方用

大戟　芫花　甘遂醋炒　泽泻　葶苈子炒　连翘　桑白皮　木香　赤小豆炒　黑牵牛炒，取头末，各等分

大枣（蒸，去核），捣泥为丸，麻子大。量儿，槟榔汤下，以利为度。

此乃救急之方，非可常用，得利后，用参苓白术散，去甘草补之。

黄疸

湿热食伤总发黄，是名疸病属纯阳，
热宜寒治湿宜利，食积还从消导良。

钱氏曰：凡小儿身皮面目皆黄者，黄病也。身痛转背强[①]，大小便涩，一身面目指爪皆黄，小便如屋尘色，着物皆黄，渴者难治，此黄疸也。二症多得于大病之后。又有生下百日及半年，不因病遍身微黄，胃热也。大人亦同。又有面黄腹大，大渴者，脾疳也。又有自生而身黄者，胎黄也。《经》云：诸疸皆属于热，色深黄者是也。若淡黄兼白色，胃怯不和也。

按：论小儿黄疸病，钱氏甚详。如因热者，其色黄而明；因湿者，其色黄而黯；因食积者，其色黄而淡。以此辨之。

丹溪云：不必分五疸，总是湿热，如盦曲相似[②]，此理甚明。按：《经》中只言瘅，俗称为疸。瘅者，单也，谓单阳而无阴也。因于热者，用凉惊丸；因于湿者，用胃苓丸，内加茵陈作丸服之；因于食积，同疳黄者，集圣丸。脾胃虚怯而黄者，肥儿丸，此家秘之法也。方见前。大抵治黄疸者，茵陈五苓散尤为稳当。钱氏泻黄散治脾热发黄。

大概治小儿，季夏之时，身体蒸热，胸膈烦闷，如烂橘之黄，眼中白睛赤黄，筋骨痿弱，不能行立，用加减泻黄汤主之。

---

①身痛转背强：忠信堂本作“身疼痛背强”。

②盦（ān，安）曲相似：即谓黄疸发病的原因，和造曲时湿热熏蒸，日久发酵变色的道理一样。盦曲，大豆发酵。盦，覆盖也。

加减泻黄汤

黄连　茵陈各五钱　黄柏　黄芩　伏苓　山栀仁各二钱①　泽泻二钱

㕮咀，作一服②。水煎，稍热服。

此方治湿热发黄甚效。

丹溪治小儿吐泄黄疸方

三棱　莪术　青皮　陈皮　神曲　麦芽　黄连　甘草　白术　茯苓各等分

为末，温水调服。

伤乳食吐泄加山楂；时气吐泄加滑石；发热加薄荷。

此方治伤食及食积发黄，甚效。

凡小儿有食积者，面色多带黄白，宜肥儿丸调之。健脾益胃，出③积消食，脾胃既和，饮食消退，运化精微，灌溉脏腑，流行荣卫，自然五色修明，其黄去矣。

腹中有癖者，宜化癖丸，方见前癖。有积者三棱丸，方见胀积。各依其法治之，无有不验者。惟初生小儿胎黄，用生地汤与母服之，儿食乳，其黄自退。

---

①各二钱：忠信堂本作“各四钱”。

②作一服：忠信堂本作“分作五服”。

③出：忠信堂本作“去”。

生地黄汤

生地　赤芍药　川芎　当归　天花粉各等分

水煎服。

腹痛

小儿腹痛哭声连，大者能言何处疼，

冷热积虫分四症，盘肠内吊察根源。

仁斋云：腹痛之病，因邪正交攻，与脏气相击而作也。

挟冷痛者，于面色或青或白见之，冷甚者，则面色黯黑，唇爪甲皆青矣。轻者当归散，重者烧脾散主之。有吐痛者，保童丸主之。

当归散

治腹痛有寒无热。

当归倍用　木香　辣桂　人参　甘草等分

生姜、大枣引，温服。

烧脾散

治伤生冷果菜，停积中焦，心脾冷痛。

干姜炙　厚朴姜汁炒　草果仁　砂仁　甘草炙　神曲炒　麦芽　陈皮　良姜炒，等分

共为末，热盐汤点服，或炼蜜丸，如圆眼大，姜汤化一丸下。

保童丸

治因寒，伤风冷食积，肚疼，吐泄，呕恶。

人参　白术　甘草炙　苍术泔[1]　厚朴姜汁炒　陈皮　茯苓　猪苓　泽泻　藿香　丁香　半夏曲　干姜炒　肉桂　白豆蔻　青皮　槟榔　肉豆蔻面煨　滑石炒　全蝎　木香　诃子肉等分

共为末，神曲糊丸，龙眼大。一丸，米饮下。

或用理中丸、胃苓丸合杵细，煨姜汤调服，已见验。

挟热痛者，于面赤壮热、四肢烦痛。手足心热见之，宜四顺清凉饮加青皮、枳壳；大便秘者，枳朴大黄丸主之，方见积聚；大便调者，芍药甘草汤。

四顺清凉饮

白芍　当归　甘草　大黄等分

芍药甘草汤

白芍倍用　甘草减半

以上二方，并用，水煎服。

钱氏云：小儿积痛，口中气温，面黄白，目无精光。或白睛多，及多睡，畏食，及大便成酸臭者，当磨积，宜三棱消积丸主之，甚者脾积丸下之。后和胃，胃苓丸、养脾丸、肥儿

---

①泔：忠信堂本作“制”。

丸、参苓白术散，择而用之。

三棱消积丸

治积痛、胃脘痛、心腹痛、小便痛、痞痛、虫痛。

三棱煨　莪术煨　半夏曲　枳实麸炒　黄连　吴茱萸水拌炒　陈皮　青皮　木香　槟榔　厚朴姜汁炒　川楝子肉　小茴等分

为末，另取神曲糊丸，黍米大。服二三十丸，米饮下。

虫病，面皖白，心腹痛，口中涎沫及清水出。发痛时，乌梅丸主之。小儿本怯者，多此病。

积痛、食积、虚痛，大同小异，惟虫痛口涎而沫出，甚者化虫丸、万应丸，看病轻重用。

乌梅丸

治胃冷，蛔攻心痛，呕吐，四肢厥冷。

乌梅三十个　黄柏炒　细辛　肉桂　附子炮，各六钱　黄连一两六钱　蜀椒去闭口者，炒润　当归各四钱　姜炮，一钱

为末，取乌梅肉酒浸杵烂，和蜜丸，麻子大，服十丸，日二次，忌生冷。

化虫丸

治虫咬心痛，去来不定，不思乳食。

鹤虱　槟榔　锡灰　苦楝根白皮各一钱　白枯矾三钱，半生半钱[①]

面糊丸，黍米大。服二三十丸，熟水入香油三滴吞下，食前服。

如有小虫皆化，大虫自利下。初服甚效。

见病腹痛，喜手按及热熨者，为虚，为寒，宜用温补法。如手不可按者，为实，宜下之。盘肠内吊痛，见前惊风及后疝痛。

癖病

癖居胁下状如龟，寒热潮时似疟临，
虚实从容衰半止，若逢乳痞[②]不须医。

仁斋云：癖者，血膜包水，侧癖胁傍，时时作痛。惟癖能发潮热，生寒热。故疟家中脘多蓄黄水，日久而成癖，寒热往来不已者，成此疾也。盖小儿脏腑和平，荣卫和畅，则津液自然流通，纵使多饮水浆，不能为病。惟乳哺失调，三焦闭隔，水饮停滞肠胃，不能宣畅，冷气搏之。结聚而成癖也。钱氏云：腹中有癖不食，但饮乳，不早治，必成疳。

幼科治癖，轻则木香丸，重者取痞丸，似乎太峻。今予立法，轻则消痞丸主之，如气壮实者，代赭石挨癖丸下之。

按：大概云一小儿，病癖积在左胁下，硬如覆盂，肚大筋青，发热肌瘦，咳嗽自汗，日晡尤甚，牙疳口臭，宣露出血，四肢困倦，饮食减少，病甚笃。太医刘中安，先与沉香海金沙

---

①半生半钱：忠信堂本作“半生半熟”。
②痞：忠信堂本作“癖”。

丸一服，下秽物两三行，次日服塌气丸；十日后随以沉香海金沙丸下之，久服塌气丸。如此五换服至月余，其癖减，百日良愈。近年有此疾获愈者多，故予家秘诀先服消癖丸五日，乃服挨癖丸，以微下之；又服消癖丸十日，又以挨癖丸下之。

《内经》曰：大积大聚，乃[①]可攻也，衰其半而止。如上法治之，待其衰去大半，不可再下，只以消癖丸服之。

消癖丸

治痞[②]在胁下，面黄肌瘦，午后发热似疟者。

人参　白术　白茯苓　陈皮　青皮　厚朴　枳实麸炒　半夏　砂仁　神曲　麦曲俱炒，各二钱　鳖甲九肋，醋炙，三钱　三棱酒煨　莪术酒煨　木香各一钱半　辣桂　干姜炒，各一钱　黄连三钱

同姜炒，丸，如黍米大。服二十丸至五十丸，米饮下。

代赭石挨癖丸

治腹中痞块，或生寒热，或作痛者。

代赭石火炼、醇淬至淬[③]，研极细末　青皮去白　莪术煨　木香不见火　山棱煨　辣桂　川大黄各三钱　巴霜一钱

除巴霜外，研末，入巴霜再研匀，醋煮，面糊丸，麻子大，服五丸，姜汤下。

小儿病疟腹中有痞，发热者连年不已，欲成疳病者，宜用

---

①乃：忠信堂本作“犹”。
②痞：忠信堂本作“癖”。
③至淬：忠信堂本作“酥炙”。

鳖甲猪肚丸主之。

鳖甲猪肚丸

北柴胡一两　黄连七钱　枳实　木香　青皮各两半　九肋鳖甲醋炙，一两　大虾蟆干者一个，炙焦　青蒿干者，七钱

用獍猪肚一个，重一斤半者，去脂，将前药末在内。柳木甑蒸熟，同捣和丸，麻子大。服二三十丸，人参汤下，食后服。

凡小儿奶癖，不必攻治，待至长大，脾胃渐强，自不见矣。

虫痛

个个孩儿腹有虫，胃虚蛔动痛相攻，
眼翻吐沫如惊痫，寸白为痟法不同。

古方论脏腑九虫，一曰伏虫，二曰白虫，三曰肉虫，四曰肺虫，五曰胃虫，六曰弱虫，七曰赤虫，八曰蛲虫，九曰蛔虫。蛔虫俗呼食虫者是也，或长一尺，或五六寸。盖因脏腑虚弱而动。或因食甘肥而动，其动则腹中痛，发则肿聚，病有去来，乍作乍止，呕恶吐涎，口出清沫。胃[①]伤心者死，自鼻出者死。先察其脉，或腹中痛者，脉常沉伏弦细，今反脉大，则是蛔痛也。盖因小儿食物太早，或伤生冷油腻之物，留而成

---

①胃：忠信堂本作“若”。

积，积化为虫也。凡有虫者，口馋好甜，或喜食泥土、茶脚[①]、火灰之类，宜用取虫之药，如乌梅丸、化虫丸。方见前。木香槟榔丸、虾蟆丸、万应丸、密传赛宝丹，皆可择而用之。

木香槟榔丸

杀诸虫。

鸡心槟榔一两　木香　鹤虱　贯众　锡灰　干漆炒尽烟　使君子肉各半两　轻粉二钱　雷丸白者　巴豆肉另研，各二钱半[②]

为末，飞白面糊丸，麻子大。服一二十丸，五更，苦楝根白皮煎汤下。

虾蟆杀疳虫丸[③]

大虾蟆炙焦，一个　木香　鸡心槟榔　贯众　桃仁水浸，去皮尖，另研　苦楝根白皮　酸石榴皮各三钱　芜荑　鹤虱各二钱　巴豆肉二钱，另研

糯米糊丸，麻子大。五更后，菖蒲下十五丸。

万应丸

下诸虫。

---

①茶脚：即茶叶残渣，或是泡好的茶汤底部带的茶末。
②各二钱半：忠信堂本作“各二钱二分”。
③虾蟆杀疳虫丸：忠信堂本作“虾蟆丸，杀疳虫”。

槟榔末，五钱　大黄末，八钱　黑牵牛头末，四两　皂角十皮①不蛀者　苦楝根白皮一斤

将前三味末和匀，用皂角捶碎，与苦楝根皮二味，水一大碗熬成膏，入药末捣丸，小豆大，用沉香、白雷丸、木香三味各研细末为衣先用沉香衣，次用雷丸衣，后用木香衣。每三丸，五更，砂糖水送下。

秘传赛宝丹

追虫取积，神效。

黑丑十个头，末，四两　锡灰醋炒，一两　槟榔末，二两　雷丸白者，末，二两　陈皮　青皮各二两　三棱醋炒　莪术醋炒　鹤虱　皂角各二两　使君子肉二两

将各末和匀，却以各药粗渣煎汤，去渣捣丸，麻子大。每服五分至一钱，四更时用冷茶清吞下，复睡至天明，不可洗手洗面吃汤物，待取下或虫或积、恶毒滞气，并原药下尽，方用冷水洗面。其药未下，宁耐半时，见药下终，药食哺之②。

凡欲取虫，宜在上半月，虫头向上。若下半月，虫头向下，不受其药，徒伤胃气也。取虫之时，预将清油煎肉或煎卵饼，令儿嗅之，勿与食也，引虫得闻香味，皆聚而来食也，急投下虫汤药，乃中病也。

取寸白诸虫，贯众酒方。

隔夜取贯众煮酒收起，至次日五更，将炙肉一块，与儿衔口中，勿令吞下。虫闻肉香，其头向上，却取去肉，以使君子肉三个，煨令香熟，与儿嚼烂，同轻粉数厘吞下，少顷以贯众

①皮：量词，罗田方言，义同“个”。
②药食哺之：忠信堂本作“用食哺之”。

酒下雄黄解毒丸三五七粒，则泄下皆虫也。

小儿病虫，多出于脾胃怯弱者，如上攻取之药，岂可常服，乃当作腹痛之时，然后用之也。

有于未发之时，常宜服肥儿丸、安虫丸，所谓防患于未然，使之不发也。

安虫丸①

治蛔虫、寸白虫、䘌虫，一切诸虫。

木香　鸡心槟榔　使君子肉　白芜荑仁　绿色贯众　苦楝根白皮　虾蟆烧存性　夜明砂

为末，粳米丸，黍米大。二三十丸，蜜水下。

㿗疝

疝肿须分内外因，内因气动外寒侵，

病因肝气原非肾，本肿呼为气卵名。

疝者寒气结聚之所为，故令内则脐腹绞痛，外则卵丸肿大是也。专属肝经，与肾无干。盖肝喜怒，大叫哭，小儿性急多哭得之者，此气动于内，谓之气疝，宜行气开郁，加减二陈汤、木香内消丸主之。如因久坐寒湿之地得之者，此冷气入腹，谓之寒疝，宜温中散寒，加减当归散、茱萸内消丸主之。有肿而不痛者，此湿也，宜行湿消肿，加减守效丸主之，并外敷方。

---

①安虫丸：此方剂量阙如，待考。

加减二陈汤

治性急多哭，卵肿痛连小腹，谓之气疝。

陈皮去白　半夏洗　白茯苓　附子童便浸　木香　川芎　小茴炒，等分　甘草减半

姜三片，水煎。

木香内消丸

治疝气。

木香　三棱煨　猪苓　泽泻　川楝子肉　陈皮　青皮　小茴香炒，各等分　海藻洗，二钱　香附酒浸，七钱半

酒糊丸，黍米大，空心盐汤下二三十丸。

加减当归散

治受寒湿之气，小腹绞痛，外肾红肿，并内瘹腹痛，啼哭多。

当归酒洗　吴茱萸炒　官桂去皮　川芎　干姜炮　木香　小茴香炒，等分　甘草炙

为末，服五分至一钱，盐汤调。

家传茱萸内消丸

治寒湿所袭，留伏作痛，㿉疝[1]偏大。

吴茱萸酒醋浸一宿，焙干　山茱萸蒸去核　马兰花醋浸，焙　川楝子蒸，去皮核　桂心　舶上茴香盐炒　玄胡索略焙　橘红　青皮去白　海藻洗去盐，各一两　桃仁炒，去皮尖　白蒺藜炒去刺　木香各半两

酒糊丸，麻子大。服二十丸至五十丸，温酒盐汤下。

加减守效丸

治卵肿不痛者，此湿也，又名木肾[2]。

苍术泔浸，盐炒　南星炮　白芷　山楂肉各一两　川芎　橘核炒　半夏洗　神曲炒，各半两　海藻洗垢　吴萸炒，三钱半[3]

酒糊，麻子大。服二十至五十丸，茴香汤下。

一方

治疝初起者，用

五苓散料内加小茴香、川楝肉，服时入盐少许，效。

---

①㿉（tuí）疝：指寒湿下注所引起的阴囊肿大，或指妇女少腹肿或阴户突出的病证。

②木肾：病名，指睾丸肿大坚硬而麻木之病证。

③海藻洗垢　吴萸炒，三钱半：忠信堂本作“海藻洗，二钱五分　吴萸炒，二钱五分”。

又方

治偏坠痛甚者，用

川楝肉　小茴香炒，各等分　没药　全蝎减半

为末，空心用热酒调服，或以五苓散煎调，更佳。

敷法

外肾肿大光明者，先用蝉退[①]煎水，乘热洗过后，用牡蛎灰、干地龙粪（焙干）等分，为末，唾津调敷肿上。痛者，鸡子清调敷。

又方

用干地龙末，不拘多少，先以葱椒汤洗，次以津调之。

小儿素有疝气，或一年或半年发者，发则有形，外连睾丸，内贯小腹，肿硬一条如小杵，约五六寸长，大小便不通者，宜用

当归身梢　川芎　山栀仁　山楂子　木香　青皮不去穰　木通　小茴香炒　川楝子肉　泽泻　猪苓

作大剂。水煎。

小儿木肾肿大，连年不消者，不早治之，便为终身痼疾也。宜用前家传茱萸内消丸，内加黑丑（半生半炒，取头末）二两，为丸服，更灸脐傍二穴，即章门穴，大效。

---

①退：通“蜕”。

又，取穴法　以本儿手掌小指后侧横纹按脐中心，中指头尽处是穴。

小肠气，一名盘肠气痛，发则腰不得伸，干哭无泪，额上汗出（详见前内吊病中有方）。如痛连外肾者，宜加减川楝子散主之。

舶上茴香盐炒　破故纸炒，各二钱　吴茰根醋酒浸一宿，焙　木香各一钱

末，温酒调服。

小儿气卵，谓之偏坠，得之于父年已老，或年少多病，阴痿精少，强力入房。因有此者，谓之胎疝，难治。

小儿湿地上坐，或为蚯蚓呵，其卵肿、长大而垂者，盐汤洗之，盖盐能杀蚯蚓毒也。或用浸苍术泔煎热，少以盐在内洗之。

小儿疝痛，及盘肠痛者，以盐一合，炒热放儿脐中熨之，待冷，更以艾在脐上灸之。温气既入，邪气随散，其痛立止。

小儿阴囊生疮溃烂者，谓之脱囊，用紫苏叶研末敷之，以荷叶包之，或用生荷叶火烘令软包之，虽囊丸露，亦可治之，神效。

又治外肾燥痒溃烂，用

龙骨煅[①]　石膏　炉甘石煅　多年烂蚌壳各一钱　五倍子　白及　黄连各五分

为末，先以苦参、大腹皮、紫苏、露蜂房煎汤，先洗拭干，敷药，神效。

小儿外肾臊臭，时复湿痒，宜用

柴胡　泽泻各一钱　车前子　木通各五分　生地　当归尾　龙胆草各一分

---

①煅：此下忠信堂本有“五分”二字。

吹咀，作一服，水三大盏，煎一碗，去渣，待宿食消尽，空心服，更以美膳压之。外肾痒甚，不可止者，用胡椒煎汤洗之，立效。

啼哭

孩儿多哭事堪怜，何事涟洳昼夜间，

饥渴痒疴如不中，拂其心意自烦冤。

小儿初生百日一周之内，神安意静，不妄笑多哭者，易养。如日夜啼哭不止者，难养。啼与哭不同。啼者，无时有声而死泪也。哭者，时作时止，大号跳而有泪也。小儿啼哭非饥则渴，非痒则痛。为父母者，心诚求之，渴则饮之，饥则哺之，痛则摩之，痒则抓之，其哭止者，中其心也。如哭不止，当以意度。盖儿初生性多执拗，凡有亲狎之人，玩弄之物，一时不在，其心不悦而哭矣，谓之拗哭，急与之，勿使怒伤肝，气生病也。假如又不止，请医视之。如大叫哭，昼夜不止者，肝热也，宜泻青丸主之，淡竹叶汤，入砂糖一许化下。如日夜啼哭，身热烦躁者，心热也，宜导赤散加黄连，灯心汤服。或用东垣朱砂安神丸，灯心汤下，神效。方俱见心肝二脏。

夜啼

夜啼四症惊为一，无泪见灯心热烦，

面莹颊青干脐痛，睡中频笑是邪干。

夜啼者，脏冷也，阴虚于夜则冷动，冷动则为阴极发燥，寒甚作痛，所以夜啼而不歇也，钩藤散、益黄散主之。

钓藤散

腹痛夜啼，昼则安静者，又治内瘹。

钩藤　茯苓　茯神　川芎　当归　木香各一分①　甘草大减②

量儿③，或末五分至一钱，姜枣略煎服。

又方

治夜啼不止，腹中疼痛。

甘草炙　黄芪炙　当归　赤芍　木香等分

为末，每少许，涂乳头上吮之。

又方

木香磨水、半盏　调乳香　没药末，少许

数沸，服之立效。

其心热烦啼者，必有脸红、舌白、赤涩之病，宜导赤散加麦冬、灯心，或东垣安神丸，甚效。

又方

黄连分半，姜汁炒　甘草一分　人参半分

为末，竹叶水煎服。

---

①各一分：视履堂本作“各三分”。

②大减：忠信堂本作“减半”。

③量儿：此下忠信堂本有“大小”二字。

又方　花火膏

灯花二枚或四枚　硼砂　朱砂各少许

末，以灯心汤，调搽儿口中，以乳汁咽下，一日三服。

小儿夜啼，见灯即止者，此由点灯习惯，乃拗哭也。

惊啼

惊啼者，常在梦中哭而作，宜钱氏安神丸主之。

又方

胎中受惊，生未满月而惊啼者，用

朱砂　牛黄　麝香各少许

为末，取猪乳汁，调搽儿口中。

又方

蝉蜕十四枚，全者，去足　入朱砂少许

蜜调服。

有因客忤，触犯禁忌而夜啼者，宜四[1]圣保命丹，用灯草烧灰，和药杵细，乳汁调涂乳上，令儿吮之，更以术法验之。

---

①四：视履堂本作“至”。

一法

于儿脐下，用朱笔书田字一个，即瘥。

又法

用火柴头一个，长四五寸，削平一面，朱砂水写云：拨火杖，拨火杖，差来作神将，捉着夜啼鬼，打杀不要放，急急如律令敕。

又方

用仙人杖，安睡处伴身，此杖即笋欲成竹者。立死[①]。

又方

用抱鸡婆草一束，置儿簟下，勿令人知。

诸汗

额头有汗不须疑，浆浆浑身早问医，
若待阳虚成脱病，纵逢国手也虚题。

《内经》曰：阳者，卫外而为固也；阴者，内之守也。气

①立死：忠信堂本作“立止”。

为阳，血为阴。心主血，汗者，心之液也。肺主气，皮毛腠理，肺之合也。小儿心火太盛，上熏于肺，则皮毛不敛，腠理不密，失其卫外之职矣，故汗出焉。或为自汗，或为盗汗，血亦失其守矣。汗出不止，心亦虚也。气弱血虚，大病生焉，纵遇良工，不可为也。

自汗者，或昏或醒，浸浸而出不止也；盗汗者，睡困则出，醒而复收也。并宜黄芪[1]六黄汤、止汗散主之。

当归六黄汤

此治自汗之圣药也。

当归　生地黄　熟地黄　黄柏　黄连　黄芩各等分　黄芪加倍

先用浮麦熬成汤，去麦入药煎成剂，去渣，调止汗散服。

止汗散

用

故蒲扇烧灰。

又方用

牡蛎米泔浸洗，煅透，研末　麻黄根　黄芪蜜炙，各末[2]

取浮麦一百粒煎汤，调煎一沸，服，效。

钱氏云：上至头，下至项，谓之六阳虚汗，不须治之。

---

①黄芪：据文义当作“当归”。

②各末：忠信堂本作“等分”。

小儿睡而自汗者，肌肉虚也，止汗散主之。遍身汗出者，香瓜丸主之。上至胸下至脐，胃虚也，当补脾，益黄散主之。幼科执此，殊不知自汗者，心火旺而肺金虚也，反用丁香以助火，青皮以泻肺，其失甚矣。东垣有论，见脾脏。本方当归调元汤加芍药，黄芪建中汤稳当。

黄芪建中汤

治脾胃虚自汗。

黄芪蜜炙　白芍等分　甘草炙　杜桂[1]减半　姜三，枣引[2]。

又方

黄芪六钱，炙　甘草一钱　名黄芪六一汤　加白术　白芍各三钱

为末，姜枣引。治脾胃虚汗，甚效。

凡儿初生周岁，不可自汗，勿用他药，宜用白术一钱，小麦百粒，水煮令干，去麦为末，以黄芪汤调服，愈为度。

有伤风寒热症自汗，宜小柴胡汤加胆草治之。

有夏月中暑湿，发热汗多者，宜人参白虎汤加苍术治之，效。

有伤食积者，胸腹多热有汗，宜先去积，三黄枳术丸下之，后以肥儿丸调理，自愈。

有因疟后自汗者，宜小柴胡汤加黄芪、桂枝主之。

有因泻痢后自汗者，宜黄芪建中汤加当归、白术主之。

---

①杜桂：忠信堂本作“肉桂”。

②姜三，枣引：忠信堂本作“姜三枣二引，水煎服”。

有急惊风自汗者，遍身如水之冷，此危症也，难治。

凡大病后，有自汗、盗汗者，宜调元汤加白芍、白术主之。如汗出太多不止者，宜养心血，团参汤圣药也。

团参汤

治虚汗或心血液盛，亦发汗。此药收敛心气。

新罗人参　川当归各三分

㕮咀，作三服，猜猪心一个，切三片，每片入药二钱，井水碗半，煎一碗，食后服。

又治睡中汗方

酸枣仁　人参　茯苓等分

蜜丸，芡实入①，麦冬汤一丸下。

汗出不治症：汗出不流而发润，一不治也；汗出如油者，二不治也；汗凝如珠者，三不治也。君子见机而作，不可不早。

大小便病

肾窍便开前后阴，便溺有病属肝经，

血虚大便多硬结，气热常为小便淋。

《内经》曰：肾开窍于二阴。二阴者，前阴窍出小便，后

①芡实入：忠信堂本作“芡实大”。当是。

阴窍出大便也。

又曰：肝病者则大小[1]难。故中风者，多便溺之阻隔也。又云，前阴主气，后阴主血者，语其用也。盖膀胱之津液，血所化也，由气而后能出。太阴之传送，气之运也，由血而后能润。此便溺之流通，然后见气血之依附也。夫人之所以有生者，以有出入也。如清阳出上窍，调呼吸也，浊阴出下窍，谓大小便也。一息不运，则机缄穷而死矣，故二便不通，加以腹胀气喘、呕吵烦躁者，不可治也。宜服八正散，外用掩脐法、蜜导法，则前后俱通矣。

八正散

治热聚下焦，二便不通。

木香[2]　滑石　山栀仁　车前子　瞿麦　甘草　大黄　芒硝等分

水一碗，先煎上六味二沸，入大黄煎至半碗，去渣，入硝再煎一沸，顷[3]热服。

掩脐法

治惊风积热，大小便闭塞。

用

连须葱七根，不洗带土　生姜一块　淡豆豉二十一粒　盐两匙

同研烂作饼，铫子烘热，掩脐中，以绵扎定，良久气通自

①大小：此下忠信堂本有“便”字。
②木香：忠信堂本作“木通”。义胜。
③顷：通“倾”。

利，不然，再换一饼。

又方

用

大田螺三五枚

和壳杵烂，掩脐下，即通，异人加盐半匙，更良。

蜜导法

治二便不通，以此通其大便则下焦气行，而小便自通矣。用蜜炼成珠，滴水不散，入皂角末和丸，如小指头大，似葱管，送入谷道中，气通则便通矣。

治小便

膀胱不利号为癃，不约遗尿梦寐中，

如此两端分冷热，还来水火觅真踪。

《经》曰：膀胱不利为癃，不约为遗尿。癃者小便不通也。又曰：肝有热则小便先赤。凡小便赤涩为热，小便自遗为寒。热者火有余，水不足，治宜泻心火，滋肾水，加味导赤散主之。寒者火不足，水有余也，治宜温肾水，益心火，益智仁散主之。

加味导赤散

治心热肝热小便赤涩者。

木通　生地　甘草梢　条芩　栀子仁　泽泻　车前子　柴

胡梢等分

为末，每一二钱，淡竹叶七片，灯心二十一寸，水煎，食前服。

益智仁散

治遗尿。

益智仁　破故纸炒　白茯苓等分

细末，炒，盐汤调服。

小便不通，乃内脏气虚，受热壅滞，宣化不行，非塞非痛，但闭不通，腹胀紧满，宜五苓散加车前子、灯心主之。

有大病后，气虚津液少者，不可利之，利则气益虚，津液日枯，宜

人参　麦冬　甘草梢各等分　黄柏盐水炒，减半

为末，炼蜜丸，姜汤下。

小儿诸淋，不问五者，皆属于热，并用

香附子　川芎　赤茯苓各半两　海金沙　滑石各一两　枳壳　泽泻　石苇　槟榔各二钱半

糯米粉煮糊为丸，麻子大。服二三十丸，顺取长流水，入盐少许，煎汤下。

如小儿气病，常病淋者，不可服上药，宜补肾地黄丸，甚效。小便自出而不禁者，谓之遗溺。睡里自出者，谓之尿床。此皆肾与膀胱虚寒所致也，宜鸡肠散主之。用

鸡肠一具，烧　牡蛎煅灰　白茯苓　真桑螵蛸白之者，微炒，各半两　辣桂　龙骨各二钱半

为末，服一钱，姜枣引。或与益智仁散合，末，炼蜜丸，盐汤下，尤妙。

小便出血者，谓之尿血。用

生地　木通　甘草梢　赤茯苓　山栀仁　生蒲黄　滑石等分

为末，每一钱，淡竹叶七片，水煎去渣，入车前草自然汁同服。

又方

用升麻甘草煎汤调一元散[①]服。

小儿初出，便[②]黄赤，落地良久，凝如白膏者。谓之尿白。幼科云：久则成疳是也，宜用胃苓丸，盐汤下，效。

如小便出而色白浑浊，谓之白浊，宜清心莲子饮主之。

石莲肉　白茯苓各一钱　益智仁　远志肉去心　麦冬去心　人参各五分　石菖蒲　车前子　白术　泽泻　甘草炙，各二分半　三分[③]

末，每一钱，灯心同煎。

又方分清饮

益智仁去壳　川萆薢　石菖蒲　天台乌药等分

为末，或合白茯苓尤妙，灯心汤服。

治大便

大便硬结须宜下，亦有诸般不可攻，

---

①一元散：忠信堂本作“益元散”。义胜。

②便：此前忠信堂本有“小”字。

③三分：此前忠信堂本有“猪苓”二字。

食少气虚脉渐弱，不如胆导有奇功。

夫饮食之物，有入必有出也。苟大便不通，宜急下之，使旧谷去而新谷得入也。然有实秘者，有虚秘者，临病之时，最宜详审。如形实，气实，脉实，又能食者，的有可下之症，则下之。如河间凉膈散、承气汤、八正散、三黄枳术丸、木香槟榔丸、丁香脾积丸择而用之，中病即止，不可过也。如形虚，气虚，脉虚，又食少者，虽有可下之症，缓则救其本，用保和丸、枳术丸、大黄丸微利之。如常便难者，血不足也，宜润肠丸主之。急则治其肠，使其通利，猪胆汁导法神效。此家秘之法也。

润肠丸

治老人、虚人、小儿、产妇，大便秘结者，良验。

麻子仁去壳　杏仁去皮尖，略炒　桃仁去皮尖，各半两　归梢　枳壳炒，各七分半　阿胶　蛤粉炒，二分半　紫苏炒　萝卜子炒，各三分

炼蜜丸，如麻子。二三十丸，陈米汤下。

胆导法

猪胆一个，以小竹管放口内，用线扎紧，勿使移动，吹气一口，另用一线从管下近气处系定，勿使泄了气。插入谷道中，解去系气线，一手拿住胆筒，一手捏胆汁入腹，直待气通，随捏随起，便即通矣。如不通，又有别法，口言不尽。

凡小儿病，有可下不可下者说，见第一卷歌中。

凡小儿大便下血者，宜四物汤加枳壳、荆芥穗及柏叶主之。

小儿目病

存乎人者惟眸子，五脏真邪并见此，

一点尘埃不可侵，风热肝虚为病耳。

目主五脏，瞳人属肾，黑珠属肝，白珠属肺，两角属心，上下胞属脾。目内五脏症，钱氏云：赤者心热，导赤散主之；淡红者心虚热，生犀散主之；青者肝热，泻青丸主之；浅淡者地黄也补之[①]；黄者脾热，泻黄散主之；无精光者，肾虚，地黄丸主之；白而涩者肺热，泻白散主之。

生犀散

地骨皮　赤芍药　柴胡　葛根各一两　甘草一两半　生犀角锉，二钱

每一钱，水煎服。

眼目视物不明，不肿，不痛，不赤，无翳膜，或目紧小无精光者，是肝肾俱虚，不可便服凉药，宜地黄丸主之。

目者肝之窍，瞳人者，通窍于肾。肾属水，肝属木，母子相依者也。故肝肾之气实，则精彩光明；气衰，则昏朦晕眩。乌轮赤，晕痛，泪浆流，此肝热也。眼生清泪，粘睑遮睛，此肝虚也。瞳人散大，淡白偏斜，此肾虚也。瞳人焦小，或带微黄，此肾热也。一虚一实，以此验之。然心者，神之舍也，又为肾之主也。心主血，目得血而能视。心主热，目因热而昏

①地黄也补之：忠信堂本作“地黄丸主之”。

味，故四物汤与地黄丸要药也。补肾水，制心火，养肝血，莫有加于是方者矣。

一目病赤肿有二症：或因天行时气，症候暴赤肿痛，昼夜若啼哭不止，或因脏腑积热，两目赤肿，并宜泻青丸方加蝉蜕、白蒺藜（炒）、蔓荆子、荆芥穗、柴胡、黄连（酒炒）、车前子、甘草等分，每末一钱，生蜜水调细服之。

外用金沙散点洗之。方见下。

一目内翳膜有二症：或肝肾俱虚，眼生翳膜，及肝疳白膜遮睛者，宜用地黄丸加五味子、人参、当归、川芎、黄连、芦荟，蜜丸服。

或因痘疹之后，毒气入目生翳膜者，用白菊花、绿豆、谷精草等分，咀，每二钱，干柿饼一枚，粟米泔汁一碗，慢火煎干去渣，于食后临卧，只吃柿肉，一日三枚。如此不能服者，将煮过柿饼，母嚼烂喂之。此二症不可用点药。

有初生下眼闭不开者，其症有二：

或因产母食热毒物，以致斯疾，治当以胆草少许①，蘸洗眼上，一日七次；或用黄连，磨乳点之，乳母服生地黄汤。

生地　赤芍药　川芎　当归酒洗　瓜蒌根

加黄连，灯心引，水煎。

或以本方为细末，灯心汤调少许，搽儿口中。

或因初生，洗眼不净，秽汁浸渍于眼目中不能开者，宜真金散方。

净黄连　黄柏　当归　赤芍　杏仁去②，各五分

切，乳汁浸一宿，晒，为极细末，以生地汁调一字，点眼

①少许：忠信堂本为“煎汤”。

②去：此下忠信堂本有“皮尖”“二字。

中自开。

凡初生小儿，头洗令净。使睑赤烂，至长不瘥，名曰胎赤。见下烂弦。

疳眼者，肝风入眼赤肿，目生眵泪，烂弦痛痒，揉擦昏暗雀盲，甚经①目合不开，宜天麻丸。

天麻丸

真青黛　黄连　天麻　五灵脂　夜明砂　川芎　芦荟各二钱　胆草　防风　蝉蜕去足，一钱半　全蝎二枚，焙　干蟾炙焦，三钱　麝香少许

猿猪胆汁浸膏糊丸，麻子大。每十丸，薄荷汤下。

又方

治小儿疳眼赤烂，用

苦参　蔓荆子　防风　龙胆草　玄参各等分

猪胆糊丸，麻子大。数量②大小，清茶送下。

疳眼生瘴者，用

瓜芦根③　甘草　赤芍　草决明等分

每五分，蜜汤调下。

烂弦者，脾有湿热也，或初生洗不净所致者，用

净黄连炒　苍术童便浸，焙　防风等分

为末，每服一字，蜜水调。

---

①经：忠信堂本为“至”。

②数量：忠信堂本为“量儿”。

③瓜芦根：忠信堂本为“瓜蒌根”。

外用　绿豆　炉甘石煅，童便淬七次，半两　海螵蛸一钱　胆矾　轻粉　雄黄各五分

用黄连乳汁浸，清汁调药，以鹅羽蘸药搽上，一日三五次，以瘥为度。

有因尘埃入目，揩摩成肿，啼哭不已，作痛者，用油烟、金墨、新汲水磨浓，入玄明粉五分，如无，以马牙硝代之，和匀为膏。取新笔蘸点目中，以瘥为度，忌热物。

凡眼暴赤肿初起，勿服寒凉之药，不能愈疾，又损脾胃气，使儿不能饮食也。盖药之味，辛甘发散为阳，酸苦涌泄为阴。故清阳出上窍，辛甘温平是也。酸苦寒凉之药，不能上升耳。宜先服九仙散发散之，此火郁则发之也。不已者，以泻青丸合小柴胡汤，加酒黄连作丸服，有大奇功。外当用金沙散洗之，黄连膏点之以愈。此治风热眼病之要法也。

九仙散

时行目病，暴赤肿痛，以此发之。

柴胡　苍术童便浸，各一两　赤芍　荆芥穗　甘草各六钱半　麻黄不去根节，滚水泡　川芎　薄荷和梗，半两　旋覆花去毛梗，三分

为末，每一钱，水一小碗，姜一片，葱一茎，无时频服。

金沙散

时行赤眼肿痛，或肾热多泪。

净黄连一两　硼砂　寒水石　大黄各二钱　海螵蛸　铜青各一钱　玄明粉二钱半　全蝎去毒，七枚　麝香少许　烂弦加轻粉五分

为末，每服一字至五分，凉水化，澄清去渣；无时频洗，效。忌酒晕。

黄连膏

用

净黄连半斤　苦参四两　秦皮二两　杏仁四十九粒

冬月制，取雪水四碗，煎二碗，放净瓷器内。又以水煎，取一碗放前汁内。又以水一碗，煎取半碗，用净汁，与前汁和一处，取净铜铫子入汁在内，慢火熬，以桑条不住手搅，勿令沉底，勿动灰尘。入汁中务宜仔细。待熬至一碗，再入马牙硝半两，同煎至半碗，取起以纸盖定。再制过炉甘石（末）二两，硼砂（末）半两，乳香、没药（末）各一线，胆矾（末）三钱，海螵蛸（末）二钱，和匀，入膏中取起，摊冷待干，以乳汁磨，点之效。

目直视者，肝有热也；目连劄者，谓之目辟，肝有风也。并宜服泻青丸。

目下胞肿者，水气也。必待作肿，宜五苓散加车前子以利其水。

目中黄者，疸也，宜服茵陈胃苓丸。

儿有大病未愈，观其目或直视，或斜视不转睛者，或闭目不开者，或开目不合者，或哭无泪，或不哭泪自出者，有目胞肿者，有目陷者，有目中见物而畏怕者，皆①候。

①皆：此下忠信堂本有“恶”字。

治鼻

鼻中相通呼吸门，唇依牙齿齿依唇，

耳司采听当嫌塞，舌主声音似锋铃。

肺为气之主，通窍于鼻。鼻，清气出入之道路也。小儿禀受胎气充实者，三关九窍，五脏六腑，内外呼吸，内外贯通而荣卫行焉。若外感风寒，内伤元气，伤乳食，则清浊不分，泥丸相乱，诸症叠起矣。

鼻衄者，血与气相随而行。若脏腑积热，乘于气血，则热气逼血而妄行，自鼻孔出，谓之衄血，宜东垣凉膈散加生地黄、阿胶（炒）、黄连、茅根主之；不止者，宜服鸡苏丸，效。

鸡苏丸

治鼻热，胸中郁热，衄血不止。

鸡苏叶八分，即薄荷叶　蒲黄炒，一两　麦冬二钱　阿胶炒，一钱　甘草七分半　人参　黄芪各五分　木香　柴胡　生地黄各一钱

炼蜜丸，大[1]，每一丸，食后，茅花汤下。

又方

山栀和壳烧存性，油发灰研匀吹入鼻中。

---

[1]大：忠信堂本作“如小豆大”。

又方

槐花半生半熟，末，吹鼻。

又方

人中白成块者，烧去秽气，为末，入油发灰，麝少许，吹入鼻。

又方

生萝卜捣汁，或生藕汁，仰头滴入鼻中。或血妄行，取汁饮之，效。

又方

用大蒜煨香研烂，涂脚底。鼻中有蒜气，即去之。

用上方法不止，以白纸一张，作八摺，冷水湿纸，放头顶中，以熨斗熨至一重或二重纸干立止。此数方救急之要法也。

鼻流清涕者，热则津液流；鼻塞不通者，冷则收闭也。鼻流清涕，其症有二：或外因伤风得之，喷嚏流涕①。风属阳，其病为热，宜东垣凉膈散加防风、芥穗主之；内因脑热，鼻流浊涕不止，名曰鼻渊。久而不已，必衄血，凉膈散加羌活、川芎、白芷主之。

①流涕：忠信堂本作“流清涕”。

又方

苍耳散

辛夷仁半两　苍耳子炒，三钱半　白芷一两　薄荷叶三分

为末，茶清调服。

有因胃中食积，热痰流注者，当清食积，用

南星炮　半夏洗　藁本　白芷　神曲炒　酒芩　辛夷　荆芥各等分

为末，姜汤调服。

二症有，并用辛夷膏贴之。

辛夷膏

治流涕不止。

辛夷叶洗、焙，二两　细辛　木通　白芷　木香各半两　杏仁一两，去皮尖，研

上末，入杏仁泥、羊脑髓、猪脂各一两，和匀。于瓦器中慢火熬成膏，赤黄色为度。放地上冷，入脑、麝各一钱，拌匀涂囟门上，更用少许涂鼻中。

鼻塞其症有二：或因伤食[1]得之者，寒则伤肺，肺气不利则塞也，宜御寒汤主之。若冷气久不散，浓涕结聚，使鼻不闻香臭，则为齆鼻，宜万全膏主之。凡新产芽儿或十日一月之内，忽然鼻塞，因吮乳不能呼吸者，多是乳母睡时不知所忌，抱儿身侧，鼻口中气出吹着儿，冷气自囟而入，成鼻塞，并宜

①食：忠信堂本作“寒”。

贴囟法及塞鼻法。

万全膏

治齆鼻。

羌活　川芎　细辛　石菖蒲　木通　麻黄各一钱　脑　麝各一字

炼蜜丸，芡实大，服一丸，灯心汤化下。或用一丸，绵包塞鼻中。

御寒汤

治寒邪伤于皮毛，令儿鼻塞上喘。

黄柏二钱　黄芪一钱　人参五分　炙甘草　款冬花各三分　羌活　黄连各一钱　白芷　防风各三分　陈皮　升麻各五分　佛甘①三钱　苍术七分

为末，葱汤调服。

贴囟法②（一名通散）

香附炒　川芎　荆芥穗　僵蚕炒　细辛　荷叶　牙皂

用末，生葱白捣膏，以帛盛之，夜贴囟上。

①佛甘：忠信堂本作“佛柑”。
②贴囟法：此方法药物剂量阙如，待考。

塞鼻法

治䶊鼻。

瓜蒂　明矾　细辛各一分　雄黄五分　麝香少许

为末，以雄犬胆汁和丸，绵包塞鼻中。

鼻疳者，肺疳也，鼻下两傍赤痒疮湿，其疮不痛，汁所流处，随即生疮，一名疳𧏾，宜清肺饮，化𧏾丸主之。

清肺饮

治肺疳𧏾，蚀鼻穿孔汁臭，或生息肉。

桑白皮炒，半两　紫苏叶　前胡　黄芩　当归　天冬　连翘　防风　赤茯苓　桔梗　生黄[①]　甘草炙，各二钱半

为末，水煎服。次服化𧏾丸。

化𧏾丸

芜荑　芦荟　真青黛　川芎　白芷梢　胡黄连　干蟾烧存性，各等分

为末，猪胆汁浸膏糊丸，麻子大。二十丸，食后临卧，杏仁汤下。

其鼻昂，用雄胆泡汤，小笔蘸洗。俟煎药，各进数服，却[②]用青黛、当归、赤小豆、瓜蒂、地榆、黄连、芦荟等分，雄黄少许，细末，入鼻内敛疮。

---

①生黄：忠信堂本作“生地黄”。

②却：忠信堂本作“宜”。

鼻疮，用黄连、黄柏、槟榔，研末以猪骨髓和敷，或用青黛、槐花、杏仁研敷；鼻赤，用雄黄、黄丹（研末），无根水①调敷。又用苍耳叶（酒蒸干），末，调服，最解食毒。

鼻干者，肺热也，用凉膈散加桑白皮（蜜水炒）、木通。

大病鼻子黑燥者，火克金也；鼻昂气喘者，肺绝也。小儿山根青者多病，年上赤者，有血先病②。

小儿脑疳，鼻痒，头发作穗，面黄肌瘦，用鲫鱼腌③滴鼻中，连三五日效。

伤风寒头痛，加川芎、白芷、藁本、蔓荆子、细辛。

眼痛，加酒黄连、羌活、防风、柴胡、胆草（酒洗）。

鼻病加升麻（酒洗）、白芷、细辛、苏叶。

耳病加柴胡、木香、蔓荆子、全蝎。

口病④加石膏、防风。

咽喉痛加玄参、牛蒡子（炒）、山豆根。

龙脑川芎丸

消风化滞，除热清痰，通利七窍，精神气爽。

桔梗二钱半　片脑六分　砂仁二分　白豆蔻去壳，五分　薄荷一钱三分　川芎　防风　炙甘草　酒芩　连翘各一钱

炼蜜丸，每两作二十丸，服则一二丸，茶清化下。

①无根水：也叫天水，泛指天上落下的水，雨、雪、霜、露等。

②血先病：忠信堂本作“血光病”。

③腌：忠信堂本作“胆”。

④口病：忠信堂本作“口唇病”。

头病

小儿头病亦多般，散出方书不多言，

感谢岐师施指教，法留后学作蹄筌。

解颅者，生下惟囟不合，气衰不盛也，多忧多笑。更有目白睛多，皖白色嫩者，多愁多喜，以年久头缝开解而不合。肾生髓，脑为髓海，肾气有亏，故髓不满，所以头囟开而不合也，名曰解颅。凡得此疾，不及千日之内；间有数岁者，偶因他疾攻击，遂成废人，不可复药也。气色清明，然饮食者，多服补肾地黄丸及调元汤，百日内须见效者，次第调理，或有可治。若投药石如故，亦难治。

钱氏云：小儿本虚怯，由胎气不成，则神气不足，目中白睛多，其颅即解，面色皖白，此皆难养，纵长不过二八之数；若纵色欲，多不过四旬而亡。因病而成，致肾虚者，此也。

家秘云：解颅有二，初生后，头骨渐开，此胎气怯弱，肾不足也。有闭而后开者，自囟至印堂，有破痕可开一分。又有头四破成缝者，此皆解颅，由病后肾虚，水不胜火，火气上熏其髓则热，髓热则解，而头骨复分开矣。肾虚者，宜服地黄丸，以补肾之不足、调元汤、十全大补汤，母子共服之，以补脾胃，使气血渐实，其颅自合矣。其髓热者，宜通圣散为丸服，去硝不用。外用封囟法，或用新绵紧束之，有作巾遮护之，久而自合，亦良法也。

封囟法

防风　南星　白蔹　白及等分

末，猪夹车[①]髓捣和，封囟上，一日三易之。

又方

颅[②]头骨不拘多少，烧灰存性，研末，以清油调敷头缝。

脑疳者，头皮光急，发结如穗，满头饼疮，脑热如火者是也。用

川芎酒洗　片芩酒炒　白芍　陈皮去白，各半两　白术酒洗　当归酒洗，各一两半　天麻酒炒　苍术　苍耳子各七钱　酒柏　酒粉草各四钱　防风三钱

为末，水煎，日服四五次，服后睡片时。

乳母宜服溯源解毒汤。

溯源解毒汤

酒芩　苍术酒炒　白蒺藜酒浸，炒去刺　蔓荆子酒炒　何首乌酒炒　胡麻炒　升麻酒

为末，酒糊丸，麻子大，服三五十丸，防风汤下。

外用敷药

松树厚皮烧灰，二两　白胶香二两　黄丹水飞，一两　枯白矾五钱　黄芩　黄连　大黄各七钱　蛇床子　寒水石各三钱　无名异少许　木香少许　轻粉少许

①车：忠信堂本作“脊”。

②颅：视履堂本作“驴”。

为末，熬热调敷疮上。先用椒盐汤洗，去疮痂，敷之佳。又治白秃。

又有儿生后，其头渐大，头皮赤光，眼小，此亦脑疳也。乃受父母热毒之气，藏于肾中，上熏于脑，故头大渐红也，此难养，不出二八之数。其未周岁，满头生疮结饼，作痒作痛，此不能忍，日夜啼哭者，亦难养也，宜服前苦参丸，及松皮散敷之。

癞头者，一名白秃，或父母之传，或兄弟姊妹之相授，乃遗毒之气也。初起可治，待皮毛光，不必治也。宜服消风通圣散除大黄，另研，酒蒸，炒末。再酒拌晒干，每一钱，水煎热服。外用炭烧红，以长流水淬之，乘热炭擦头皮，以前松皮散敷之。

又方①

胡荽子　伏龙肝　龙尾②　黄连　枯白矾

为末，熬热清油调敷。

初，头上散生，成片时，当带瘙痒，毛发稀少，有类白癞，此秃疮之根也，用腊猪油搽之，自不成白秃矣。

囟填囟陷诀云：热甚则肿，虚热则陷。囟填者，囟门肿起，骨高突也。《经》云：热甚则肿，由邪火炎上，使清明之气上升而不降。其证有二：以手摸之，肿坚实者，此有寒邪在表，腠理闭，寒热不得出。所谓气上冲则坚劲者是也，宜升阳散火汤，此郁热则发之也；如摸之其肿虚浮者，此积热在里，

①又方：方中药物剂量阙如，待考。

②龙尾：《本经》称龙尾，即斑蝥。

熏蒸于上，所谓气上冲则柔软者是也，宜酒制神芎丸，此高则抑之也。一发一下，中病即止。

升阳散火汤

治风寒外感，或胃虚过食生冷，抑遏阳气。脾土火郁则发之。

升麻　葛根　独活　羌活　人参　白芍各五分　防风二分半　柴胡八分　甘草生二分，炙三分

水煎熬服，令睡有微汗。

酒制神芎丸

治一切积热。

大黄酒蒸　黄芩酒洗，二钱　黑丑半生半熟，取头末　滑石各四钱　黄连酒洗　薄荷　川芎各五钱

用无灰酒丸，黍米大。服五丸、十五丸，温水下。

囟陷者，谓囟门陷下或①坑也，其症有二。《经》云：陷者，下气虚也。大病之后，津液不足，其气②下陷成坑窟者，宜大补元气，调元汤加升麻主之。有脾胃虚弱，饮食减少，脾主肌肉，肉去皮薄，囟门露见③，非陷也。宜服肥儿丸、参苓白术散，补脾胃则能饮食，肌肉自平，囟不露矣。

又有后枕陷者，《活幼心书》谓其症尤重于囟陷者，此太

①或：忠信堂本作“成”。
②其气：忠信堂本作“真气”。
③见：通“现”。

虚极，百无一雌[①]。殊不知此非病也，乃父母之过也。初生儿头骨未合，当用绿豆作枕枕之，常与移动，勿使只在一边，则头骨不正[②]矣。此后枕骨陷下者，乃儿卧日久之所致也，若谓难养，则头骨四破，高下成缝者，皆非寿子也。

头仰者，颈软也。颈者，头之茎也，一名天柱骨。颈软者，乃天柱骨不能任元而前后左右倾倒也，此恶病也。其症有二：小儿初生便颈软者，皆胎禀不足，骨气虚弱也。肾主骨，肝主筋，筋不束骨，其骨则折，母能令子虚也，此儿难养，纵长不及四旬。肾气虚矣，宜服地黄丸加当归、续断主之。有因大病之后，头骨不能起者，此血气虚弱也，宜十全大补汤炼蜜丸服。《经》云：头者精明之痓也，头仰邪欹，神将去矣。凡大病人有是症，难治。有病惊风者，或病痓痓者，勿作项软论。

伤风寒痛者，用细根子黄芩（半生半熟）三钱半，炙甘草钱半，羌活、藁本各一钱，柴胡七钱，川芎五钱或五分、一钱，以茶汤调成膏抹儿口中，少用白汤下。

头摇者，头战者，肾风热也，宜泻青汤丸加全蝎主之。

头生胞疮者，初因皮破成疮，脓水不干，头毛粘结，内生虱，痒则抓之，年久不愈，有成癞头。当先去其虱，用石菖蒲煎汤洗之，其虱尽死，待干用水银、腻粉二味放碗中，以指研匀，入津调温，指蘸药，搽疮上四畔及发内，虱尽去。方用秋[③]牛皮窑口上烟胶（不拘多少）、松香研末，入轻粉少许，雄黄少许，熬热，上油[④]调涂患处。头生软节者，年久不愈，

①百无一雌：忠信堂本作“百无一活”。
②正：忠信堂本作“歪”。
③秋：忠信堂本作“熏”。
④上油：忠信堂本作“滑油”。

用紫金丹涂之效。方见心虚诸疾下。

头之有发，犹山之有草木也，发者血之余，发之多寡，由于血之盛衰也。坎为血卦，血者肾之液，发者肾之苗也，故其色黑也。儿发久不生，生不黑者，皆肾虚也，宜地黄丸主之。

大病后，其发成穗，或稀少者，乃津液不足，疳痨之外候也，宜集圣散主之。

面部

五脏英华面部间，知其有病望中看，

色宜明润昏[①]枯暗，疮癖斑痕貌不妍。

诗曰[②]：五气入鼻，藏于心肺，上使五色修明，声音能彰，则面者心肺之所主也（五脏部位说见一卷歌中）。五色者，五脏之英华，发见于面者也。肝色青，如翠羽者吉，枯草者凶。其余照脉候仿此推之。大抵明润者吉，暗黯者凶。五色主病，赤主热，青主风，黄白主疳虚、食积，青、黑主痛。五色所忌：肝病白者不治，谓金克木也；病后面色白者，谓之脱色者，死；肺病面赤者不治，谓火克金也；凡痫疾失色，面赤者死；心病面黑者不治，水克火也；脾病面赤青者不治，木克土也；肾病面黄浮者不治，谓土克水也。

面浮肿者风也，宜五皮汤加防风、苏叶主之。

头面红肿者，风热也。用

通圣散除大黄，另用酒蒸入药，同末，酒拌湿晒干，如此

①昏：忠信堂本作“忌”。
②诗曰：忠信堂本作“诀曰”。

三拌三晒，或半字一字，淡竹沥调，细细服之。连进三五次，立止。以忍冬藤煎汤洗之。

面皮黄中有白隐者，此伤食也，宜三棱散。

人参七钱半　三棱炮　香附一两半　青皮去穰　益智仁　陈皮去白　枳壳麸炒　神曲炒　麦芽炒　半夏炮　莪术醋煮，焙　山楂肉　苏叶各五分　白茯苓　粉草半生半炙，各一两

为末，服一钱，小者五分，陈仓米百粒，姜引，或加大黄（半生半煨）五钱，粳米糊丸，陈米饮下。

面上生疮，如火烧，用黄蜡米粉，蜜水调敷，或鸡子清和敷。

儿疳疮不愈，多生于面部两耳。乳母嚼白米成膏治之，不过三五日愈，并母禁鸡、鱼。

附录医案

小儿始病天疱疮，后发疟，发惊痫，密翁因育婴书问答证治，开陈于后。育书云：此子先受暑湿之气，暑则为疟，湿则为疮。又伤饮食助其暑湿之邪。暑则伤心，湿则伤脾，暑生热，湿生痰，脾土亦亏，肝木随旺，此所以为疟为痫也。疟曰食痫，久则成疳。观其色㿠白，毛发必疏，疳之候也，当从虚治。凡疟间日发，难止，谓受病深也。夜发者，难已，谓邪在阴分，必调至昼发，一日一发，然后可以称退，此理医者当知，令将其病细解于后。

问：疟发于子午时，又咬齿呻唤，又努责出大便，其色黄绿，又大哭，手足一撒，何也？答曰：此肝胆病也。子属胆，咬齿者，心肝俱热，肝木心火，子以母病也。大叫哭者，肝病也，呻唤者，肾病也。肾水肝木，母以子病也。肝者厥阴风

木，心肾[①]者少阴君火也，水火相搏则作内搐，故大便努责而出。

疟发于巳午时多，而他时少，其理何哉？答曰：巳为厥阴风木，午为少阳君火[②]；且巳为阳极，午为阴生，此水火相搏而阴阳分争之时也。况疟疾之作，因暑以伤心，心本属火，火之性又旺于巳，阳火乘旺，阴水触动，阳动于阴，阴争阳，阴阳交战，寒暑交争，此疟来一时憎寒，一时发热者，此也。谓之巳午者，不亦宜乎。

疟发时头痛，恶寒，颤，脊强者，其理何哉？答曰：此邪并于太阳经也。盖膀胱所化，此则阴实阳虚。阳虚生外寒，阴实生内寒，中外皆寒，故见其鼓颔而战慄，恶寒莫任也。况太阳之脉从头顶连风府，在头脑后行于腰脊，故见头疼腰脊强痛之症也，故名寒疟。麻黄、羌活，太阳经之汗药也，故以为君；防风乃诸药之卒徒也，故以为佐；甘草能和诸药而兼解散，故以为使。首方乃攻实之剂，临病用药，不可拘泥而昧于通变也。

疟发时，大热大渴，自汗不得眠者，其理何哉？答曰：此邪并于阳明经也。盖胃腑阳实而阴虚，阴虚生内热，阳实生外热，中外皆热，故见其烦渴而身热，恶热莫任。况阳明者胃土也，蒸蒸发热而汗出者，胃之汗也。通身背出者，胃主肌肉也，土得热则主燥，燥则主烦而心肾不安，故不得眠也。当用白芷以解阳明之经，石膏以清阳明之府，知母以养阳明之阴虚也。若便实者，此药不足与也。宜下之，后以本方调之。

疟发时寒热往来，口苦喜呕者，其理何哉？答曰：此邪并

---

①心肾：忠信堂本作“心”。

②少阳君火：忠信堂本作“少阴君火”。当是。

于少阳经也。邪在表则恶寒，邪在里则发热，邪在半表半里，则恶寒且热，故令寒热交集矣。其经属于胆，胆汁上溢，故自口苦。胆者肝之腑，邪初入腑，里气逆而烦呕，此所以寒热往来而口苦喜呕之症见矣。当用柴胡、黄芩，能和解少阳经之邪；半夏、生姜，能散经之呕；人参、甘草，能补中气之虚，所以防邪之入里也。

疟有一日一发，有二日一发、三日一发者，其理何哉？答曰：气舍于皮肤，与卫气并居。卫气者日行于阳，夜行于阴。此气得阳而外出，得阴而内薄，是以而[1]作，此受之浅也。其气之舍深，内薄于阴，阳气独发，阴邪内著，阴与阳争不得出，故间日作，此受之深也。邪气与卫气客于六腑，而有时相失，不能相争，故数日作，此受之最深也。

问：发疟之时，儿常用口吮母之乳，得乳即止者，何也？答曰：此内热作渴也。儿不能言，故欲得乳以解耳。

疟后汗出，初发无汗，退而有汗，何也？答曰：初发时邪气郁，寒多热少，故无汗；及其退也，寒去而热盛，此真气外泄，故有汗也。凡治无汗者，要有汗，以散邪为主；有汗者，要无汗，以养正为主。此汗泄于外，便泻于内，心下跳，腹中鸣，皆火证也。肝胆从火治，此其法也。

疟退时，后觉头顶上常有小汗，何也？答曰：顶巅者，乃足厥阴肝经之脉所会处。

以上所开，条论其大略也，若夫治法，当专以治疳为主。盖小儿易虚易实，病不已，虚则成疳，当分二方治之。一方治痫，以平肝为主，内带补脾药；一方治疟，以补脾为主，内带平肝之药，可收全效。幸遇秋金正旺，木因水衰，治不难矣。

①而：忠信堂本作“日”。义胜。

此疾勿图速效，幸遇吾家世医，治病有法。若遇粗工，欲求速效，则攻补妄行，欲速之害，可胜言哉。其母当忌鸡鱼、生冷诸物。有衄血亦内热也，宜亟调之。

治痫平肝

加减当归龙荟丸

当归酒洗晒干，一钱　人参　川芎　雀脑各一钱　胆草酒浸　山栀仁各五分　青皮　芦荟各七分　甘草软古[1]　柴胡各一钱　半夏大者三个，泡七次，切，生姜自然汁浸一时，又以白矾水洗之

用水煮神曲糊丸，粟米大。二十五丸，寅卯时淡竹叶汤下。

治疟补脾

加味参苓白术散丸

人参　炙芪　白术　归身酒，各一钱　炙草　青皮各八分　陈皮七分　柴胡　夜明砂　木香　厚桂去皮　泽泻各五分　鳖甲九肋、醋炙去爪，二钱　使君子肉　白芍酒炒，各一钱　山药一两

煮糊丸，粟米大。巳戌时，每三十五，各一服，炒米汤下。

---

[1]软古：据文义疑作衍文。

乳母服加味四物汤

当归　川芎　赤芍　生地俱酒洗　柴胡　升麻　麦冬　木通去皮　黄芩酒炒　桔梗各五分　薄荷一分　灯心十[①]

食后服

①十：此下忠信堂本有“根”字。

幼科发挥

原著　明·万全

造化大慈也，有所授之。于焉有晰于其微，而身皆传之者，是帝之力臣，而轩岐氏嗣响慈父母涂①阱陷②设夏威，顾乃于意实嗜好而犊之，有形无形之别也。无形而汩天和，即慈父母之怀，犹然灾疹之区，矧乎寒热燥湿之微茫，而又以的为招乎。或者谓彭殇③有主，方书之奇也，鲊龙之代甘脆也，则参、术、芎、苓当不与山青并烂，其半为造物所蠹者，天与人不并至也，而不见夫蓬蓬者乎。塞向有方，指而胜之，趥④而胜之。南北海而蹢躅⑤犹有及也，而不见乎豫章之木乎。邓林⑥之腴，青阳之德，然必七年而后可觉。方芽而斫⑦削是寻，其尽也斯须，奈何养赤子者。爱于一指一趥，斧斫而还自贼也。其忽锱铢，其雠⑧什百⑨，蚤觉者反是。操寸帙而攻万瘥，代冥冥力故耳。目递贵于方舆之内，所谓朝宓⑩轩而参元宰者，万氏于此道至焉哉。广嗣者弓褐皇皇焉，而几得之；已痘者眕治皇皇焉，而几得之；其危而不可必者，屡

①涂：通“途”。生涯，经历。

②阱（jǐng，井）陷：陷阱，地牢，喻指苦难的深渊。《说文》：“阱，陷也。”

③彭殇：彭，彭祖，古代传说中的长寿之人。殇，夭折，未成年而死。

④趥（qiū，丘）：强力行走。

⑤蹢躅（zhí zhú，直逐）：徘徊不前的样子。

⑥邓林：古代神话传说中的树林。

⑦斫（zhuó，浊）：大锄，引申为用刀、斧等砍。

⑧雠：同等。

⑨什百：数量词，指超过十倍、百倍。

⑩宓：秘密，不公开。

屡也。斯书成人之命，所必欲得者，无不得之于万氏，则非鲊龙之诡，而甘脆之可递尝也。手授其徒，命曰《家秘》，不佞奄有赤子之邦，不以广而传之，是蔽造化之大慈，而不能得之于万氏者，无以得之于天矣，不佞又不以归万氏，而归之冥冥有神授之者也，庶几附于如保之意。

卷上

胎疾

小儿初生至周岁有疾者，皆为胎疾。

气，阳也；血，阴也。人之有生，受气于父，阳之变也，成形于母，阴之合也，阴阳变合而成其身。身之中形脏四：头面一也，耳、目、口、鼻二也，手足三也，皮肉筋骨四也。神脏五：心藏神，肝藏魂，脾藏意，肺藏魄，肾藏志是也。凡九脏者，皆父母一体而分者也。形拘于一偏，而不能相通者，阴之静也；神随感而动者，阳之动也。儿之初生，只是一块血肉耳，虽有形而无所用，虽有五脏而无其神，犹空脏也。至于变蒸之后，皮肉筋骨以渐而坚，声色臭味以渐而加，志意智慧以渐而发，知觉运动而始成童。此天地生物之心，至诚不息。

有因父母禀受所生者，胎弱、胎毒是也。

胎弱者，禀受于气之不足也。子于父母一体而分。如受肺之气为皮毛，肺气不足，则皮脆薄怯寒，毛发不生；受心之气为血脉，心气不足，则血不华色，面无光彩；受脾之气为肉，脾气不足，则肌肉不生，手足如削；受肝之气为筋，肝气不足，则筋不束骨，机关不利；受肾之气为骨，肾气不足，则骨软。此胎禀之病，当随其脏气求之。肝肾心气不足，宜六味地黄丸主之。脾肺不足者，宜参苓白术丸主之。子之羸弱，皆父母精血之弱也。所谓父强母弱，生女必羸；父弱母强，生男必弱者是也。故儿有头破颅解，神慢气少，项软头倾，手足痿弱，齿生不齐，发生不黑，行走坐立要人扶掖，皆胎禀不足也，并宜六味地黄丸主之。

胎毒者，精血中之火毒，即命门相火之毒。命门者，男子以藏精，女子以系胞也。观东垣有红瘤之论、丹溪胎毒之论，治法可见矣。古方有解毒之方，如黄连甘草法，又有育婴解毒延龄丹，皆良方也。予新立一方，用丹溪三补丸方，芩、连、柏，半生用，半酒炒，甘草半生半炙，各等分，为末，雪水丸麻子大，朱砂、雄黄为衣，名曰生熟解毒丸，小儿日与服①之佳。

有胎毒所生者，如虫疥流丹，浸淫湿疮，痈疖结核，重舌木舌，鹅口口疮，与夫胎热、胎寒、胎黄、胎惊之类。儿之初生，有病多属胎毒，如一腊②之脐风，百晬③之痰嗽，难医。恰半岁而真搐者凶，未一周④而流丹者死，难救也。况初生之儿，肠胃薄小，血气未充，药石则难进也。荣卫微弱，筋脉未实，针灸则难周⑤也。业幼科者，慎勿忽诸。

一小儿丹发于脸，眼中红肿，手不可近，三日死。

一小儿生下一月后，遍身虫疥，浸淫湿烂，其皮如脱，日夜啼，忽一日其疮尽隐，发搐而死。

或问：胎禀不足之证，得于父母有生之初，如何医得？

予曰：诸器破损者，尚可补之，岂谓胎弱者不可补之乎？贵得其要也。夫男女之生，受气于父，成形于母。故父母强

---

①服：静观堂本作“食”。

②一腊：初生八日。

③百晬：小儿诞生满百日举行的贺宴。

④周：静观堂本作“岁”。

⑤周：据文义疑作“用”。

者，生子亦强；父母弱者，生子亦弱。所以肥瘦、长短、大小、妍媸，皆肖父母也。儿受父母之精血以生，凡五脏不足者，古人用生地黄丸主之。或曰：五脏不足而专补肾，何也？曰：太极初分，天一生水，精血妙合，先生两肾。肾者，五脏之根本也。经云：植木者必培其根，此之谓也。

或问胎毒之说。

予曰：先贤论之详矣。盖人生而静，天之性也；感物而动，胎之欲也，欲者火也。故思虑之妄，火生于心；恚怒之发，火生于肝；悲哀之过，火起于肺；酒肉之餍，火起于脾；淫逸之纵，火起于肾。五欲之火，隐于母血之中，即是毒也。男女交搆①，精气凝结，毒亦附焉，此胎毒之原也。如谓儿在母腹，饥则食母之血，渴则饮母之血，及其破胎而出，口有余血，拭之不净，咽下腹中，是名胎毒。斯言也，一人倡之，百人和之，未有辩之者，此书之不可尽信也。胚胎资始，父精所生；身体资生，母血所养。是水珠露花，男女渐分，毫发筋骨，形象斯具，诞弥厥月，气足形全，乃破胎而生矣。初在母腹之时，如鸟之雏，伏于卵壳之中，何所饮食耶？口②之血，乃母临产，恶露渍于口中，未必是母腹中所衔之血也。既云咽下腹中，则入于大肠，界从大便出矣，安得留在命门，待时而发耶？

一儿颈细，其父常问于予，可养何如？予曰：颈者头之茎也，颈细则不能任元，在父母调养之，八岁后再议。至五岁死。

一儿解颅，未一岁认字念书，父母甚爱之。予曰：此儿胎

①搆：通“媾”。

②口：此下静观堂本有“内”字。

禀不足，肾虚颅解，真阳弱矣；聪慧早发，真阳早泄，恐遗父母忧。未一岁而发搐死。

一儿周岁后多笑。予曰：此儿难养。父问其故。予曰：肾为水，心为火，水阴火阳，阴常不足，阳常有余。笑者，火之声也，水不胜火，故知难养。父曰：诸儿笑者，皆不可养乎？予曰：待人引之而笑者，此有情也；见人自笑者，此无情也。后以疮痘死。

一儿头缝四破，皮光而急，两眼甚小。予曰：脑者髓之海也。肾主骨，髓中有伏火，故髓热而头破，额颅大而眼楞小也。宜服地黄丸。父母不信，至十四岁而死。

一儿一日发搐，五日不醒，药石难入。予针其三里、合谷、人中而醒。父母喜曰：吾儿未出痘疹，愿结拜为父，乞调养之。予曰：曩[1]用针时，针下无气，此禀赋不足也。如调理数年后出痘疹，可保无事，若在近年不敢许。次年，果以痘疹死。

一儿四岁出痘时，颈软头倾，不能自举。予谓其父曰：此儿胎禀不足，疮毒正发，壮火食气，亟补元气，使痘易发易靥，幸而保全，再补其阴，不然，恐难出二八数也。乃大作调元汤，连进之，获安。

有三因所生之者。衣太厚则热，太薄则冷，冷热之伤，此外因也；乳多则饱，乳少则饥，饥饱之伤，此内因也；客忤中恶，坠仆折伤，此不内不外因也。若顺乎天时，适其寒温，则不伤冷伤热矣。慎择乳母，节其饮食，则不伤饥饱。调护之谨，爱惜之深，必无纵弛之失矣。慎勿使庸医妄用汤丸，误儿性命。

---

①曩：以往，从前，过去的。

脐风

治未病

脐在两肾之间，任、冲、胃①脉之所系也。儿之初生，断脐护脐，不可不慎。故断脐之时，隔衣咬断者，上也；以火燎而断之，次也；以剪断之，以火烙之，又其次也。护脐之法，脐既断矣，用软布缠裹，待干自落，勿使犯去也。三朝洗儿，当护其脐，勿使水渍入也。脐落之后，当换抱裙，勿使尿湿浸及脐中也。如此调护，则无脐风之病。所谓上工治未病，十得十全也。

治初病

儿生旬日之内，脐风为恶病也。凡觉小儿喷嚏多啼，此脐风欲发之候，急抱小儿向明皛②处，审视口中上腭，有泡如珠如米，或聚或散，此病根也。其色白者，初起也；黄者，久也。可用银挖耳轻手刮出，煎甘草薄荷汤拭洗之，预取桑白皮汁涂之。自此日日视之，有即去之，不可因循，以贻后祸。所谓中工治初病，十全六七也。

---

①胃：据文义当作“督”。

②皛（xiǎo，小）：皎洁，明亮。

治已病

不知保护于未病之先，不知调护于初病之日，其泡子落入腹中，变为三证：一曰撮口，二曰噤风，三曰锁肚，证虽不同，皆脐风也。

撮口证 儿多啼，口频撮者，此脐腹痛也。可用雄黄解毒丸，加乳香、没药各五分，丸如黍米大。每服五丸，竹沥生姜自然汁送下。利去恶涎，良。外用蕲艾炒熟杵烂，护其脐，频换，使温暖之气不绝也。不乳者不治。

噤风证 牙关紧急，不能吮乳，啼声不出，发搐者不治。

锁肚证 脐突青肿，肚腹胀大，青筋浮露，大便涩不通者，不治。

或问：脐风三证，古人有方，何谓不治？

予曰：一腊之内，谓初生八日，草木方萌，稍有触犯，即便折伤。《经》曰：根于中者，命曰神机，神去则机息。故噤风者，乳食不得入，则机废于上矣。锁肚者，便溺不得出，则机废于下矣。所谓出入废，则神机化灭者是也。神出机息，虽有神丹，不可为也，岂蜈蚣蚕蝎诸毒药之可治耶？

一小儿生后三日，啼哭不乳，予视其证，非脐风，乃脐腹痛也。取蕲艾杵烂，火上烘热，掩其脐上，以帛勒之，须臾吮乳而不啼矣。

一小儿生八日，喷嚏多啼，请予视。予曰：此脐风也。视其上[①]，果有泡，色变黄矣，乃取银挖耳刮去之。其父惨然，爱惜之心，见于形色，故去之未尽也。有老妪闻之，急使婢女

①视其上：忠信堂本作“视其口中上颚”。义长。

告其父，当急去之！其言迫切，父益惧，自取银挖耳刮之不惜也。遣人告予，予回书云：旬日后当发惊风。后果病，迎予治之，许厚报之，且泣曰：予三十六岁得此一子也。予曰：无伤！投以至圣保命丹而愈。

变蒸

变蒸非病也，乃儿生长之次第也。儿生之后，凡三十二日一变，变则发热，昏睡不乳，似病非病也。恐人不知，误疑为热而汗下之。诛罚无过，名曰大惑。或误以变蒸得于胎病者。或曰：儿之生也，初无变蒸，既生之后，当以三十二日一变，至于三百八十四日之后，又无变者，何也？曰：初无变蒸者，藏诸用，阴之阖也；中有变者，显诸仁，阳之辟也；终无变者，阴阳阖辟之机成也，故不复蒸也。故儿之初生，语其皮肉，则未实也；语其筋骨，则未坚也；语其肠胃，则谷气未充也；语其神智，则未发开也。只是一块血肉耳。至于三百八十四日，然后脏腑气足，经络脉满，谷肉果菜，以渐而食，方成人也。

或曰：变蒸之日，必以三十二日者，何也？

曰：《易传》云，甡[1]之谓易。易者，变易也。不变不易，不足以见天地生物之心。人有五脏六腑，以配手足十二经络。腑属阳，以配阳卦三十二；脏属阴，以配阴卦三十二。取其一脏一腑，各以三十二日一小变，六十四日一大变。阳卦之爻，

①甡（shēn，身）：众多草木茂密生长在一起的样子。《说文》："甡，众生并立之貌。"

一百九十二，阴卦之爻，一百九十二，合岁并闰月，凡三百八十四爻，所以变蒸一期之日，三百八十四，以应六十四卦爻之数也。

或曰：三十二日一小变，六十四日一大变，所生者何物也？所生之物，亦有说欤？

曰：形既生矣，复何生也？所生者，五脏之知觉运动也。故初生三十二日一变，生足少阴①癸水，肾之精也。六十四日二变，生足太阳膀胱壬水，而肾之一脏一腑②成矣。此天一生水也。水之精为瞳子，此后始能认人矣。

九十六日三变，生手少阴心丁火。一百二十八日四变，生手太阳小肠丙火，而心与小肠之一脏一腑之气足矣。此地二生火也。火之精为神，此后能嬉笑也。

一百六十日五变，生足厥阴肝乙木。一百九十二日六变，生足少阳胆甲木，而肝与胆之一脏一腑，受气足而神合矣。此天三生木也。木之精为筋，此后能坐矣。

二百二十四日七变，生手太阴肺辛金。二百五十八日八变，生手阳明大肠庚金，而肺与大肠一脏一腑之气足矣。此地四生金也。金之精为声，此后始能习人语矣。

二百八十八日九变，生足太阴脾已土。三百二十二日十变，生足阳明胃戊土，乃脾胃一脏一腑之气足矣。此天五生土也。土之精为肉，脾胃主四肢，此后能匍匐矣。

三百五十二日十一变，生手厥阴心包络，三百八十四日十二变，生手少阳三焦，三焦配肾，肾主骨髓，自此能坐、能立、能行矣。

---

①阴：此下静观堂本有“肾”字。

②一腑：此下静观堂本有“之气”二字。

变蒸已足，形神俱全矣。正如蚕之眠，不如是不足成人矣。凡一变之过，则筋骨手足以渐而坚，知觉运动以渐而发，日异而月不同。曰变者，变易也；曰蒸者，发热也。祖训云：变蒸虽是胎疾，非胎热胎毒之可比矣。此少阴生长之气，发育万物者。儿之强者，虽有是病不觉，气弱者始见。如变后形体渐长，知识渐增，反为无病儿也，故无治也。古方黑子散，姑置之可也，其间或有未及期而发热者，或有变过热留而不除者，抑有他故，须详察之。如昏睡不乳，则不须治，待其自退。

变蒸兼证

变蒸之时，有外感风寒者，宜发散，惺惺散主之，按摩法亦可用也。

有内伤乳食者，宜须消导，胃苓丸主之，轻则节之可也。

有被惊吓及客忤[①]者，安神丸、至圣保命丹。如变蒸后而受病，以治病为主，慎勿犯其胃气。咳嗽，甘草桔梗汤加阿胶；吐泻，理中汤加藿香叶；惊风，琥珀抱龙丸、泻青丸、导赤散。如受病后而变蒸，以养正补脾为主，钱氏异功散加对病之药。

惺惺散、四君子汤加苏叶，加防风。

湖广按察司宪长，有子九月发热，恐是痘疹，差人来取全。往见之非痘，是变蒸也。公曰：何以辨之？全曰：以日计之，有当变蒸之期；以证察之，亦无痘疹之证。公问：痘何证

①客忤：病证名。

也？全曰：痘者，五脏之液毒也，故五脏各见一证：呵欠、惊悸，心也；项急、顿闷，肝也；咳嗽、喷嚏，肺也；吐泻、昏睡，脾也；耳骩皆凉，肾也。今公子无之，知非痘，乃变蒸将退也。次日果安。公喜：汝术甚精。赠以白金五两，应付而归。

本县胡正衢，有子二月发热不乳，予见之，虽似变蒸，非变蒸也。时乳母皆肥健者，必因伤乳发热也。令损之，次日热退而安矣。

幼疾

儿生一岁后，至七岁后，变蒸已足，脉虽难诊，口则能言，病多伤食之证。八岁已①后，有脉可诊，证与大人同，但剂小耳。

有因气动而病生于内者，如盘肠内吊、蛔虫癖块之类；有因气动而病生于外者，如重舌木舌、鹅口口疮、痈疽疮癣之类；有不因气动而病生于内者，如伤食，食生冷之类；有不因气动而病生于外者，如感冒四时、金刃汤火伤之类。上四因之病，治见各证之下。

一小儿周岁，因初食鸡肉太早，自此成积，日渐羸瘦，不思乳食。其父以详告予，予取药治之，养脾去积丸先服三日，后服丁香脾积丸，鸡肉汤下，取下鸡肉一片，犹未化也，再进养脾丸而愈。

---

①已：通“以”。下同。

家传养脾消积丸

消宿食，去陈积，神效。

白术一两　陈皮七钱五分　苍术　厚朴姜汁炒　枳壳麸炒　半夏曲　青皮　神曲　麦芽　山楂各五钱　炙甘草三钱

上为细末，蒸饼为丸，黍米大。每服二三十丸，米饮送下。

育婴延龄解毒丸

能解胎毒，初生小儿宜服。

儿断脐带连胞不拘长短，剪取，新瓦上焙干，每一钱加生甘草末二钱、黄连末一钱、朱砂飞，半钱

共和匀，生白砂糖调和，磁罐收贮。每服一豆许，内儿口中，以乳送下，一日一次，药尽而止。

五脏主病·肝经主病

肝主风，实则目直视，呵欠，大叫哭，项急顿闷；虚则咬牙呵欠。气温则内生，气热则外生也。气，谓口中气也。实则泻青丸、当归龙荟丸泻之，虚则地黄丸补之。

泻青丸

治急惊搐搦，主肝热。

羌活　防风　当归　川芎　山栀仁　龙胆草　大黄酒浸，

纸煨，各等分

上为末，蜜丸，芡实大。每服半丸至一丸，煎竹叶汤，砂糖化下。

当归龙荟丸

治肾肝阴虚，风热蕴结，发惊悸，搐搦躁扰。

当归一两　龙胆草一两　黄连五钱　黄柏一两　大黄五钱　山栀子一两　芦荟五钱　青黛五钱　木香一钱　麝香五分　黄芩一两

上为细末，蜜丸，麻子大。每服五丸至十五丸，竹叶汤下。

地黄丸

治小儿胎禀不足，肾怯不言，解颅，儿大不能行，又治肝疳，白膜遮睛，溲血失音，身瘦疮疥。

熟地黄焙，取末，八两　山茱萸焙　山药各四两　白茯苓三两　泽泻　牡丹皮各二两

上为末，蜜丸，芡实大。一岁儿服一丸，二岁以上，加至三丸，空心温水下。

兼证

诸风搐搦，牵引㖞斜，皆肝之病也，宜泻青丸主之。

一小儿七月，发搐无时，昏睡不醒，不哭不乳，掐之灸之不痛，嗃之鼻不嚏，灌药不入。予曰：此真搐也，不可治矣。

兼见心证，则发热而搐。予曰：肝有风，则目连劄[1]小[2]搐，得心热则搐；肝有热，则目直视不搐，得心热则搐。泻肝，泻青丸，泻心，导赤散。方见肝、心下。

兼见脾证，轻则昏睡，不嗜饮食，当视其大便何如。大便秘者，宜蜜导法，慎勿下之。恐下得脾虚，反为笃疾；大便润者，宜琥珀抱龙丸主之。

兼见肺证，喘急闷乱，痰涎壅塞，须从大小便以利之。如喘息有声，肩耸胸高，喉中痰响者，不治。清宁散主之。

清宁散

惊热出于心肺，须从小便以利之。

桑白皮蜜水炒　赤茯苓　车前子　甜葶苈炒　山栀仁各等分　甘草炙，减半

上为末，每服半钱，姜枣水煎服。肝热则大小便难，加煨大黄下。

一小儿痰壅而发搐，气促而喘，予用礞石滚痰丸，桑白皮煎汤，碾碎调服之，喘定痰下，搐亦止矣。

兼见肾证，暴喑失音，手足强直，此从风治。轻者地黄丸主之，重则为废疾而不可治矣。

五脏诸证，此因五脏气动所生之病，乃病生于内者也。

肝所生病

诸风掉眩，皆属肝木。《脉诀》云：热则生风是也。

---

①劄：两眼时时眨动。

②小：静观堂本作“不”。

急慢惊风

急惊风者，肝风甚而心火从之。木生火，从前来为实邪，实则泻之，宜用泻青丸以泻肝之风，导赤散以泻心之火。

慢惊风，钱氏云：脾虚则吐泻生风，此脾土散[①]而肝木乘之。肝属木而脾属土，从所不胜来者为贼邪，故慢惊为难也。脾虚生风，虚则补之。东垣用调元汤加白芍主之。此以黄芪、人参补脾之虚，白芍药、甘草以泻肝之实，诚千古不传之秘法也。予加桂在内，乃黄芪建中汤，木得桂而枯。古方治慢惊者，如醒脾散、观音散，皆良法也，可用之。

醒脾散

人参　陈皮　甘草　白术　白茯苓　全蝎　半夏曲　木香各三钱五分　白附子四个，炒[②]

上为末，每服一钱，枣二枚，姜三片，水煎。

观音散

全蝎十个，去毒，炒　天麻煨　防风　白芷　黄芪　甘草　白茯苓各二钱五分　人参二钱　扁豆一钱五分，姜汁炒

为末，枣汤下。

或问曰：上工治未病，急慢惊风何以预治之？

---

①散：静观堂本作“败”。

②炒：此下静观堂本有“南星姜汤泡　陈仓米一百粒”。

予曰：方其热甚之时，腮红面赤，两目如怒，直视不转者，此惊风之似[1]也。宜服河间当归龙荟丸，以泻肝胆之火，则不成急惊风也。

当吐泻不止之时，见其手足冷，睡露睛，口鼻气出冷者，此慢惊风欲成之候也。急用参苓白术散以补脾，琥珀抱龙丸去枳壳、枳实，加黄芪以平肝，则慢惊风不能生矣。此吾家传秘法。

参苓白术散

人参　白术　白茯苓　山药　扁豆去壳，姜汁浸，炒，两半[2]　甘草　桔梗　薏苡仁　莲肉各一两

为细末，枣汤送下。

琥珀抱龙丸

治小儿诸惊风，四时感冒，寒温风暑，瘟疫邪热，烦躁不宁，痰嗽气急，及疮疹欲出发搐，并宜服之。此予家传常用之方。

真琥珀　天竺黄　白檀香　人参　白茯苓各一两半　粉草去筋，三两　枳实　枳壳麸炒，各一两　朱砂五两[3]　牛胆南星一两　淮山药一两　真金箔大者，一百片，为衣

上各制取末，和匀，用腊雪溶水，如无雪，取新汲或长流水，杵为丸，如芡实大，大约重半钱，阴干。每服一丸，煎薄

---

①似：静观堂本作“候”。

②两半：静观堂本作“各一两五钱”。

③五两：静观堂本作“五钱”。

荷汤下。

此方内有补益之药，人皆喜而用之。但有枳壳、枳实能散滞气。无滞气者，损胸中至高之气，如慢惊风及元气弱者，减此二味，用当归、川芎各二两代之。

至圣保命丹一名紫金锭子

胆星　僵蚕　白附子各一钱　全蝎十四枚　天麻　防风各一钱　辰砂水飞，一钱半　麝香一字　珍珠五分　琥珀三分　金箔二十片

上碾为末，粟米和为丸，分为二十锭，金箔为衣。每一锭薄荷叶煎汤磨服。

礞石滚痰丸

降火坠痰之要药。方见大方脉科。

凉惊丸

诸热通用，此吾家传之方，又名金花丸。

黄柏　黄连　黄芩　山栀仁各等分　朱砂水飞，减半　一本有龙胆草等分

上为细末，腊雪水为丸，麻子大，薄荷汤送下。

三黄泻心丸一名三黄五色丸

利诸惊热。

黄连　黄芩　大黄各等分

为末，雪水为丸，麻子大，温水送下。均分作五分[①]用衣。一分朱砂衣，一分青黛衣，一分雄黄衣，一分轻粉衣，一分芦荟衣。

木通散

能泻肝风，降心火，最利惊热。

山栀仁　大黄煨　赤茯苓　羌活　木通　甘草以上各等分

上为末，每服一字，紫苏叶煎汤送下。

猪胆汁导方

定志丸

治惊久成痫。

人参　白茯神　远志　石菖蒲炒　酸枣仁炒　柏子仁各一钱半　琥珀　珍珠　胆星　铁花粉各一钱　朱砂飞　麝香各一字

上为末，水煮山药粉为丸，黍米大。每服十五丸，灯芯煎汤下，更煮猪心与儿食之，以助药力。

急惊风属阳，病在六腑，易治，宜用凉泻。

慢惊风属阴，病在五脏，难治，宜用温补。

或问：病有急慢阴阳者，何也？

曰：肝主风，木也，飘骤急疾，莫甚于风；心主惊，火也，暴烈飞扬，莫甚于火，木火阳也，故病在于心肝者，谓之

---

①分：据文义当作“份”。

急而属阳。脾胃者土也，沉重迟滞，莫甚于土。脾土者，至阴之属也，故病在于脾者，谓之慢而属阴。肝常有余，有余则泻而损之；脾常不足，不足则补而益之。至于心主惊，肝主风，似宜前论。然火资风势，风资火威，风火相扇而发搐，故不可别论也。惊风之病，有兼证者，有类证者，不可不辨也。

急惊风有三因

有外因者，如感冒风寒温湿之气而发热者，宜即发散之、和解之，以除其热，可也。苟失而不治，热甚发搐，此外因之病也。宜导赤散、泻青丸主之。

有内因者，如伤饮食发热者，即宜消导之，下之，如保和丸、三黄枳术丸之类，以除其热，可也。苟失而不治，热甚发搐，此内因之病也，当视大小便何如。如大便不通，先去其宿食，宜木香槟榔丸及胆导法；大便润，宜辰砂五苓散、琥珀抱龙丸主之。

有不内外因者，如有惊恐，或客忤中恶得之。盖心藏神，惊有伤神，肾藏志与精，恐有伤肾。《经》云：随神往来谓之魂，并精出入谓之魄，故神伤则魂离，精伤则魄散。小儿神志怯弱，猝有惊恐，所以精神溃乱，魂魄飞扬，气逆痰聚，乃发搐也。客忤中恶，出其不意，大人且惊，况小儿乎？宜先去其痰，辰砂膏主之，后安其神，琥珀抱龙丸主之。有热者，东垣安神丸。下痰之药，慎勿用轻粉、巴豆之类，恐伤元气，损脾胃，误杀小儿。

钱氏抱龙丸

治小儿风痰，热甚，昏睡，急惊。

雄黄飞　天竺黄各四钱　胆南星八钱　麝香三分　朱砂飞，四钱

上为末，煮甘草膏丸，芡实大。薄荷汤化下。

辰砂膏

以通心气。

朱砂飞，一钱　牙硝　雄黄飞，各二钱五分　麝香二字　金箔　银箔各十五片　白附子　枳壳炒，各三钱　川芎　白茯苓各四钱　人参　黄连　远志各二钱

上除前六味另碾，后七味共为末，和匀，蜜丸，芡实大。每服一丸，麦门冬煎汤化下。此朱砂膏加减。

或问：热盛则生痰，痰盛则发搐，钱氏则有利惊丸以下其痰，陈氏有芎蝎散以吐其痰，皆可用否？

予曰：药不执方，合宜而用可也。儿壮实者，吐之下之病则止。儿怯弱者，不可猛浪，反伤元气。大抵痰在咽喉之中，壅塞沾滞，药食不得入者，则宜吐而去之。此在上者越而治之法也。宜用僵蚕、牙皂（炙焦）等分，研末，每服少许，以土牛膝根自然汁灌之即吐，吐后却进下痰药，如五色三黄丸、礞石滚痰丸、辰砂膏，皆可用之。

辰砂膏

下痰甚妙。

辰砂飞，三钱　硼砂　马牙硝各一钱半　玄明粉二钱　全蝎去毒　珍珠各一钱　麝香一字

上为末，和匀，用好油单纸包起，自然成膏，每用一粒许。治诸惊，薄荷汤下；治胎惊，乳汁调枣汤下。

予初习医，治一儿二岁发搐而死。请予至，主家痛哭。乃阻之，告其父曰：此儿面色未脱，手足未冷，乃气结痰壅而闷绝，非真死也。取艾作小炷，灸两手中冲穴。火方及肉而醒，大哭，父母皆喜。遂用家传治惊方，以雄黄解毒丸十五丸利其痰，凉惊丸二十五丸去其热，合之，煎薄荷汤送下。须臾，利下黄涎，搐止矣。予归，父问用何药，如是速效，全以俱告父。父语母曰：吾有子矣。

一儿发搐痰壅，有医用白饼子下之，不退。凡三下，病益深，合目昏睡，不哭不乳，喉中气鸣，上气喘促，大便时下。予曰：五脏气绝，病不可治，转下之过也。彼医曰：白饼子，钱氏下痰神方也。予曰：尽信书，不如无书，钱氏小儿皆出于门人附会之事①也。盖人之有痰，犹木之有津，时令大热，草木流津，痰自热生，此明验也。痰犹水也，附气自行，过颡在山，岂水之性哉？乃搏激使之也。今痰随火上，不知降火而反下之，损其胃气，胃气既攻②，五脏俱损。故目不开者，肝绝也；昏睡不乳者，脾绝也；啼声不出者，心绝也；喘促痰响者，肺绝也；便溺遗矢者，肾绝也。果不可治而死。

邑中有儒医，治病有奇方，唯性太执，不知变通。时有小儿发搐，予谓急惊，当用凉泻，导赤散、泻青丸是也。彼谓惊风者，肝火郁遏而成也，火郁则发之，小续命汤是也。人不能决，两从之。予所治者一日而安，彼治者死。悔不信吾言，无及矣。

一儿发搐，先取善推法③推之，止而复发，病益危甚。予曰：推法者，乃针灸按摩之遗意也。《经》曰：无刺大虚人。

---

①附会之事：静观堂本作“附会之说”。

②攻：静观堂本作“败”。

③法：静观堂本作“者”。当是。

推掐之法，壮实者可用之。如怯弱者，其气不行，推则有汗，反伤元气也。其家不信予言。予曰：不死必成痫疾。半月后果死。

一儿发搐，因用推法，暂退。一月后，如期复发，又推之，或一月一发，或一月再发。予曰：病成痫矣。推法者，乃发表之意，痰聚在心不得出也。幸初成痫者，当可治，若久则为终身痼疾，不可治也。因立方用：

四色断痫丸

黄连五钱　朱砂飞，二钱半　白甘遂三分　胆星一钱

上为末，粟米糊丸，獖猪心血杵匀，丸芡实大。每服一丸，灯草煎汤化下，夜服三，日服一，遂安。

癸亥二月，英山县大尹前县吴公，一子发搐，彼医以二陈汤，姜汁、竹沥治之，不退。公初来任，过罗，与全有识，承差人请之。全往，视其外候，三关青气，两颊赤色，目常直视，指如捻物。曰：此得之外感，未与发散，热入于里。钱氏曰：肝有热则目直视，得心热则发搐。又曰：两颊赤而目直视，必作惊风。小儿肝常有余，又乘木旺之时，当与泻肝，若二陈汤，陈皮、半夏、生姜之辛，皆助肝之物。《经》曰：以辛补之，所以无效。乃用泻青丸以泻肝木之有余，导赤散以泻心之火，一服而搐止。公喜，谓其下曰：所见不同，用药即效。真良医也！彼到时吾心有主，今果无忧矣。全见其胎禀素怯，脾胃且弱，恐后作搐，便成痫矣，又作琥珀丸，与之常服而安。

蕲水沙坂徐淑道，一子患惊风，先取医张姓者治之，数日不效。请予往，痰喘正急，惊搐频发。予先治其痰，次治其搐，以次而定，唯身热犹炽。张姓者，欲用解毒汤、竹叶汤、

小柴胡汤，予皆不可。谓之曰：小儿肝尝[1]有余，脾尝不足。病发于肝，风木太旺，脾土受伤。此乃虚热，勿用寒凉，致损中气也。乃用四君子汤，加炙黄芪、炒黑干姜，一服而安。

一小儿年五岁，梦中惊哭，抱其母叫怕。此因被惊吓得之。予制一方，用人参、麦门冬、白茯神、黄连、酸枣仁、柏子仁、炙甘草、朱砂各等分。一半水煎，一半入地黄加炙甘草为末，山药粉糊丸，黍米大。每服二十五丸，灯草煎汤下，未尽剂而安。

一小儿周岁，发热而搐，以泻青丸投之不效。乃问其发搐之状，其母曰：搐过后只好睡，以乳与之则饮，不与乳饮则不思乳，醒时则戏作猫儿声，见人则笑，不发搐便是好了。予曰：医要识证，药要对证，怪底[2]前药之不效也。以导赤散服之，一剂而安。其父问是何故？予曰：心脏属火，其声为笑，火生于寅，属虎，猫者虎之类也。猫声而笑，知非肝病，乃心病也，故以导赤散泻其心火而安。闻者叹服。

急惊风证

脐风发搐者，难治。

初生月内，非脐风证发搐者，此胎惊也。宜至圣保命丹，金银磨水送下。

或用全蝎一枚，薄荷叶包，炙为末，朱砂末三分，和匀，猪乳调五粒许服。如常发者，名胎痫，不可治也。

变蒸发热甚，发搐者，只用导赤散、泻青丸主之，效。

---

①尝：据文义当作“常”。下同。

②底：据文义疑作衍文。

疮疹未出，发搐者，此吉兆也。宜用导赤散，煎，调朱砂服之，效。

或将靥发搐者，凶兆也。此毒气攻心，宜急解救之。用真牛黄、脑子各一分，朱砂五分，和匀，猪尾尖血和丸，小粟粒大。每一丸，灯草煎汤化下。

丹瘤发搐，视其先后何如。先发丹后发搐者不治，此胎毒自外入里也；先发搐后发丹，此名惊丹，可治，此胎毒自内而外也。宜用大连翘饮主之。

连翘　瞿麦　滑石　车前子　大力子炒　赤芍各一钱　木通　枝子[①]　当归　防风各五分　黄芩一钱半　柴胡　甘草炙，各二钱　荆芥穗一钱　蝉蜕一钱

上为细末，再加大黄，灯芯水煎。

虫疥浸淫疮入腹，发搐，难治。急用雄黄解毒丸，升麻煎汤下。疮再发，儿搐止者吉。咳嗽发搐，视其病之新久，如初咳嗽时，痰甚气促，连声不止，而不能治，发搐者，宜葶苈丸，苏叶煎汤下，利去其痰，咳止搐亦止矣。如久嗽不止者难治，宜用小阿胶散，服五分至一钱，煎，去渣灌下。如发搐后变嗽者，此风邪入肺也，宜人参荆芥散再发之。

陈皮去白　荆芥穗　桔梗　半夏　细辛　木通　甘草炙　杏仁去皮尖　桂枝各等分

共煎，姜引。

泄痢发搐，如先吐泻，或痢疾久不止，以致脾胃虚弱者，此慢惊风也，难治。如先发搐，后发泄痢者，此因发搐之时，多服利惊下痰之药，或多服寒凉之药，伤其胃气，泄痢不止，宜补涩之。钱氏异功散加木香、砂仁、肉豆蔻（煨）、诃子

---

①枝子：即栀子。枝，通“栀”。下同。

肉。为末，山药粉糊丸，米饮下[①]调之。

疟疾发搐，疟作热时发搐者，此宜截去其疟，疟止搐亦止矣。用小柴胡汤加常山、槟榔、乌梅，发日服，以截其疟。发过服辰砂五苓散，以定其搐，神效。如发搐后病疟者，此脾风之证也，宜平疟养脾丸主之。

蕲水李中庵，吾婿也。一儿未周岁，因伤食发疟，间一日一发。在子丑时，疟发搐亦发也。发时咬牙呻唤，大便黄绿，努黄[②]而出，用口吮母口，得乳即止。疟后汗出，心下跳，腹中鸣，退后顶上有小热。其父母爱惜之心，疟退搐退则喜而称愈，疟搐俱发，则忧惧不胜。其母又不禁口，病未十日成疳矣。面色㿠白，囟陷发疏，儿渐羸瘦，请予治之。予曰：此儿先受暑湿。暑则为疟，湿则为痰，又伤饮食，助其暑湿之邪。暑则伤心，湿则伤脾，暑生热，湿生痰，脾土一衰，肝木随旺，疟曰食疟，疳曰食疳，当从虚治。且大哭手撒，皆肝胆之病。子时属胆，咬牙者心肝俱热也。肝木心火，子母病也。大叫哭者，肝病也；呻唤者，肾病也。肾水肝木，母以子病也。肝者厥阴风木也，心肾者少阴君火也，水火相搏则内作搐，故大便努黄而出，用口吮母之口，此内热作渴也，儿口不能言，得乳自解。汗出者，初发之时，邪气拂郁，及其退而有汗，此真气外泄也。故治疟之法，无汗要有汗，散邪为主；有汗要无汗，养正为主。此儿汗泄于外，便泄于内，心下跳，腹中鸣，皆火盛证也。肝胆从火治，此其法也。退后顶热儿顷，山颠亦厥阴肝经之脉也。予制一方两治之，于平疳止搐方中加治疳之药，于补脾消疟方中加止搐之药，调理五日，疟搐俱止，儿亦渐肥，而疳瘦除矣。附其方于下。

①下：静观堂本作“水”。

②努黄：据文义当作“努责”，指大便时腹部用力。下同。

其平疳止搐加减于当归龙荟丸，用

归身　人参　炙甘草　柴胡　川芎各一钱　青皮　芦荟　木香各七分　胆草酒洗　枝[1]仁各五分　半夏大者，三个，一本有黄芩、陈皮

上为末，神曲糊丸，黍米大。每服二十五丸，寅、卯时竹叶汤下。

治疟补脾，加味参苓白术散

人参　黄芪蜜炙　归身　九肋鳖甲　使君子　白芍药酒炒，各一钱　炙甘草　青皮去白，各八分　厚桂　泽泻　木香　夜明砂　柴胡各五分　陈皮七分，一本有干蟾酥、莲肉

上共碾末，山药糊丸，粟米大。每服三十丸，巳戌二时服，炒米汤下。

乳母服加味四物汤

当归　川芎　赤芍药　生地黄　柴胡　升麻　麦门冬　木通　黄芩酒炒　桔梗各五分　薄荷叶七分　灯草水煎服。

急惊风变证

急惊风变成痫者，此心病也。心主惊，惊久成痫。盖由惊

①枝：静观堂本作“栀”。

风既平之后，父母玩忽，不以为虑，使急痰停聚，迷其心窍。或一月一发，或半年一发，或一年一发，发过如常。近年可治，久则不可治矣。宜服如神断痫丸治之。

黄连五钱　白茯神　石菖蒲各三钱　胆星　珍珠　铁华[①]粉各一钱　朱砂飞，三钱　甘遂五分

上为细末，粟米粉煮糊，入獖猪心血三枚同杵匀，为丸，如弹子大。每一丸，取獖心一枚，切开两片，入药在内，线扎定，水煮熟，分三服，本汤送下。

一儿三岁，病惊风后，未服豁痰安神之药，自后成痫。每发之时，面色青黑，两目连劄，口如嚼物，涎出于口，昏眩仆地。当欲发之状，即以手探其口中，以吐其涎，如此调理，至七岁不作矣。

一儿四岁，病惊已绝，予用针刺其涌泉一穴而醒，自此惊已不发。予谓其父曰：此惊虽未发，未服豁痰之药，若不早治，恐发痫也。父母不信，未及半年，儿似痰迷，饮食便溺，皆不知也，时复昏倒，果然成痫病。其父来诉曰：不信先生之言，诚有今日之病，愿乞医治，不敢忘报。予乃问其子：尔病将发时，能自知乎？子曰：欲昏则发。乃作钱氏安神丸加胆草服之。教其父曰：尔子病将发时，急掐两手合谷穴。如此调理，一月而安。

急惊风成瘫者，肝主风，风淫末疾，故惊风之后，有手足瘫痪而不能举者，此血虚不能养筋故也，宜地黄丸加当归、牛膝、川独活、肉桂，共为丸服之。

一女子十四岁，病惊风后，右手大指、次指屈而不能伸，医用羌活、防风、天麻、全蝎、僵蚕、蝉蜕诸风药治之，病益

---

①华：通“花”。

甚。予叹曰：彼庸医也。不知手足不随，血虚也。伸而不能屈者，筋弛长也；屈而不能伸者，筋短缩也，皆血虚不能养筋之证也。手大指者，太阴肺经之所主；手次指者，阳明大肠之所主。与大肠皆属燥金，此血燥之象也。一切风药，助风生燥，故血转虚，而病转盛。口授一方，用

黄芪　人参　天麦门冬　生熟地黄　当归各等分　官桂减半，为引经，横行手指之端。

共为末，炼蜜丸，芡实大，每一丸，食后汤化下。

一小儿惊风后，右手僵硬，五指拳曲，不能举物，口角流涎，语言謇涩。予曰：此脾有湿痰，脾不足而肝木乘之，不可治也。

急惊风类证

天钓似痫

天钓者，壮热惊悸，眼耳[1]翻腾，手足指掣，或啼或笑，喜怒不常，甚则爪甲皆青，如祟之状，故宜和解风热，钩藤散主之。

钩藤　白茯苓各一两半　防风　朱砂飞　蝉蜕各二钱　大黄酒湿纸煨，一钱五分　羌活　独活　青皮　甘草炙，各二钱

共为末，姜枣煎服。此泻青丸变化加减也。

痓病似天钓

痓病项背强直，腰身反张，摇头掣疭，噤口不语，发热腹

---

①耳：忠信堂本作“目”。

痛，镇日①不醒，其状可畏，但受病与天钓不同。中风自汗，不可再汗，汗多则发痓。中湿宜微汗，不可大汗，大汗过则发痓者，有刚柔二痓，无汗曰刚痓，宜麻黄葛根汤；有汗曰柔痓，宜桂枝葛根汤。二痓并宜人参败毒散加防风主之。

麻黄葛根汤

麻黄去节　赤芍药各一两半　葛根一两半　葱白二茎　豉半合

上锉散，每服二字，煎服。

桂枝葛根汤

桂枝　白芍药　甘草各二钱七分半　葛根一两半　生姜一两　大枣四枚

上锉散，每服三字，煎服。

内钓似痫

内钓腹痛多啼，唇黑囊肿，伛偻反张，眼内有红筋斑血者是也。此寒气壅结，只宜温散，木香丸主之。

没药　木香　沉香　舶上茴香炒　钩藤各等分　乳香　全蝎减半

上为末，取大蒜研烂和丸，梧桐子大，每服二丸，钩藤汤化下。

盘肠似内钓

盘肠气痛干啼，额上有汗。是小肠为冷气所搏也，宜金铃

①镇日：整天，整日。

子散主之。

金铃子二钱　舶上茴香盐拌炒　木香各一钱

为[1]末，每服五分至一钱，调酒服。

当归散

治寒邪入肾经，小腹急痛，面青手足冷者。

归身　木香　肉桂　人参　甘草炙　加破故纸炒　小茴香炒，各等分

上为末，姜枣汤调服，枣为丸亦可。

或问：天钓、内钓、病痓、盘肠属何脏？何以辨之？

曰：《经》云，身半已上，天气主之，身半已下，地气主之。故天钓在上，生于风热，宜发之。内钓在下，生于寒，宜温之。

二钓者，皆足厥阴肝病也。足厥阴之脉，外则与督脉同行，循脊而上，入于颠之顶，所以病则目上翻，背后仰，如角弓之反张也；内则行阴器而入于小腹，所以病则小腹切痛，为囊肿也。诸风掉眩，皆属肝木，故二钓皆有搐掣似惊。但天钓或哭或笑，内钓则多啼为异耳。

痓病属足太阳膀胱经，上起两目，上头循顶而下行于背，循腰而下，于是与厥阴之脉下行者同，所以角弓反张之证，亦相似也。但天钓有搐掣，而痓病无搐掣也。

盘肠痛属手太阳小肠经，内行于小腹，与厥阴之脉内行者不同，所以小腹忽痛也。但内钓有瘛疭，而盘肠痛无瘛疭，可辨也。

---

[1]为：此上静观堂本有“右”字。

客忤似痫

客忤者，口中吐青黄白沫，水谷鲜杂，面色变异，喘息腹痛，反侧瘛疭，状似惊痫，但眼不上窜耳。治法宜辟邪正气，散惊安神，苏合丸、至圣保命丹主之。

客忤者，谓客气忤犯主气之病也。如五气之邪，自鼻而入，则忤其心肝，五味之邪，自口而入，则忤其脾胃，有所惊恐，则忤其神，有所拂逆，则忤其意，当博求之。故曰：心诚求之，虽不中，不远矣。详见《育婴家秘》。

一儿半岁，忽日惨然不乐，昏睡不乳。予曰：形色无病。将谓外感风寒，则无外感之证；将谓内伤乳食，则无内伤乳食之证。此儿莫有所思，思则伤脾，乃昏睡不乳也。其父母悟云：有一小厮相伴者，吾使他往，今三日矣。乳母亦云：自小厮去后，便不欣喜，不吃乳。父急命呼之归，儿见其童嘻笑。父曰：非翁之妙术不能知也。

一儿一岁，啼哭不止，予审察之，非病也。其父母曰：无病何以啼哭异常！予乃问其乳母：此儿平日戏玩者何物？乳母曰：马鞭子。即以取至，儿见大笑击人，而哭止。

一儿九岁[1]，吐乳便黄，身有微热。予曰：此伤热乳也，吐作腥气，今已成积。母曰：未食热物。予密语其父曰：必伤交奶得之。父问：何谓交奶？予曰：父母交感之后，以乳哺儿，此淫火之邪，忤儿脾胃正气也，不治之必成癖矣。何以致？曰：淫火者，肝火也，病则发搐。癖者脾病也，积不消则为癖。父问：何以治之？曰：泻肝补脾。乃以泻火胃苓丸服之。

---

①岁：据文义当作“月”。

中恶似痫

中恶者，小儿之危恶也，其病有二。如中恶毒之气者，病自外至，其证眩仆，四肢厥冷，两手握拳，不能喘息，先用霹雳散。

霹雳散

踯躅花一分半　雄黄三分　麝香少许

上为末，用灯芯三寸长，蘸药少许，插入鼻孔，得嚏即醒，苏合丸灌之。或摄生饮。

摄生饮

南星煨　半夏洗　木香各一钱五分　生苍术　生甘草　石菖蒲各一钱

共锉，入生姜，用水煎服，尽一剂，以平为期。

如内生中恶毒之物，病自内生，其证心腹刺痛，腹皮青黑，闷乱欲死，宜急攻之。用雄黄解毒丸主之。

白虎证似痫

白虎证乃流年白虎岁前九位之神，儿触犯之，则不精爽，而目视不转，手如数物。宜服至圣保命丹，取太阳真土伏龙肝，杵碎，煎汤送下，取龙虎相制之义。

或问：客忤、中恶、白虎三证，何气使然？曰：皆客气也。客气，不正之气也。儿之所禀，谓之主气，为之忤者，谓之客气。《经》云：邪之所凑，其气必虚。故儿之主气强者，虽有客气，不能忤也。主气弱者，稍有所忤，则成病矣。客忤者，病之总名也。中恶，则客忤之重者；白虎者，则客忤之轻者也。治法，皆以辟邪养正、安神和胃为主，苏合香丸治三病之圣药也。

虫病似痫

虫痛乃蛔虫攻其心痛也。发则目直视，口噤不言，或大叫哭，口中流沫涎水，面色或青或白，手足强直。宜急攻之，雄黄解毒丸，苦楝根皮煎汤下。

马脾风似痫

马脾风者，肺胀也，上气喘急，两胁扇动，鼻张闷乱，喘喝声嗄，痰涎壅塞，其证危恶。宜急攻之，牛黄散主之。

黑白牵牛头末，一两　大黄二两　槟榔半两　木香三钱　轻粉少许

上为末，和匀，每服用冷水或浆水调服为度。

或问：何以谓之马脾风？曰：午属马，为少阴君火。心主热，脾主湿，心火乘肺，脾之痰升，故肺胀而喘，谓之马脾风也。

一儿四岁，忽作喘，气逆痰壅，鼻孔开张。予曰：此马脾风也。如胸高肩耸，汗出发润，则不可治。急须治之，以葶苈丸去防已，加大黄，除肺之热，合小陷胸汤除肺之痰，碾为细末，竹沥调服而愈。

慢惊有三因

因病后或吐泻，脾胃虚损，遍身冷，口鼻亦冷，手足时瘛疭，昏睡露睛，此无阳也。宜待其未发而治之，调元汤合小建中汤主之。如见上证，虽有神丹，不可治也。

或问：吐泻何以生风而不可治者，何也？曰：五行之理，气有余则乘其所胜，不足则所胜乘之。吐泻损脾，脾者，土也。风者，肝木所生也。脾土不足，则肝木乘之，木胜土也，其病不可治。人身之中，以谷为本，吐多则水谷不入，泻多则水谷不藏。吐则伤气，泄则伤血，水谷已绝，血气又败，如之何不死也。

或问：风从风治，何以所立之方不用风药，何也？曰：《内经》云：肝苦急，以甘缓之，以酸泄之，以辛散之。又云：脾欲缓，急食甘以缓之。调元汤，参、芪、甘草之甘，可以缓脾之急，为治风之圣药也。而又可以补脾，芍药、桂枝，辛热之从，可以建中。二方合而用之，治慢惊风者，此东垣老人之秘传也。

因得惊风，医用利惊之药太多，致伤脾胃，元气益虚，变为慢惊者，此外风未退，中虚又生，风虚相搏，正去邪存，大命随倾，此慢惊风证，尤甚于始也。

一儿五岁，病痢，医用药治之，痢转甚，其脾胃中气下陷也。予用参苓白术散调之，十日痢止，予辞归。有惑者谓其父曰：无积不成痢，富家之子多有肉积，吾有阿魏，尝用治痢有效。父惑而听之，乃以阿魏作丸，如小豆大，连服三丸，其子昏睡。适予又至，以服阿魏丸告之。予惊曰：阿魏虽去肉积，大损元气，令郎脾胃已弱，岂可服之！父曰：病安而喜睡未醒也。予谓乳母叫之，则目露睛，气已绝矣。

有儿脾胃素弱，一日病泻，以理中丸服之，泻未止，口内生疮，谓儿前药性热助火，复以冷药投之，身微热，睡则扬睛。予见之曰：此儿发慢惊风，令郎脾胃本虚，泻则益虚，口中生疮者，脾虚热也，误服冷药，则中气益损，昏睡不乳，虚损之极也，当急作调元汤倍加人参服之，调理半月而愈。

一女子五个月内发搐，予以泻青丸投之，三四服，搐不止，转甚。予思痰壅气郁，乃发搐也，丸散颇粗，与痰黏滞于咽喉之间，致气不通而搐愈甚也。用竹叶煎作汤，取绵纸滤去其渣滓，澄清服之，搐止而安。其父叹曰：医之贵于变通也，如是夫！

一小儿得真搐。予曰：不治。彼家请一推拿法者掐之，其儿护痛[①]，目瞪口动，一家尽喜，再观儿斜视，彼曰看娘；儿口开张，彼曰寻娘乳吃。予叹曰：误矣，睹子转睛，谓之看娘，急口张开，谓之寻乳，皆死证也。其夜果死。

肝主风，急惊风，搐搦振掉，肝之本经气动所生也。当急治之，得心热则发，宜泻青丸，用导赤散煎汤送下。初发搐昏睡不醒，或掐人中，或掐太陵，或灸中冲，待其醒而药之。或用

白僵蚕、猪牙皂角、细辛、川芎、藜芦

等分为末，吹鼻中，嚏者可治，不嚏者不可治。

如顽痰壅塞者，用僵蚕末吐之，或礞石滚痰丸吐之，家传三黄五色丸下之。

小儿发搐，如法治之，搐止者吉；如时发时止，昏睡不醒，不食者死。

儿一岁，发搐不止，口鼻气出温者，此真搐也，不可治。搐后易醒，口鼻气出热者，此假搐也，可治。钱氏云：气温则内生，谓肝之真脏病见者，故曰真；气热者，病自外生者也，故曰假。

先翁治一儿，满月后发搐，以至圣保命丹治之安。

祖训治急惊风，只用泻青丸、导赤散。

旧县张月山长子，病急惊风，十七日不醒，待请予到，舌

①护痛：保护疼痛处。

色黑矣。予尝见父念《玉函经》：伤寒舌黑洗不红，药洗分明见吉凶。全问曰：用何药洗之？父曰：薄荷汤。乃依法急取薄荷汤洗之，舌变红色。予曰：可治也。用泻青丸二钱，煎汤服之，一饮而尽，口燥渴已止也。其夜搐止热退而安。此子不遇予，几死也。

汪元津幼子，七月间因伤食病疟。七日发搐。予见之，肝风虽甚，脾未至困，当泻其肝，后补其脾可也。乃以泻肝散，三服而搐止。后用调元汤以补其脾，琥珀抱龙丸以平其肝。喜睡，二目不能开。予思喜睡者，非脾困也，乃神昏欠惺惺也。目属肝，而胞属脾，合目不开者，非亡魄也，乃神倦也。今儿目欲开欲合可知也，只用前方。又二日，令其家中平日想与嬉戏者，取其小鼓小钹之物，在房中床前唱舞以噪之，未半日，目开而平复也。凡十日而安。

胡凤崖有子，痘疮后伤食疳，肌瘦发穗，有医童一册见之曰：不是疳证，乃血虚也。其家惑之，始效则生一病，如痫非痫，昼则安静，夜则梦寐，抱其乳母叫云：我怕！我怕！如人捕之状。询其病原，此儿性不吃药，一册来喂药，必将针火以恐吓之，而得斯疾也。盖胃为戊土，肾为癸水，合而化为火。肾主恐，恐则伤肾，此因脾胃虚弱，不能生肺，肾无化原，亦从而虚也。肾藏志，肾虚则神志不宁，而生惊恐也。寤则神栖于心，寐则神栖于肾，脾志往来出入之门户也，必以补脾为主，安神次之，补脾肥儿丸，安神钱氏安神丸，调理半年而安。

天钓内钓，足厥阴肝经之脉，起足大指而上环阴器，左交右，右交左，上入小腹，下会督脉，循脊膂过而上至于颠。如风伤肝则发天钓，其状眼上翻，头项向后仰，身反折，浑如角弓之状。钱氏云：肝有风甚，则角弓反张者是也。天钓属木，宜发散，泻青丸中去大黄，加天麻、全蝎、僵蚕、钩藤。

内钓者，肝受寒则小腹痛，大叫哭，目直视但不搐耳。宜急温其内，当归茱萸汤及木香丸。

当归茱萸汤[①]

当归　吴茱萸泡，焙干　小茴香炒　甘草　木香

木香丸

方见惊风类证。

小儿肠痛，亦在小腹腰屈，空啼无泪，此名盘肠痛。证似内钓，但不直视也，金锭子散[②]见类证主之。

癞疝，此厥阴肝经痛也，与肾无干，皆寒所致。有肿而不痛者名癞，痛而不肿者名疝，有肿又痛名癞疝，茱萸内消丸主之。

本县大尹梁公子病疝，右边睾丸肿大如鸡卵，长约五寸，上络脐旁，下抵阴囊，直直硬痛，大小便不通，急召全。全立方，用当归、川芎、木香、青皮去穰、山栀仁、山查[③]子、小茴香、川楝子、泽泻，二剂而安。

卵肿，小儿性急多哭者有之。

予曾治小儿，立方用香附子、川芎、木香、青皮、山栀子、麦芽，各等分，作丸服之。

又一小儿肠痛，予用《诸证辨疑》内一方，五苓散加川楝子、小茴香，入盐一捻煎，神效。

---

①当归茱萸汤：此方药物缺分量，待考。
②金锭子散：据文义当作“金铃子散”。
③查：通“楂”。下同。

肝之窍在目，目赤痛者，肝热也，宜泻青丸加黄连，作丸服之。

目中白膜遮睛者，肝虚也，宜泻青丸，去大黄、栀子，加甘菊花、木贼、蝉蜕，作丸服。

《经》曰：肝有热者，则小便先赤，导赤散加栀子、条芩、胆草、甘草梢主之。

本府三守小姐，溺出如青水，着肉处溃烂成疮，夫人忧之。守问全云：莫非女之脏腑坏也？答云：膀胱受五脏之液以藏之，是为溺也，各随本脏之色。青者，肝之色也。着处成疮，肝火盛也，火之所灼则溃烂矣。全独治之，以前治小便赤方，更加黄蘗[1]为丸，调理五日而安。夫人大喜，命小姐出而拜之。

治阴臭神效方

当归　胆草　山栀子　木通　车前子　泽泻　甘草梢　条芩

用水煎服。

肝有病则大便难，用泻青丸、木通[2]主之。

钱氏云：肝热者，手循衣领及乱捻物，或咬牙。

一小儿五十日，昼夜啼哭不止，予用泻青丸五厘，竹叶煎汤，入砂糖少许调服，立止。

咳嗽不止作搐者，此肺衰也，而肝木侮之也。当先补肺，阿胶散；后泻肝，泻青丸。搐止者可治，不止者不治，木寡乎

①黄蘗：即“黄柏”。

②木通：据文义疑作“木通散”。

畏也。钱氏所谓三补肺而咳嗽不除，三泻肝而搐不止者是也。

蕲水举人蔡沙江，有子病咳，久不止，请予治。予往，见其连声不止，咳时面青，右手常自摆动，谓沙江曰：令郎不可治也。沙江问：何故？曰：嗽者肺病也，肺属金；面青者，肝之色也，肝属木；手摆者，肝风欲发之状也，木来侮金，寡乎畏也。维[①]今十月，金病木生之时，四时之序，将来者进，成功者退。木生而进，金病而退，发搐不可治也，甲乙日剧。果甲乙日搐而死。

黄州府甘秀才女，惊后右手大指屈而不能伸，医用全蝎、僵虫治之不效，问予求治法。肝主筋，筋赖血养，故曰：掌得血而能屈也。血燥则筋枯，屈而不能伸也。手大指，手太阴之脉以起也，金本性燥，复用风药以治之，燥益甚矣。刘宗厚云：休治风，休治燥，治得火时风燥了。乃授一方，用人参固本丸加黄芩、黄柏、知母，作丸服之。

百日内儿搐最恶。谓之胎惊，钱氏论详。

惊风后余证

搐后成瘫痪者，左氏谓风淫末疾是也。肝主筋，肝热则筋弛而长，长则软弱，手足伸而不能屈矣。肝寒则筋缩而短，短则拘挛，手足屈而不能伸矣。并宜六味地黄丸主之。拘挛者，加附子、肉桂；软弱者，加黄柏、知母、当归、牛膝、续断，蜜丸服之。

惊风后喑不能言，宜六味地黄丸加巴戟、远志、石菖蒲。

本县一尹吴子，生四个月，病惊风，搐过则昏睡不乳，发

①维：通“惟”。

搐则醒，眼斜视，右手搐搦。请予，予曰：此真搐不可治，而辞退。

心经主病

心主惊，实则叫哭，发热，饮食而搐。虚则困卧，悸动不安。

实则导赤散，泻心汤，虚则二安神丸服之。

导赤散

治心热及小便赤，夜啼。

生地黄　木通　甘草梢炙，各等分

锉，加竹叶，水煎，食前服。加黄芩，名火府散。

泻心汤

治惊热。

黄连去须，五钱

为细末。每服一字至半钱。临卧，温水调服。

钱氏安神丸

治邪热惊啼，心疳面黄，颊赤壮热。

麦冬　马牙硝　白茯苓　山药　寒水石煅、飞　甘草各五钱　朱砂一两，飞　脑子一字

上为末，蜜丸，芡实大。每半丸，砂糖水化下，无时。

东垣安神丸

《经》云：热淫所胜，治以甘寒，以苦泻之。以黄连之苦寒去心烦、除热为君，以甘草、生地黄泻火、补气、生阴血为臣，以当归身补其血之不足，朱砂约浮游之火，以安其神也。

甘草五钱半　黄连酒炒，六钱　当归身二钱半　生地黄一钱五分　朱砂五钱，水飞为末

上为末，蒸饼丸黍米大，朱砂为衣。每服十丸至三十丸，温水送下。

兼证

诸热惊悸，不安多啼，此心脏本病也。宜导赤散加朱砂主之，甚者凉惊丸、三黄泻心丸。

兼见肝证，则发热而搐，宜木通散主之。

兼见脾证，则嗜卧，梦中咬牙，多惊，宜钱氏安神丸主之。

兼见肺证，则发热作搐而喘，宜清宁散主之。

兼见肾证，为惊痫，发则忽然卧仆，咬牙搐搦，手足逆冷，发过即醒，精神恍惚。

盖心藏神，惊则伤神；肾藏志，恐则伤志。小儿神志怯弱，有所惊恐，则神志失守而成痫矣。如书传所谓请僧寄名、僧为摩顶诵咒，儿被吓而成痫，后见穿皂衣[①]人即发是也。亦有惊久成痫者，初起即可治，定志丸主之。父母怠忽，久而不

①皂衣：黑色的衣服。皂，指黑色。

治，遂成终身之患。

一小儿惊后成痫，予制一方，天水散一料，碾为细末，分作三剂。二两三钱[①]，入真青黛五钱，碾匀，名清魂散。寅卯时煎竹叶汤调服一钱，以平肝火。一剂二两三钱，入朱砂，水飞五钱，名安神散，巳午时煎灯草汤调服，以镇其神。一剂二两三钱，入真轻粉二钱研匀，名定魂散。申酉时煎淡姜汤服，以去其痰。旬日而安。

一小儿十岁，久得痫疾，予视两目浑白无有睛光，语言謇涩，举动痴迷。乃语其父曰：不可治矣。后请医治之，竟无成功。

惊久成痫，乃痰迷心窍之病，最为难治。或分五痫，以牛马狗猪羊名之者，未见其方，不必拘也。钱氏五痫丸，祖训未用，予亦不敢轻用也。儿有者，当先观其状貌，而后治之可也。如伶俐聪明者可治之。若成痴呆，言语错乱，不必治之；如强治之，终无成功。间有聪明伶俐，治之无效，非真痫也。此宜琥珀抱龙丸主之。或辛香者，不如抱龙丸犹稳。

蕲水周维峰，有子病痫。予见神气昏滞，语言含糊，状类痴呆，告其父曰：不能治也。辞归。

黄州府万鲁庵，有子病痫。予见容貌俊伟，性格聪明，告其父曰：可治。乃与琥珀抱龙丸方，使自制服之。

本县汪前川儿惊病，一日之间，尝发二三次。予曰：不治必成痫也。求治于予，乃立一方，用枳实、黄连、半夏、白茯苓各等分，折半，朱砂飞又折半，同前碾末，神曲糊丸，芡实大，朱砂衣，每服一丸，用豮猪心一个，劈开入药在内，线扎定，放瓦罐中煮熟，取出猪心和药食之，以汤送下，后竟不

---

①二两三钱：此上据文义疑脱“一剂”二字。

发。名曰断痫丸。

心所生病

《经》曰：诸痛痒疮疾，皆属心火。

诸疮

《发挥》云：心火者，君火也。君务德而不为毒，为痒痛疮疡者，乃命门相火之所为也。小儿诸疮，皆胎毒也。命门者，右肾也，虽云男子以藏精，女子以系胞。父母命门之中，原有伏火。胚胎之始，儿则受之。既生之后，其火必发为痈疽、丹疹疥癣，一切恶疮，名曰胎毒者是也。古人立法，于儿初生之时，有拭口法，有黄连甘草朱蜜法，无非以解毒而设也。后人因之，合上三法，取脐带合药，名曰育婴延龄解毒丹方备载在前户痰条内①。东垣之治红丝瘤，丹溪之治小便淋，皆有解毒之法，见《格致余论》，请博求。

予立一方，以丹溪三补丸，半生用，半酒炒，甘草半生半炙，各等分为末，雪水丸，麻子大，朱砂、雄黄各二分之一，水飞为衣，淡豆豉汤下。初生一腊内服之良，天行痘疹之岁，尤宜服之。

小儿初生，有育婴延龄解毒丹，服之能解其胎毒。其有发疮疡者，有溯源解毒汤，乳母服之。

丹瘤，此胎毒之最酷者，即红丝瘤也，名龙缠火带也，乃小儿之恶疾。二岁以上儿可治，半周岁者难治，百无一二也。

---

①户痰条内：静观堂本无此四字。

发处肿硬一块，其色甚赤，手不可近，如火炙流舸，往下趙[1]走，自头上起至心即死，自足下起至肾即死。古方治法，无可取者，唯家传蜞针法[2]、砭法[3]，出其恶气，以泄其火毒，十治六七，诚良法也。《经》云：血食[4]者决之是也。切不可用寒冷之药傅[5]之，使火毒郁而不得泄，入腹为腹胀，为腹痛，为喘，为惊狂。为搐搦者，必死。宜用通圣散全料，锉细，入酒中浸淫，晒干，炒，碾为极细末，蜜水调服，外以通圣散加金银花藤叶煎汤浴之。此水渍法，亦火郁则发之也。先发惊后发丹者可治，通圣散主之，或用导赤散加连翘、玄参、防风、荆芥[6]、泻青丸[7]。先发丹后发惊者不治。

疥癣，干者可治，胡麻丸主之。若浸淫溃烂，内无完肤，日夜啼哭者，不可治。切不可用砒硫粉汞为药搽之，使毒气乘虚入腹。发搐发喘者，皆死。

胡麻仁炒　苦参　甘菊花　大力子炒　石菖蒲　何首乌　威灵仙　蔓荆子　乌梢蛇酒浸，去皮骨，取肉焙干，各等分　一本有蒺藜炒　黄连炒　无蛇

上为末，酒为丸，麻子大。竹叶汤下。此祖传十三方也。

治小儿疮疥，宜调乳母，溯源解毒汤主之。

---

①趙（bèng，泵）：通“跰”。

②蜞针法：《万氏家传幼科指南心法·丹毒》“用水蛭数条放肿处，吮其恶血，即愈”。蜞针法是也。

③砭法：《万氏家传幼科指南心法·丹毒》“用细料磁器，打尖锋，刺其恶血，即愈”。砭法是也。

④血食：《素问·阴阳应象大论》作“血实”。

⑤傅：通“敷”。

⑥荆芥：静观堂本作“荆芥穗”。

⑦泻青丸：静观堂本作“青黛”。

人参　归身　赤芍药　川芎　黄连酒炒　连乔[①]　木通　生地黄　陈皮　甘草

水煎服。以少许喂儿佳。一本有竹沥。

小儿生下，遍身虫疥干痒，喜人摩拍。予制一方用：

乌蛇酒浸，焙干，取肉，一钱　苦参酒浸，焙干，二钱　胡麻仁炒　白蒺藜炒去刺，各一钱五分

共为末，用浸蛇与苦参酒糊为丸，甘草汤下，愈。

一小儿五岁，每到春时，则遍身生脓疱疮，此胎毒也。予戒用搽药，恐粉、砒、硫之毒，乘虚入腹，以胡麻[②]服之而愈，更灸风池、血海、曲池、三里。自此再不发矣。

儿疮入腹，腹胀，大小便不通，或喘或作搐者，先用雄黄解毒丸治之。

鸡冠雄黄飞，二钱　真郁金　壮大黄各二钱　巴豆霜一钱　一本无大黄。

上共碾匀，水糊丸，小豆大。每服一二丸，茶清下。此祖传十三方也。

黄州李四守，生子五个月，遍身湿疥，一旦尽干。召全问之。全曰：疮出惊止无忧也。连更数医不能治。

小儿生痈毒者，不可轻针，恐伤筋骨，慎之。

一子满月后，血盆中发一痈，请外科胡长官针之，断其骨，竟不可救。

小儿颈下或耳前后，有结核者，此热也，切不可作瘰疬治之。内服斑蝥，外施针火及烂药，必杀儿也，戒之。予家传消结神应丸，乃新立，真神方也。

黄芩酒炒　黄连炒　山栀仁　生贝母　海昆布酒洗　海藻

---

①连乔：即连翘。乔，通“翘”。下同。

②胡麻：静观堂本作“胡麻丸”。

酒洗　桔梗　麦蘖炒，各一钱五分　紫背天葵　玄参　连乔　瞿麦各二钱　薄荷叶一钱五分

上共为末，酒煮稀糊丸，芡实大。每服一丸，酒下。

蕲水朱震三子，结喉上生一核如李，问予求治，予谓《病原式》云：结核者，热也。又考《本草》消结喉之药，立一方与之。遂买药制成，碾末，温汤调服效。病此者服之，无不应验，乃名之曰神应丹。

团风帅碧泉，致仕在家，唯一公子，项下生一结核，惑于医作疬治，用药破烂，转加肿大。此任脉所过之路，元气受伤，致成疳证。医无识其证者，及请予往，势不可为矣。

王思泉一女四岁，耳后侧有结核。问予，予曰：非疬疮，乃痰核也，不必治，亦不为害也。他医所惑，作疬治之，用斑蝥内消之药过多，脾胃受伤，致成疳痨而死，哀哉！马刀多生于耳后前，肿硬赤痛，俗名痄腮。用散毒散敷之，神效。

主方

用生菉豆①，碾为细末，酽醋②调如膏，敷之再换，神效。

又方

治结核。

用五倍子碾为细末，醋调服之，皆效。此皆家传之方也。

肥疮，脓血堆积，久不愈，用熟皮灶上烟、胶、松香共

---

①菉豆：即绿豆。菉，通“绿”。
②酽醋：浓醋。

研，清油调搽。如虫多不绝，用水银铅汞入钟内，指揉唾调搽上，虫尽毙矣。

软疖不愈，只用紫金丹水磨搽之，脓尽干而自效也。又苦参研末敷之。

耳前后，或鼻下，或眉间，生疮赤烂，用炉甘石、海螵蛸研末，入轻粉三之一，和匀敷之。

脚背上生疮，痒痛不常，久不愈，俗呼牛颈癣，用鸡子黄熬油搽之。

舌上生疮，此心脾二经有热也，用蘗连散搽之。

生黄蘗　生地黄各等分　白槟榔减半

共研细末，搽之。

满口舌生疮，乳食不得者，宜洗心散服之。

大黄　麻黄　白术　当归　芍药　荆芥穗　甘草　薄荷叶各等分

共锉，水煎服，更用蘗连散搽之。

满口生白雪疮，又名鹅口疮。先翁用朱砂、白矾，碾末，口舌效[①]，又用鹅公一只，以糯米于口中，喂食尽，取水洗之。

一儿患口舌生疮，医用药服之、搽之者，皆芩、连、知、柏类，无效。予曰：心热所为，苦入心而反助其热，宜无效，乃作洗心散与之，一服而安。

予外甥，李中庵子也。满口生疮，咽喉唇舌皆是，令人取药。予制一方，用黄蘗、黄连各一钱，朱砂、白矾各五分，鼠妇焙干三分。共为研细。付[②]之立效，乃奇方也。

儿有重舌重龈者，宜用三棱针刺去血，内服东垣凉膈散。

---

①口舌效：此处据文义疑脱“涂”字。

②付：通“傅”。

凡口内诸病，唯针最捷。

钱氏云：舒热[①]者，心热也，导赤散。弄舌者，脾热也，泻黄散主之。心主惊，心藏神，儿心气怯弱，或闻大声，见异物异人，未有不动其神也，谓之客忤。

惊后其气不散，郁而生痰。痰生热，热生风，如此而发搐者，陈氏所谓气逆而作搐、而发惊者是也。此惊风二字，所以不同。

凡因惊而发搐者，此心火旺而肝木乘之。宜先止其搐，导赤散作汤，吞下河间当归龙荟丸；后安其神，钱氏安神丸主之。有痰涎壅塞者，先降其痰，辰砂膏主之，次止其搐，后安其神。

辰砂膏

下痰甚妙。

辰砂飞，三钱　硼砂　马牙硝各一钱半　玄明粉二钱　全蝎去毒　珍珠各一钱　麝香一字

共另为末，和匀，用好油单纸包起，自然成膏，每用一粒许。治诸惊，薄荷汤调下；治胎惊，乳汁和枣汤下。

先翁治惊风至圣保命丹，方见肝部。此但加蝉蜕一钱，使君子一钱五分。

英山县大尹吴清溪子，病惊风，诸医作风治之不效，急差人请予。予往见尹，曰：非风也，乃因惊得之。风从肝治，惊从心治，不识病源，如何有效。乃取至圣保命丹治之，搐止矣。次日邑中僚属士夫，皆来问之，尹曰：名不虚传，果良医

---

①热：据文义疑作“舌”。

也。彼一见自有主意，不似他人费力。留住数日，厚待而归。

心属火恶热，心热则烦，多夜啼，或日夜啼，宜导赤散主之。

本县大尹张鼎石公子，生四月无乳，取一民壮妇人乳之。一夜大啼，取医甘大用治之，吾所传者[1]，呼为腹痛，用理中汤不效；又呼为伤食，用益黄散，又不效。夜更啼哭，急请予视之。甘语其故，意欲我扶同其言也。心本恶热，药中又犯干姜、丁香，如何不助火而增益其病也，乃请公子看之。尹曰：夜啼四日矣。全曰：夜啼有四，心烦一也。尹曰：伤食乎？腹痛乎？全曰：腹痛则面多青，伤食则面多㿠白，今面多赤，心烦证的也。大用趋出。予用导赤散加麦冬、灯芯进一服，次早往问之，用自内出云：昨夜到天明不止。予叹之，彼喜其药不中病也，不知病退矣。全入问，尹曰：昨夜哭犹甚也。予告之曰：公子病安矣。公子贵体微和，四日夜未乳，昨夜病退思乳，乳母在外。故知往夜之哭，病哭也；昨夜之哭，饥哭也。尹喜曰：怪哉！乳母来后，再不复啼矣，病果退也。

心热，有喜面合卧者，有喜仰卧者，宜导赤散、三黄泻心丸主之。

儿性执拗，凡平日亲爱之人，玩弄之物，不可失也。失则心思，思则伤脾，昏睡不食；求人不得则怒，怒则伤肝，啼哭不止。此忤其心也，谓客忤成病也，平日未亲爱之人，未见之物，不可使之见，见则惊，惊则伤心；凡未见之人，不可使之近，迫近则恐，恐则伤肾，令儿成痫，此皆客忤病也。今之为父母者，则称所畏惧者以止之，如长老止夜啼之故事。为医者，因见儿不服药，则持针以焫灸以迫之，令儿生病。

---

①吾所传者：静观堂本作“初所治者”。义长。

楚府典仪胡西序渤，三溪翁之伯子也。幼多疾，托予调养。至丁酉七月七夕周岁，三溪设酒，请予作乞巧会。日没后，哭不止。予视之无疾，复即席。初更哭尤甚，母促再视，果无疾。曰：无疾，何以黄昏哭，一更不止？予思外候无证，但见儿左右顾盼，其当值之人，如有所失者。口不能言，但啼哭，此拗哭也。猛询问，其当值曰：此儿今日所戏者，是玉印子也，已收拾矣。急命取与之，儿笑而哭止。三溪曰：如保赤子，心诚求之，善哉！添酒灌醉而归。

诸汗

汗者心之液也，唯头汗不必治。小儿纯阳之体，头者诸阳之会，心属火，头汗者炎上之象也。故头汗者，乃清阳发越之象，不必治也。

自汗者，昼夜出不止，此血气俱热，荣卫虚也，宜当归六黄汤主之。其方用黄芪以补其卫，当归、生地黄以补其荣，芩、连、柏以泻其血气之火，用浮小麦为引，入肺以泻其皮毛之热。此治诸汗之神方也。

盗汗者，梦中自出，醒则干也。其病在肾，宜当归六黄汤加止汗散主之。

钱氏止汗散

败蒲扇烧存性，碾末，入煎药内。假物象形之理也。

本县江兰峰，其子七岁，头面出汗如流。用人参、当归二味，同豮猪心煮汤服之安。

诸热

小儿病则有热，热则生风，不可不调理也。

肝热者，目中青，手寻衣领及乱捻物，泻青丸、当归龙荟丸主之。

有身热，口中气热，湿风证者①，谓之风热，亦肝热也，宜生犀散、脱甲散主之。

心热者，目中赤，视其睡，口中气温，喜合面睡，或仰面睡，上窜咬牙，宜导赤散、黄连安神丸主之。

有一向热不已，亦心热也，甚则发惊痫，宜黄连安神丸主之。

如目中热，心虚也，宜钱氏安神丸主之。

脾热者，目中黄，弄舌，泻黄散、茵陈五苓散主之。

有但温而不热，亦谓之温热，亦脾热也，宜人参白虎汤主之。

肺热者，目中混白，手掐眉目面鼻，甘桔汤、木通散主之。

有时间发热，过后却退，次日依时发热，谓之潮热，此亦肺热也。宜地骨皮散主之。

肾热者，目无精光，畏明，脊骨重，目中白睛多，其颅即解，地黄丸主之。

①湿风证者：保婴堂本作“温风证者”。义长。

热有表里

表热者，多因伤风寒之故。喜人怀抱，畏缩恶风寒，不欲露头面。面有惨色，不渴，清便自调者，此热在表也。宜发散，惺惺散、败毒散、升阳散火汤、十神汤，选而用之。

里热者，喜露顶面而卧，扬手掷足，揭去衣被，渴饮冷水，儿小不能言，吮乳不休者是也。小便赤，大便秘，此热在里也。宜解利之，凉惊丸、三黄丸、四顺清凉饮、凉膈散、钱氏抱龙丸、牛黄凉膈丸、黄芩汤，选而用之。

有表里俱热者，宜通圣散、柴苓汤、人参白虎汤选而用之。

热有虚实

虚热者，多在大病之后，或温热，或潮热，或渴，或不渴，大小便如常，宜补之，竹叶汤、调元汤、地骨皮散主之。

实热者，面赤腮燥，鼻干焦，喜就冷，或合面卧，或仰面卧，露出手足，掀去衣被，大渴饮水，大小便秘，宜泻之。神芎丸、大金花丸。大便不通者，用胆导法。

或问：治热以寒，治寒以热，良工不能废其绳墨也。今治虚热，乃用温药者，亦有说乎？予曰：说见《内经》。实热者，邪火也，可以水制，可以实①折，故以寒治热者，逆治法也。虚热者，真火也，水不能制，寒不能折。唯甘温之剂，可以胜之。故以温治虚热者，从治法也。逆之从之，不离乎正。

---

①实：据文义当作“寒”。

按：钱氏书中，有潮热发搐似惊者，附会之说也。盖热则生风，诸热不退，皆能发搐，不特潮热也。其以十二时分五脏者固是，愚窃有疑焉。人身之气，昼则行阳二十五度，故昼则发搐，夜则明了者，此热在气分，宜小柴胡汤合白虎汤主之。夜则行阴二十五度，故夜则发热，昼则明了者，此热在血分，宜四物合桂枝汤主之。如昼夜发热者，此气血俱虚也，宜如前法，分表里虚实治之。如日晡潮热，乃胃中有宿食也，宜下之，小承气汤、三黄枳术丸主之。

如伤风发热，伤饮食发热，变蒸疮疹发热，胎热疳热，各随其类治之。

生犀散

治风热。

地骨皮　赤芍药　北柴胡　干姜各一两　甘草半两　生犀角末二钱

上为细末，每服一二钱，水一盏，煎七分，温服。

脱甲散

治夹惊伤寒，烦燥[①]口渴。

柴胡　当归　龙胆草　甘草炙　知母各三钱　白茯苓二钱五分　人参　川芎各二钱　麻黄连根节，三钱　热甚加升麻、葛根。

上为细末，每服一钱，入连须葱白煎服。

---

①燥：通“躁”。

黄连安神丸

治心热。

朱砂飞，四钱　黄连五钱　甘草五分

上为末，饼丸，黍米大。每服一二十丸，灯草汤下。

木通散

治心肺热。

生地黄　木通　荆芥　地骨皮　桑白皮炒　甘草炙　桔梗各等分

上锉细，入生姜，水煎服。

地骨皮散

治夜热及潮热、虚热、病后余热。

知母　柴胡　甘草炙　人参　地骨皮初采者　半夏　赤茯苓各等分

上为末，量人大小加减，入生姜，水煎。

升阳散火汤

治诸热在表者，宜发散之，乃火郁则发之也。

升麻　葛根　独活　羌活　人参　白赤芍各五分　防风二钱五分　柴胡八分　甘草炙，二分　甘草生，二分

水煎。

牛黄凉膈丸

治上焦壅热，口干咽痛，燥烦涎潮。

马牙硝　寒水石　石膏各二两　甘草微炙，一两　胆星三钱　紫石英飞，五钱　牛黄　脑子　射香[1]

上为末，炼蜜丸，每一两分二十四丸。每一丸，薄荷汤化下。

神芎丸

治一切诸热，实者服之，虚者禁用。

大黄　黄芩各二两　牵牛头末　滑石各四两　黄连　薄荷叶　川芎各半两

上为末，水丸，随[2]大小加减，温水下。

黄芩汤

治心肺蕴热，口疮痛，淋浊不利。

泽泻　栀子仁　黄芩　麦门冬　木通　生地黄　甘草各等分[3]　黄连

上锉，入生姜一片，水煎。

---

①牛黄　脑子　射香：此下缺药量，待考。射，通“麝”。
②随：此下据文义疑脱“儿”字。
③各等分：静观堂本“各等分”三字在“黄连”后。

竹叶汤

治虚热。

竹叶　石膏　半夏　麦门冬　人参　甘草炙　粳米

上锉，除粳米外，先煎众药成，去渣，入米再煎，米熟去米服。

柴苓汤，小柴胡合五苓散，通圣散，大金花丸，败毒散，凉膈散，河间凉膈散用硝黄，东垣凉膈散去硝黄，加桔梗，四顺清凉饮，十神汤，茵陈五苓散（五苓散加茵陈）。

一儿生下，便有目赤口疮之症，自是头常热，山根青筋横截，幼疾甚多。予曰：此胎热也，其治在肝。小儿者纯阳之体，头者诸阳之会。肝为乙木，旺于春，乃少阳生发之气。《经》云：春气者病在头，故头常热也；肝之色青，故青筋浮露也。肝常有余，不治恐发惊风，乃用泻青丸去大黄加黄芩，为末，炼蜜为丸服之。自此头凉，青筋泯没，亦少病矣。

一儿发热，至日晡尤甚，其医作疟治，不效。又作潮热治，亦不效。予曰：此胃虚有宿食也。谓疟疾则寒热有发有止，谓潮热，则发有时，如水之潮过即退，次日依时复发。此儿身尝温热，至申酉时则甚。故知是宿食发热也。彼曰：有所据乎？曰：出仲景《伤寒》，正理论阳明病证云：潮热者，实也，宜下之。以三化丸下之愈。

一儿惊风时热不退。群医有议用小柴胡汤者，有欲用竹叶汤者，有欲用凉惊丸者。予曰：大惊之后，脾胃已虚，宜温补之。三药寒凉，不可服也。乃作理中汤，用炒干姜，一剂热除。

己未冬十月，本府三守张公子，于初三日发热，初五日热益甚，目上直视，口多妄言，众医作风治，无效。时代巡在府，所属州县官各举其医，皆莫治。吾县大尹云阁朱公以全荐张公，亟召之。全往，此二十七日也，诊其外证，禀曰：公子病势将退，但肺热未除耳。公曰：何如？全曰：三关黄润，两目精明；此病当愈。惟正面戴阳，喘气上息，此肺虚热也。公喜曰：予正忧其气喘，汝谓无妨，当用何药？全曰：小阿胶散。众医嗾[①]而阻之。公不听，竟服一剂，其夕喘止热退，始求微食。二十八日早，公谓众医曰：汝等作风治，误矣。昨听汝等之言，则无此效，早请汝来，此儿不受苦也。众惭而退。二十九日，赐金驰驿而归。

脾经主病

脾主困，实则日晡身热饮水，虚则吐泻生风。

实则泻黄散、三黄丸泻之；虚则益黄散、异功散、小建中汤、调元汤、肥儿丸补之。

泻黄散

治脾热弄舌。

藿香叶七钱　山栀仁一两　石膏半两　防风四两

上锉，蜜酒炒微香，碾为末，水煎温服。

---

①嗾（sǒu，叟）：使，叫。

益黄散

治脾胃虚冷。

陈皮一两　青皮　诃子　甘草炙　丁香各二钱

上为末，水煎服，量儿大小加减。

治脾胃寒湿太甚，神品之药也，以补脾胃之虚误矣。病非呕吐、泻痢清白，不可服也。东垣云：丁香辛热助火，火旺土愈虚矣。青橘皮泻肝，丁香大泻肺与大肠。脾胃实当泻子，今脾胃虚，更泻子而助火，重虚其土，杀人无疑，故以异功散代之。

钱氏异功散

温中和气，治吐泻不思食及脾胃虚冷痛。

人参　白茯苓　白术　甘草炙　陈皮各等分

上为末，每服一钱半至一钱，水煎服。即四君子加陈皮。

调元汤

补脾胃，扶元气之圣方。益脾土，泻火邪，补元气之要药。

黄芪蜜炙　人参各等分　炙甘草减半

水煎服，不拘时服。

小建中汤

治脾胃中气虚损。加黄芪名黄芪建中汤。

白芍药酒炒　炙甘草各等分　肉桂减半

上锉末，水煎成剂，去渣滓入白汤一匙，再煎一沸，温服。

肥儿丸

小儿脾胃素弱，食少而瘦，或气强壮，偶因伤食，或因大病后瘦。此家传秘方也。

人参　白术　白茯苓　山药蒸　莲肉　当归身酒洗，各五钱　陈皮二钱　青皮　木香　砂仁　使君子　神曲各三钱　炙甘草三钱　桔梗　麦蘖各二钱

上为末，荷叶浸水煮粳米粉糊丸，麻子大。每服十五丸、二十五丸、三十五丸、四十五丸至五十丸，米饮送下。

兼证[①]

诸困睡，不嗜食，吐泻。皆脾脏之本病也。昏睡身热，宜胃苓丸，琥珀抱龙丸主之。吐泻有冷有热，冷者不渴，理中丸主之；热者渴饮冷水，五苓散调天水散主之。

兼见肝证，初伤风吐泻，恶风发热，烦急顿闷，此宜发散，惺惺散主之。如先吐泻，后变慢惊风者，不治。

五苓散

能分阴阳，止吐泻，利小便，定惊悸。

①兼证：此上静观堂本有“脾经”二字。

猪苓　泽泻　白术　赤茯苓各等分　桂[1]减半

上锉，或为末，水煎。加朱砂，名朱砂五苓散。加茵陈，名茵陈五苓散。

天水散

一名六一散，一名益元散。

除热止渴，化涎痰，利小便。

滑石飞过，六两　甘草炙，一两

上末碾匀，水调服。

惺惺散

治伤寒时气，风热痰涎咳嗽。

四君子加桔梗　细辛　栝蒌根　防风各等分

上为末，小者每服一钱，大者二钱，入薄荷叶五片，水煎至七分，温服，锉亦可。

兼见心证，发热昏睡，梦寐惊悸，宜东垣安神丸主之。

兼见肺证，发热[2]昏睡，气促而喘者，宜葶苈丸主之。

葶苈丸

治伤食冲脾，伤风喘嗽，痰涎喘促者。

甜葶苈去皮，隔纸炒　黑牵牛炒，取头末　防己　杏仁去皮尖，研为膏。各等分

---

①桂：据文义当作“桂枝”。

②发热：静观堂本作“咳嗽”。

上研和匀，取胶，枣肉去皮杵烂，入药再杵，丸麻子大。每服五至七丸，淡姜汤，食后临卧送下。量儿强弱加减。予今家传去黑牵牛，加萝卜子、真苏子炒入尤妙。

兼见肾证，羸瘦痿弱，嗜卧不能起者，宜脾肾兼补，补肾宜地黄丸，补脾宜养脾丸。如泻久便脓血者死。

补脾丸

此家传补脾之圣方，小儿脾常不足，宜此补之。

人参　白术　茯苓　炙粉草　白芍酒炒　黄芪蜜炙　陈皮　当归身　山药　莲肉各一两　神曲五钱　肉桂二钱五分

上为末，荷叶水煮粳米糊丸，如麻子大。用米饮下。

一女嗜卧，发热项软，头倾倒不能举。诸医作风治，而持疑不决。予至见之，谓诸医曰：此阳虚病也。盖头者诸阳之首，胃者诸阳之会，此女必乳食伤胃，胃气不足，故清阳不升，而项软不能任元也。可服调元汤，一剂而安。人皆叹服。

脾所生病

《经》云：诸湿肿满，皆属脾土。

卷下

肿病

肿有二。《经》云：面肿曰风，足肿曰水。凡肿自上起者，皆因于风，治在肺，宜发散之，所谓开鬼门者是也。鬼门，汗孔也。参苏饮合五皮汤主之。

肿自下起者，因于肾虚，宜渗利之，所谓洁净府，是利其小便也。故仲景云：治湿不利小便，非其治也。宜五苓散加防己、槟榔主之。

有一身尽肿者，宜胃苓五皮汤主之，《经》[1] 郁则折之，谓上下分消，以去其湿，发汗利小便。此方是小儿者，胃苓丸煎五皮汤送下。

胃苓丸

此予家传十三方也。

苍术酒浸　厚朴　陈皮　猪苓　泽泻　白术　茯苓各一两　甘草　官桂　草果仁各三钱

为末，水面丸，麻子大。米饮下，此小儿常用之药，随病换引。

先翁治小儿肿，只用胃苓丸正方，顺取长流水，入灯芯煎

①经：此下据文义疑脱“曰”字。

汤送下。每日午时，用五加皮煎汤，抱儿于房内无风处浴之。浴罢上床，令睡一觉，以薄被盖之，得微汗佳。如是肿消而止，未有不效者。

五皮汤[1]

桑白皮　陈皮　生姜皮　茯苓皮　大腹皮

水煎。

经纪万邦瑞女，二十七岁，病肿甚异。寅后午前，上半身肿，午后丑前，下半身肿，上下尽消，惟牝户肿，小便难。诸医不能治，请予治之。予曰：《经》云：身半已上，天之阳也，宜发其汗，使清阳出上窍也；身半已下，地之阴也，宜利小便，使浊阴出下窍也。正上下分消，以去其湿之法。唯半夜阴户肿，不得小便，此又当从肝经求之。盖厥阴肝经之脉，丑时起于足，上环阴器。又肝病者，则大小便难，用胃苓五皮汤，发汗利小便也。内有茯苓，所以伐肾肝之邪，木得桂而枯，又以辛散其肝经之水，以温肾之真寒湿也。连服十一剂，而肿尽消去矣。

予奉先翁之教，凡肿微者，只用胃苓丸本方治之。如面肿甚者，胃苓丸本方内，加紫苏叶二钱，苦葶苈（隔纸炒）一钱，以去肺经之风。足肿甚者，本方内加汉防已二钱，牵牛（炒，取头末）一钱。共为丸，灯芯煎汤下。吾有一二人，不守先训，专用葶苈、牵牛为治肿之药，随消随肿，杀儿甚多。累吾之德，虽禁之不能阻也。

湖广右布政使孙，隆庆丁卯，入场监试，为《书经》《礼

①五皮汤：此方缺药量，待考。

记》总裁。有小姐病，留全司中调理，小姐误食菱角伤脾，面肿而喘，夫人忧之，命全进药，全立一方，用钱氏异功散加藿香叶以去脾经之湿，紫苏叶以去肺经之风，一剂而安。场罢后，公出见其方，谓全曰：此方甚好，取笔札，令舍人孙环书记之。

小儿病嗽、病疟、病疮后肿者，皆虚肿也。如受风雨水湿之气而肿者，实肿也。通用胃苓丸主之，此家传之法也。

小儿诸肿，不问虚实，并用胃苓丸、五皮汤主之，此家传也。

如因喘嗽，面目浮肿者，宜消肿，葶苈丸主之。

如疟后遍身浮肿者，此因疟发之后，外中风邪，内伤冷水得之。宜胃苓丸，用长流水顺取，入灯芯煎汤送下。更于日午浴之法如前。

如无他病浮肿者，视其肿起之处，治之。如自面起，上半身先肿者，此风肿也，宜五皮汤加紫苏叶、防风主之；如从足起，下半身先肿者，此湿肿也，宜五苓散加防己、木通主之。

如肿久不消，气实能食者，宜利其水，商陆胃苓丸主之。肾者水之根，湿则伤肾，小儿久坐湿地者，多此疾。

如气弱食少者，只以补脾为主。脾属土，土能胜水，脾强则水去而肿消矣，宜参苓平胃散加藿香叶、紫苏叶、木香、砂仁，为丸服之。

有肾虚者，安肾丸服之。

有面目俱黄，遍身俱黄且肿者，此黄肿也，宜胃苓丸加茵陈服之。

如黄而不肿者，此疸症也。观其色之明暗，如黄而色鲜明，小便色黄且涩者，此热也，宜三黄金花丸主之。如黄色昏暗，小便不利者，此湿也，宜茵陈五苓散主之。

安肾丸

大肿不消，肾虚不纳水也。

川乌炮去皮尖　桂心各一两　白茯苓　白术　石斛酒炒　白蒺藜炒去刺　巴戟天　苁蓉酒洗，焙　故纸炒　桃仁微炒去皮尖　萆薢各三两

上为末，炼蜜为丸，芡实大。每一丸，盐汤下。

胃苓五皮汤

治肿要药。平胃五苓方见前。

上锉，取长流水，灯芯煎服。

商陆胃苓丸

病肿气壮能食者，宜此治之。谓去菀陈莝洁净府也。

上共为末，水煮面丸，麻子大。每服五、十丸，至三十丸止。大便后快又服，衰其半而止。

一儿疟后肿，用胃苓丸，长流水煎，灯芯汤下。又用浴法，调理二十日而安。

一儿病肿，有庸医假专门之名，不守家传之法，尝称得异人之术，用牵牛、葶苈，为治肿方之神药，作散服之，元气下陷，肚大坐不得卧，阴囊肿大，茎长而卷。予见之叹曰：脾土已败，肝木独旺，乃贼邪也，不可治矣。果死。

一儿病肿，腹大。彼自庸医妄谈，五日消一分。乃取绳子围其腹量之，投以牵牛、葶苈服之，利下数行，肿减十分之三，父母甚喜，约至五日再消三分。未三日又大肿，较大于

前。庸医闻之走去，病势益甚而死。

一义子十五岁病疸，面目俱黄。予问之，对曰：伤食起，腹中大热又痛。乃立一方，用黄蘖、栀子等分，大黄减半，以退其热；猪苓、泽泻、茯苓、苍术等分，以去其湿；枳实、厚朴、神曲以去其食积；茵陈蒿倍用，以去其黄。共为细末，酒糊丸，车前子煎汤下。三日后，吐去黄水二碗许，胸中不热。又二日泄三行，腹中不痛。十日以后，小便渐清，黄亦减矣。此一段在疸门。

胀病

胀病有二，属虚者多，实者少。东垣、钱氏等从虚治。《内经》云：太阴从湿，谓寒湿也，作热治者误矣，当以脉证辨之。实胀者，或因食积，或因癖块，先有物在胃肠中，而后胀形于外也，按则坚。宜消导以去之，不可攻之，攻之愈虚，不可治矣，宜胃苓丸主之。

虚胀者，或因吐泻、疟痢之后，脾胃久伤而病。此气虚在膜肓之外，其外虽胀，其中无物，按之则濡，叩之有声。不可外攻，攻之即死，宜用温补，钱氏加减异功散，作丸服之。

人参　白术　甘草炙，各一钱　陈皮　青皮　枳实炒　厚朴炒　半夏曲　黄连姜汁炒，一钱五分　木香　丁香　藿香叶①

上共为末，神曲糊丸，麻子大。炒陈米汤下。

因于热者，必口干饮水，神识不清，无时谵妄，宜三黄丸、河间凉膈散，仍作胆导法。

①木香　丁香　藿香叶：缺剂量，待考。

河间凉膈散

连翘一钱　黄芩二分五厘　薄荷叶三分　栀子仁三分　甘草　大黄　朴硝各五分

上用水一盅，竹叶五片煎，临熟入蜜一匙，去渣温服。

因于宿食者，必恶食吞酸，腹中时痛，宜三黄枳术丸，方见后。木香槟榔丸主之。

因于积者，腹中阵痛，宜丁香脾积丸主之。小儿腹胀，与大人不同，多因伤食得之，宜胃苓丸合丹溪保和丸主之。

如果伤食，腹胀或痛，吞酸恶食，大便不利者，宜木香承气丸主之。

木香承气丸

枳实炒　厚朴姜汁炒　槟榔酒浸，各等分　木香减半　大黄酒浸，分两同上三味

上为末，酒糊丸，麻子大，白汤下。

木香槟榔丸

治伤一切热积，兼治痢疾腹痛。

木香　槟榔　青皮去白　陈皮去白　莪术煨　黄连　黄蘖　香附子　枳壳麸炒，各一两　将军①炒　黑丑各加二倍。妇人加当归一两半。一方有黄芩、三棱，分两不同。

①将军：大黄之别名。

上为末，水杵为丸，麻子大。姜汤下。

加减塌气汤

治腹胀。

荜拨　砂仁　青皮　陈皮　丁香　全蝎炒　莱菔子炒，各等分

上为末，神曲糊丸，麻子大。厚朴汤送下。

予外甥女，有食积脾虚病，出痘后，又伤食，腹胀不喜食。予用胃苓丸方，加枳实，炒神曲、麦芽、青皮，作丸服之。

予孙，邦子也。先病疟，伤食成疳，又伤食，甚瘦，腹胀大而坚，见人则哭。予立一方，用人参、白术、白茯苓、甘草、半夏曲、枳实炒、厚朴、黄连、木香、莪术、砂仁、使君子、神曲、麦芽、鳖甲、夜明砂、当归、川芎等药。

一小儿泻后腹胀，予用加减塌气丸服之愈。

一小儿病久不退，腹大而坚，予用化癖丸服之愈。

一小儿五岁，腹大善食。予见之，谓其父母曰：乳多必损胃，食壅即伤脾。令郎腹大如是，又不知节，纵其口腹，吾恐肠胃乃伤，不成肠癖，必成疳也。后果成疳，肚大青筋。请予治，以集圣丸调理而愈。

一儿善食腹大，予用保和丸、胃苓丸二方，相间调理而愈。

一儿因伤食腹痛胀，医用药下之愈。又伤食腹胀，医再下之。予闻之曰：非其治也，误杀此儿。果半年而死。或问曰：何料神也？曰：有食饱伤胃而胀，法宜消导之，不可攻下也。有脾虚不能消食，食饱则胀者，此宜补脾，以助其传化之可也，岂可下乎？此儿初胀，食饱伤脾也，不行消导，乃下之，

误矣。后又腹胀，则脾虚之病也，再三下之，不大误乎？屡下屡胀，故令郎腹大无纹，脐突背平而死。虽医之误，不听吾言，父母之过也。

腹中有癖，疟后多有之。儿有癖者，常作寒热似疟，不可作疟治也，癖去则寒热自止，家传消癖丸甚效。

消癖丸[①]

人参　陈皮　三棱　莪术　木香　黄连　砂仁　鳖甲　枳实　夜明砂　使君子　干蟾　半夏曲　麦芽　海昆布

上为末，酒糊丸，麻子大。米饮下。

香蟾丸

先翁治癖只用香蟾丸，此家传十三方也。

木香　人参　黄芪　当归　桔梗　三棱　莪术　鳖甲　绿矾　枳实　使君子　楝根皮　诃子各一两　干蟾七钱五分　黄连一两

上为末，丸如绿豆大，每服三四十丸，水饮下。

腹痛有虫、有积

虫痛发作无时，随痛随止，发则面色㿠白，口吐涎沫，腹中痛作疙瘩，脉洪大，目直视似痫，宜下之，用木香槟榔丸，苦楝根白皮煎汤送下。先翁用雄黄解毒丸下之。小儿体弱者，

①消癖丸：此方缺药量。待考。

不可下也，用安虫丸以渐去之。

莪术醋煨　木香　黄连　青皮　槟榔　使君子　白芜荑仁　白雷丸　苦楝根皮白者可用，赤者有毒，上各等分

上为末，醋面丸，麻子大。白汤下。

家训云：凡欲取虫，须于每月上弦[1]前取之，虫头向上，若望[2]后头向下，不可取也。

王小亭子善食，尝苦虫痛，予用安虫丸服之。三日后取下一虫甚异，约长一尺，身赤色，大如鳝，令人持其两头牵之，长二三尺，形如小线，放下依旧缩短。此虫母也。

胡泮西弟早卒，遗子，乃泮西夫人养之。尝苦腹中虫痛，请先翁治之，再三不效。复请予治之，予问先翁，曾用何药？翁曰：雄黄解毒丸。予问翁：再有别方否？翁曰：只此一方，用之屡效。予告翁云：此虫有灵，当设法取之。择定破除日，在每月初旬取之，勿令儿知也。隔夜煎下苦楝根汤，次日五更与其伯母议，用清油煎鸡子饼一个，先食之，后服药，故不与食。儿闻其香味，急欲食之，腹中如有物涌上心口，取药与服之，少顷心口之物坠下，以蛋食之，不食也。巳时，腹中大鸣，而泻下一虫甚异。约小指长，有头有手足，状如婴儿。予见之，惊曰：此云传痨虫也。泮西云：彼父痨死，母亦痨死，今此儿正三传也，幸去之矣。令一婢用铁钳夹之河中，以火焚之，有烟扑入婢口中，其婢亦病痨死。此男无恙，至今诵之。翁曰：汝用何药？如此神效。全曰：雄黄解毒丸，恐人知之，故秘之也。

本县户房吏阎姓者，麻城人也。子有虫痛，黄瘦，腹中时

---

①上弦：农历每月的初七或初八的月相。

②望：月圆，农历每月十五日前后的月相，亦即望日。

痛，口馋，如有肉食，则痛不发，一日无肉则痛发也。请先翁治之，翁命予往。见其子甚弱，不敢下，乃思一计，只用苦楝根皮，放肉汁中煮食之，单服三日，下虫如蝌蚪者一盆，色黄黑，后以养脾丸调理而安。阎厚谢。先翁谓先母曰：吾有子矣，往吾教他读书，医出于儒。先母闻之而喜。

一儿七岁，善食肉，尝病腹痛。其父问曰：积痛虫痛何如？予曰：积痛发有尝处，手不可按，恶食而口干；虫痛无尝①处，喜手按摩，口馋而吐清水。此儿乃虫病也。以药取之，下虫大者十余条而痛止，未一月又痛。予曰：不可再取矣。如不去其虫则痛不除，积不除则虫又生，苟再取之，恐伤胃气不可也。乃立一方，仍用黄连、木香、槟榔去积为主，陈皮、青皮、三棱、莪术、枳实、山楂专去其积，使君子、白芜荑、川楝子、苦楝根皮专去其虫。等分为末，神曲糊丸，麻子大。米饮下，常服之。时下小虫，及下大虫如指大，约长一尺，乃虫母也。自后痛渐减。

或问：人腹中皆有蛔虫，何儿之虫独多也？予曰：小儿食伤成积，积化为虫。尝观草腐而化萤，木腐而生蠹，人脾虚而虫集，其理一也。或又问：虫之状有不同者，何也？曰：各从其脏变化也。如心属火化为羽虫，肝属木化为毛虫，肺属金化为介虫，肾属水化为鳞虫，脾属土化为倮虫，故蛔虫倮虫出于脾，为土化也。

积痛

小儿腹痛，属食积者多。食积之痛，属寒者多。盖天地之

①尝：通“常”。下处同。

化，热则发散而流通，寒则翕集而壅窒。饮食下咽之后，肠胃之阳，不能行其变化转输之令，使谷肉果菜之物，留恋肠胃之中，故随其所在之处而作痛也。

如在胃中，犹是完物，在当心而痛，宜吐之，所谓高者越之是也，瓜蒂散主之。

其在小肠中，虽变化犹是糟粕，其痛在心之下，脐之上，宜辛温之药利下之，宜丁香脾积丸主之。

一小儿周岁，食肉太早，自此成积，日渐羸瘦，不思乳食。其父沙溪告予，请医治之。予取养脾去积丸，先服三日，后用脾积丸，鸡肉汤下。取下鸡肉一片，犹未化也。再服养脾丸调理而愈。

其在大肠者，水谷已分，传送广肠为疾也。其痛在脐之下，宜苦寒之药下之，木香槟榔丸主之。

如可吐者，不如盐汤探吐之法尤妙。如饮食之后便有胃口痛者，此宜吐之。如因旧日之积作痛者，不可吐之，恐伤胃气，宜小陷胸丸主之。

枳实麸炒，二钱五分　半夏　黄连姜汁炒，各二钱　草豆蔻炒，五分

上为末，神曲糊丸，麻子大，姜汤下。

王小亭一日胃脘当心而痛，请予治之，七日不止。予以手摸其胸腹，问在何处，惟心之下手不可近。予曰：吾差矣，何怪其药之不效也。凡腹痛手可按者，虚痛也。手不可按者，实痛也。实痛，非积则痰，故手不可按也。乃立一方，以枳实导滞丸、控涎丹二方内，择取枳实、黄连、半夏各二钱，木香、黑牵牛（头末）、白芥子（炒）、甘草等分，捣罗为末，用生姜自然汁和神曲作丸，麻子大。以沉香、木香、槟榔磨水下，或姜汤亦可。初服二十一丸，少顷痛移下中脘，又服七丸，至脐下，又服五丸，利下清水而止，乃知是脾痛也。复作枳术丸

加青皮、陈皮、木香、砂仁、神曲、麦芽、山楂，调理而安。治痛者，其可忽诸。

凡腹中积痛者，只在肠胃之中。盖肠胃为市，物之聚也，脾主腐化而无所受故也，非客所犯，必不为痛。如有脾痛者，宜祖传三圣散主之。

苍术盐炒　香附子盐炒　良姜清油炒

上为细末，热酒调下。

吐泻

吐出上焦，泻出下焦，乃肠胃之病也。脾在中焦，管摄乎上下之间。吐泻互作者，乃脾之病也。

夫人身之中，足阳明胃脉之气自上而下，足太阴脾脉之气自下而上，上下循环，阴阳交接，谓之顺而无病也。故胃气逆而为上，则为呕吐，脾气逆而为下，则为泄泻，吐泻之病，脾胃为之总司也。

《发挥》云：胃在上焦主纳而不出，呕吐则不纳矣。肠在下焦主出而不入，有积泄泻，出则无积矣。观朱无议①《伤寒括》云：胃家有热难留食，胃冷无缘纳水浆。则吐泻之出于上焦也明矣。又张长沙《伤寒论》云：下利服理中不止，理中者，理中气也。治泄不利小便，非其治也，五苓散主之。不止者在下焦，赤石脂禹余粮汤主之，则泄泻出于下焦也明矣。

赤石脂一斤　禹余粮一斤

上水六升，煮取二升，去渣，分三服。

---

①朱无议：据文义当作朱奉议，即朱肱，字翼中，号无求子，晚号大隐翁，宋代医学家，著《类证活人书》等。因曾官奉议郎，人称朱奉议。

又按：治泄利者，有四法焉，有用理中汤以治其里气者，有用五苓散以利其小便者，有用真武汤以温其肾者，有用赤石脂禹余粮汤以固涩其大肠者，不可不知其要也。盖肾开窍于二阴，主蛰藏者也，如门户然。泄泻不止，门户不要也，故以姜附以温之，闭其门户也。肠胃者，容受水谷之气，犹仓廪然。脾司出纳，乃仓廪之官也。吐泻之不止，乃仓廪之不藏，官之失其职也，故用参术以补之，封其仓廪也。下焦者，水谷注下之路，如沟渎然。小便不利者，沟渎之不能别也，故用猪苓、泽泻以利之，疏通其水渎也。大便不禁，沟渎之不能潴也，故用赤石脂、龙骨以涩之，塞其决也。

真武汤

茯苓　芍药　生姜各一两　附子一枚，炮，破八片　白术二两

上用水八升，煮取三升，温服七合，日三。

祖训治吐泻者，只用胃苓丸，吐以煨生姜汤，泄以一粒丹和之，炒米汤下。

一粒丹一名白玉丹

此亦家传十三方也。

寒水石煅，二两　白矾枯，一两

上为末，水糊丸，小豆大。每一丸，米汤下。

钱氏曰：脾主困，谓疲惫也，非嗜卧也。吐泻久则生风，饮食伤则成痟，易至疲惫也。此与肾主虚同。

论：肾者，元气之主，肾虚则为禀赋不足之病；脾者谷气之主，脾虚则为津液不足之病。故小儿五脏之病，脾肾最多，肝心次之，肺又次之。

小儿吐泻，多因伤乳食得之。

如吐泻时不啼哭，不喜饮食，此伤乳食者也。初得之不可遽止，宿食未尽去也。宜换乳食，勿令重伤，吐泻益甚，非医之咎也。益黄散主之。

有热者胃苓丸，用东向陈壁土和生姜少许炒焦，入水煎汤，澄清吞下。泻不止，以胃苓丸、一粒丹合而服之，煎汤下，效。

如吐泻时，不恶风寒，喜人怀抱，此伤风吐泻也。宜发散，惺惺散。

如吐泻时啼哭，其身俯仰不安者，必腹中有痛，此霍乱也。内伤乳食，外感风寒得之。先治其里，宜理中汤加藿香；后治其表，桂枝汤；表里通治，藿香正气散。

一儿周岁，吐泻并作，时天大寒，医用理中胃苓丸服之，不效。予曰：此表里有寒邪，未得发散也。取益黄散与之，其夜得大汗而止。

一女岁半，与前儿同症，吐泻，此伤食也。前有外感风邪，故用益黄散，温其表里之寒；此只是伤食，用胃苓丸、一粒丹，陈壁土汤下，调其脾胃，消其食积，而吐泻俱止。

一儿暴吐泻，上下所出皆乳不化，用理中丸服之效。

一儿暴吐泻，上下所吐皆黄水，中有乳片，用二陈汤加黄连姜汁炒，煎服效。

或问：二病同而治之异者，何也？曰：所出之乳不化者，胃有寒也，故以理中丸急温之；所出乳片不化者，胃有热邪，热不杀谷，宜半夏、黄连以解之。此同病异治法也。

呕吐

小儿呕吐，多因乳食之伤得之，非若大人有寒有热，然因于寒者亦有之。

呕乳、溢乳、哯乳，当分作三证治之。

呕乳者，初生小儿胃小而脆，容乳不多。为乳母者，无纵与之，勿令其太饱可也。子之胃小而脆，母之乳多而急，子纵饮之，则胃不能容，大呕而出。呕有声，而乳多出，如瓶注水，满而溢也。

溢乳者，小儿初生，筋骨弱，左倾右侧，前俯后仰，在人怀抱扶持之也。乳后太饱，儿身不正，必溢出二三口也，如瓶注水。倾而出也。

哯乳者，小儿无时，乳常流出，口角唇边常见，如瓶之漏而水渗出也，即吐露。

呕乳者，节之可也。溢乳者，正抱其身可也。二者皆不必治。哯乳者，胃病虚也，宜补之，理中汤丸加藿香、木瓜主之。

先翁治小儿呕吐，只用胃苓丸研碎，以生姜煨热，煎汤调下即止。

理中汤治呕吐，或有不止者，呕家不喜甘故也，必去甘草，加藿香之辛，木瓜之酸，用之效。

伤冷乳者，所出清冷，面晄白者是也。宜益黄散，煨生姜煎汤调服。

伤热乳者，物出热，面赤唇燥者是也，宜六一散，煨生姜煎汤调服。

伤乳食，物出作馊酸气者是也。宜胃苓丸，煨生姜煎汤，研碎调服。

本县儒学教官陶，一子生八月病吐。诸医治之不止，汤丸入口即吐。诸医云：食入即吐，是有火也。欲作火治，用泻火药又不效。众医不能治，其吐益剧，即请予至议治。予曰：理中汤。师曰：服此方不得入也。予曰：用法不同。时有生员蔡一山，素与吾不睦，在旁笑云：不必多言，且看汝法何如也。予曰：汝亦不必多言，明早来问，始见吾之能也。此非试宏词博学科，何相忌耶？作理中汤剂，用猿猪胆汁、童便各半拌之，炒焦，以水煎服，药入立止。次早蔡生来问，师曰：果效。问是何方，曰：理中汤。蔡子又问何法，予曰：此在《内经》《伤寒论》中，猪胆入溺，白通汤方下。兄归读之，自理会出来。师家问予曰：吾闻蔡子常妒汝，今信之。请言其法。予曰：吐本寒邪，当用理中汤煎药以止之，内寒已甚，格拒其阳，故热药入喉被寒所拒，不得入也。今胆汁之苦寒，童便之咸寒，下喉之后，两寒相得，故不复出。须臾之间，阴气渐消，阳气乃发，此热药须冷服，以主治格拒之寒，以止呕哕者是也。

宋理宗呕吐不止，召医杨吉老治之，问：用何方？曰：辛热药也。帝曰：服之不效。吉老奏曰：热药冷服。药成放井中良久，澄冷进服，一啜而吐止，即此法也。师闻而喜之。后以六君子汤作丸调之。

王少峰次子，三个月病吐。请医治之。药乳不纳。予见其儿在乳母怀中以身伸努上窜，呃呃作声，有发惊之意。乃取理中汤丸末子一分，用猪胆汁、童便各半匙，调分三服。初一次少停，略以乳喂一二口即止。又进一次，又乳之，其儿睡一觉，醒则呕止，不伸努，不呃呃作声矣。予以是法教诸子止呕，活人甚多，乃良法也。

英山郑孔韶一女，辛丑三月患呕吐。请予往，视其证，乃伤食吐乳也。家人云：无。乃用理中汤去甘草加丁香、藿香，不效，又作胆汁、童便法，亦不效。四日后吐出饭半碗。予谓家人曰：此女数日不食，何以有此完饭也？吾言伤食，汝固曰无，劳吾心力，不得见效。遂取脾积丸授之，取下恶粪如靛。

询之，果五日前外翁王宅归，比坏鸡子黄色变也[1]，所吐出之饭，即所食之饭也。壅塞肠胃，格拒饮食，所以作吐，下之即愈。

予思小儿呕哕不止，多是肝胆二经之病，故仲景猪胆人溺白通方，在厥阴病中。

新制一方

止呕吐不止之病。

吴茱萸　黄连各等分，锉

上用向东壁土一块，杵碎，用药放在铫中炒焦，入水煎一二沸，澄清服之。

凡治小儿呕吐止后，不可便与乳，其吐复作，非医之咎也。吐后多渴，禁与汤水，须使忍一时，渴自止也。若与汤水，转渴转吐不可止也。大人同。

有吐蛔者，胃寒甚也，宜理中丸，用乌梅与椒煎汤调服，神效。

寒水石煅飞，二两　半夏炮七次，七钱五分　白枯矾五钱

共为末，水糊为丸，麻子大。姜汤下。此家传十三方也。

因于寒者，食久则吐，其乳不化，宜理中汤加藿香、砂仁主之。

因于热者，食入则吐，其乳成片，宜理中汤加黄连、竹茹主之。

因于食积者，吐出馊酸气味，恶食，宜养脾消积丸，甚者丁香脾积丸主之。吐止后，胃苓丸主之。

---

①比坏鸡子黄色变也：据文义疑作衍文。

因于虫者，吐多清水，腹痛多啼，宜理中汤加木香槟榔丸主之。

呕吐药食不得入者，此胃中有寒，阴盛格阳也，宜理中汤入童便猪胆汁主之。

一儿初生即吐，医欲用钱氏木瓜丸，予阻之曰：不可。小儿初生，胃气甚微，初饮乳或有乳多过饱而吐者，当令乳母缓缓与之，或因浴时客寒犯胃而吐者，当取其乳汁一杯，用姜葱同煎，少与服之。或因恶露涉水，停在腹中而吐者，宜以炙甘草煎汤而吐去之。如何敢用木瓜丸，以铁粉、槟榔之剂，重犯其胃中初生中和之气耶？故常语人曰：钱氏小儿方，非先生亲笔，乃门人附会说也。

一儿自满月后常吐乳，父母忧之，诸医不能止。一日问予，予曰：呕吐者，非常有之病也。今常吐乳，非病也。然孩儿赖乳以生，频吐乳者，非所宜也，恐伤气，不可不求其故。有母气壮乳多者，唯恐儿饥，纵儿饱足，饱则伤胃，所食之乳涌而出，此名溢乳，如瓶之注水，满而溢也，宜损节之，更服肥儿丸。

儿之初生，筋骨软弱，为乳母者，常怀抱护持可也，不然则左右倾侧，其乳流出，此名哯[1]乳，如瓶之侧，其水流出也。能紧护持则不吐也。

有胃弱者，不能受乳而变化之，无时吐出，所吐不多，此名哺露，如瓶之漏，不能容受也，当补其脾胃，助其变化可也，亦以肥儿丸主之。

---

①哯：通“哕”。

泄泻

泄泻有三，寒、热、积也。

寒泻者不渴，宜理中丸主之。

热泻者有渴，宜五苓散调六一散主之。

积泻者面黄，所下酸臭食也，宜丁香脾积丸下之，积不去泻不止也。

三棱煨　莪术煨　青皮去白，醋煮　良姜醋煮，各五分　丁香去蒂，三钱五分　木香　牙皂　百草霜各三钱　巴豆霜二钱五分

上为末，醋面糊丸，麻子大。随人加减。溯原汤送原物亦可。

胡三溪子，病泻不止，三溪自与甘大用同，医皆吾所传也，不效。其兄元溪云：今有璞玉于此，虽万镒必使玉人雕琢之。今学病，何不请密斋，尔与甘子能治之乎？时吾在英山，此子原结拜我，吾闻之即归。问其所用之方，皆不对证。观其外候，面色黄，所下酸臭，此积泻，宜下之，积去泻斯止矣。乃取丁香脾积丸，一服而安。其父问云：吾闻湿多成五泻，未闻所为积泻也。予曰：《难经》有云，所谓大瘕泻者是也。湿成五泻者，有内因者，有外因者，有不内外因者。如因于风者，水谷不分，谓之飧泄；因于热者，水谷暴泄，谓之洞泻。因于寒者，水谷不化，谓之溏泻；因于湿者，水谷稠黏，谓之濡泻；此四泻者，外因之病，湿自外生者也。因于积者，脓血交杂，肠鸣腹痛，所下腥臭，谓之瘕泻。瘕者，宿食积泻之名，乃食癥也。此内因之病，湿自内生者也。有不内外因者，乃误下之病，有挟热挟寒之分，所谓肠垢鹜溏者也。又问：脾积丸乃取下之剂，何以能止泻也？曰：胃者水谷之海，肠者水谷流行之道路也。泄泻者，肠胃之病也。肠胃无邪则水谷变

化，便溺流行，是为无病儿矣。今有宿食不化，陈腐之物，菀积于肠胃之中，变为泄痢，如源泉之水停积于中，流出于外，苟不溯其源而出之，则泄痢终不止也。故以脾积丸去其陈腐，此拔本塞源之法。按：《本草》云，巴豆未泄能令人泄，已泄能令人止。脾积丸之治积泄，祖训当遵守也。予教诸子治泄泻，始终三法。

初用理中丸，一服不止，次用五苓散，一二服分利，不止，三用白术散服之良。又不止，用参苓白术散调理，未有不效。再不止，用参苓白术散二分，豆蔻一分。

《发挥》云：《难经》五泻之论甚详，予论大肠泻、小肠泻、大瘕泻则易明。予论脾泻、肾泻，则难分晓也。且腑者府也，谓水谷所藏之府也，有所受则有所出；脏者藏也，乃魂魄神志意所藏之舍，无有所受，岂有所出哉？其脾泻者，即胃泻也，谓脾不能约束其胃，胃不能藏而泻也，故泻有属脾者，有属胃者。但自胃来者，水谷注下而多，自脾来者，则成黄糜，泻无度而少也。观仲景《伤寒论》中，大便不通者用脾约丸，其易明矣。肾亦脏也，谓之肾泻者，肾开窍于二阴，为闭藏之主，肾虚则不能主闭藏而水谷自下。且下焦如渎者，有所受则有所出也，但泻不同。《难经》云：其泻下重者，即肾泻也。观东垣先生《脾胃论》补中益气汤方，凡大便努责者，加当归身、红花。努责者，即下重，当归、红花以润血。盖肾恶燥，故用二物以润之。肾泻亦与大瘕泻同。泻者痢也，乃积滞之物，故痢曰滞下。况痢则腹痛，有肠鸣，有里急，有赤白。若肾泻则便时略难，却无里急后重之证，故云痢则下重也。古人立方治肾泻者，有用破故纸者，补其肾也，有用吴茱萸者，补其肝也，皆苦以坚之，辛以润之之法。今吾立方治脾泻者，只用参苓白术丸，治肾泻者，只用六味地黄丸加破故纸，甚效。

胃泻、大肠泄、小肠泄，三者不同。盖自胃来者，水谷注下而不分，所下者皆完谷也。此从寒治，宜理中丸主之。

自小肠来者，亦水谷注下而不分，则成糟粕而非完谷。且小肠为受盛之府，水谷到此，已变化而未尽变化也。治宜分别水谷，以五苓散主之，使水谷分利则泻止矣。

自大肠来者，则变化尽而成屎，但不结聚，而所下皆酸臭也。宜用《伤寒论》中禹余粮汤、陈文中《痘疹方》中肉豆蔻丸主之，此涩可以去滑之法也。

叔和云：湿多五泻。此本《内经》湿胜则濡泻之论。所谓五泻，则与《难经》之论不同，《素问》以脏腑分五泻，叔和以风寒湿热食分五泻。

如泻时有发热恶寒，水谷不分者，此风湿证也，谓飧泄。《经》云：春伤于风，夏生飧泄者是也。宜小建中汤加防风主之。若兼脓血者，胃风汤主之。

如泻时有腹痛，或吐或不吐，所泻者多完谷未化。此寒湿证也，宜理中汤主之。如泻时有腹痛，或痛或不痛，所下亦有完谷而未尽化者，此邪热不杀谷也。有成糟粕者，皆属热湿，以《伤寒论》中猪苓汤主之。如寒湿热湿，宜详辨之，属寒者不渴，属热者渴也。

如泻时水谷混下，小便少而大便多者，此湿泻也。有溏泻无度者，此久湿也。并宜五苓散主之。

如泻时有腹痛腹鸣之证，恶食，所下酸臭之物，此因宿食停滞于中而成湿，此食化为湿也。宜下之，积去泄自止也，丁香脾积丸主之。

泄泻二字，亦当辨之。泄者，谓水谷之物泄出也；泻者，谓肠胃之气下陷也。

猪苓汤

猪苓　泽泻　阿胶　滑石　茯苓各一钱

上水煎。

春月得之名伤风，其证发热而渴，小便短少，宜先清热后补脾，清暑薷苓汤，补脾白术散。

夏至后得之，泻者有寒有热。渴欲饮水者，热泻也。先服玉露散以清暑止渴，后服白术散以补脾。

如不渴者，寒泻也。先服理中丸以温中补脾，后服五苓散以清暑。此祖传之妙也。

夏月水泻，其详有①在因五邪之气所生病条内，有案。

秋月得之，伤湿泻也。其证体重，所下溏粪，谓之濡泻。宜渗湿、补脾、利小便，胃苓汤主之，或升麻除湿汤。

冬月得之，伤寒泻也。其证腹痛，所下清水。宜温，理中丸或理中汤加熟附子少许主之，不止，宜豆蔻丸。

四时之中，有积泻者，面黄善肿，腹中时痛，所下酸臭者是也。宜先去积，后调脾胃。去积，丁香脾积丸；调理脾胃，胃苓丸。

治泻大法，不问寒热，先服理中丸。理中者，理中气也。治湿不利小便，非其治也，五苓散主之。更不止，胃气下陷也，补中益气汤，清气上升则不泻矣。又不止者，此滑泻也，宜涩之，豆蔻丸主之。此祖传之秘法也。

儿泄泻依法治之不效者，脾胃已衰，不能转运药性以施变化，只以补脾为主，脾胃既健，药自效也，白术散主之，常与

---

①有：据文义疑作衍文。

无间。此予先父之秘受①也。

久泻不止，津液消耗，脾胃倒败，下之谷亡，必成慢惊，所谓脾虚则吐泻生风者是也，故应补脾胃于将衰之先。宜用白术散补之，补之不效，宜用调元汤加建中汤急救。否则，慢风已成，虽使仲阳复生，不可为也。详见慢惊内。

小儿泄泻，大渴不止者，勿与汤水饮之，水入则亦加渴而病益甚，宜生脾胃之津液，白术散主之。

久泻不止，发热者，此津液不足，乃虚热也。勿投以凉药，反耗津液，宜白术散主之；甚热之气，黄连丸主之。

白术散

治小儿泄泻烦渴。

四君子加木香　藿香各等分　葛根加一倍

上作大剂，水煎，常服，以代汤水。

黄连丸

治久泻发热，此虚热也。

黄连　干蟾炙，各二钱　木香　使君子各一钱　芦荟　夜明砂各七分

上为末，山药研粉，水糊丸，麻子大。米水下。

升麻除湿汤

治风湿作泻自下而上者，引而竭之。如脾胃甚弱，不思饮

①受：通“授”。

食，肠鸣腹痛，泄泻无度，小便赤涩，四肢困倦。

升麻　柴胡　防风　神曲　泽泻　猪苓各五分　苍术一钱　陈皮　甘草炙　麦蘖各三分

为末，水煎热服。

玉露散

治伤热泻黄，方见前。与五苓散合和匀，名桂苓甘露饮，治热泻。此予心得之妙。

一儿有病，一日夜三五行，或泻或止，连年不愈，此脾泻也，胃苓丸加人参主之。

一儿无病，时值盛夏，医以天水散与之，谓其能解暑毒也。服后暴泻，医悔，用作理中汤，连进三剂，泻变痢疾，日夜无度，脓血相杂，儿益困顿，皮燥无汗，发聚成穗。请予治之。予曰：挟热而痢者，其肠必垢，泻久不止，则成疳泻。此儿初泻，本时行之病，非干天水散也。医当用天水散调五苓散服之可也。反以理中汤热剂投之，遂成挟热肠垢之病。皮燥发穗者，表有热甚也；下痢窘迫者，里有热甚也。表里俱热，津液亦衰，事急矣。因制一方，用：

黄连　干蟾炙，各一钱　木香　青皮　白茯苓　当归身　诃子肉各一钱五分

共为末，粟米粉作糊为丸，每服三十丸，炒陈米汤下。十日后满头出小疖，身上发痱如粟，热平痢止而愈。噫！此子非吾无生矣。

一儿病泻，大渴不止，医以五苓散、玉露散皆不效，病益困，腮妍唇红。予见之曰：不可治也。泄泻大渴者，水去谷少，津液不足故也。法当用白术散补其津液可也，乃服五苓散、玉露散渗利之剂，重亡津液，脾胃转虚。《诀》云：大渴

不止，止而又渴者死；泄泻不止，精神耗者死。父母不信。三日后发搐而死。

壬子经魁万宾兰，石泉翁之伯子也。翁得子晚，始生宾兰，爱如珠玉。周岁得水泻，一日夜十余行。翁善医，自作理中汤诃子肉、豆蔻与之，不效。乃急请予至，叙其用药不效。予曰：《正理论》云，理中者，理中气也。治泻不利小便，非其治也。遂用五苓散去桂加甘草，一服泻止。三日后遍身发出赤斑，石泉惧。予曰：无妨。《活人书》云：伤寒病下之太早，热气乘虚入胃发斑。今夏月热盛之时，泻久里虚，热气乘虚而入，且多服理中辛甘之剂，热留胃中。今发赤斑，热自里而出于表也，宜作化斑汤必易愈。翁曰：石膏性寒，非泻所宜。曰：有是病则投是药，在夏月白虎犹宜用也。一服而斑没热退。

本县大尹朱云阁公子病泻，十日不止。众医或用理中、五苓、益元、白术散等，皆不效，泻渴益甚。公亟召余至。视其外候，启曰：渴太甚当先止渴。公曰：当先止泻。余曰：病本湿热，水谷不分，更饮水多，则湿伤脾胃，水积肠胃。所泻之水，乃所饮之水也，故当先止其渴，渴止泻亦止矣。公曰：当用何方？曰：白术散。尹曰：已服过多。余曰：用之不同也。尹曰：用之不同别法乎？余曰：本方在常与服之，此常字便是法也。盖白术散乃治泻作渴之神方，此方有二法，人参、白术、茯苓、甘草、藿香、木香六味各一钱，葛根倍二钱者，泄泻久不止，胃中津液下陷也，故葛根倍用之，以升胃中之津液，此一法也。今人不知倍用之法，与六味等分同，故效少也。儿病渴者，汤水不离，今人不知常服之法，其以药常代汤饮之也。故所用之方虽是，所用之法不同，药剂少而汤水犹多，药少汤多，犹以一杯之水，救一车薪之火，水不胜火，如何有效？当作大剂煎汤以代汤水饮之。渴只饮本汤，一切汤水禁之勿与，则胃气上升，津液自生，渴泻止矣。尹闻而是之，果一剂治矣。不问泄泻痢疾，并宜服此，多多益善。不唯泄泻可止，亦不至脾虚生风也，真神妙方也，谨详述之。

公子脾胃素弱，常伤食。一医枳术丸、保和丸，其意常用枳术丸补脾，至伤食则服保和丸，不效。公以问余，予曰：此法固好，但专用枳术丸则无消导之药，初不能制其饮食之伤；专服保和丸，则脾胃之虚不能胜其消导，而反损中和之气。当立一方，七分补养，三分消导，则脾胃自强，不能再伤矣。公曰：甚善，汝作一方来看。余乃制用人参、白术、青皮、陈皮、甘草、木香、缩砂仁、山药、莲肉、使君子、神曲、麦芽为末，荷叶煨饭，捣烂为丸，米饮下，名之曰养脾消食肥儿丸。服后精采顿异，饮食无伤。公益喜，录其方，常久用之，亲书“儒医”二字，作匾赐之。

庠生胡逸泉，东郊翁之伯子也，周岁时得水泄。先请医甘大用，治之不效，复请予至。视之则肌肉消削，面色皖白，时盛夏，凝汗不润，皮肤干燥，发竖，所下频并，略带后重，此气血俱虚也。按法治之，补中气，利小便，升举其阳，固涩其滑，次第调法，略无寸效。或曰：何如？予曰：术将穷矣，唯有一法未用耳。乃作疳泻治之，用人参、白术、白茯苓、甘草、陈皮、山药、当归、莲肉、砂仁、诃子肉、豆蔻、黄连、木香、干蟾为末，神曲糊丸，煎四君子汤下。服未二日，肤润有微汗，再一日，头上见出红疮，小便渐多，五日而泻止。后更以参苓白术散作丸服之，调理而安。

汪望峰长子城南，生一子，寄姊夫南河胡家养。南河尝语人曰：万老先生好小儿科，今子全作聪明，儿有病可请张祖兄医之，乃先生亲传。予亦与人会，药不执方，合宜而用，吾之活人多矣。试举其一二验者实之。

城南一子病泻，十余日不止，一向是张用药，以胃苓丸、一粒丹服之，皆无效。请予治之，望峰知其故，恐予不肯用心，取白金二两作利市。予叹曰：不在利市，只在信我也。我之治病，敢作聪明！皆先人之旧方，顾用之不同耳。盖治大病以重剂，治小病以轻剂，彼胃苓丸、一粒丹，岂治此重哉？乃取豆蔻丸五十，胃苓丸五十，陈仓米煎汤下。南河[1]云：只此一剂而止，不再下也。南河初不听，泄止大悟，曰：良工不示人以朴，信乎！

湖广右布政孙小姐，五月病泻，至七月犹未止。诸医治之皆不效，差人召余。余往至，见其大渴，乃知津液不足也。不止其渴，泻亦不止，热亦不除也。公问余曰：数日可安？曰：三日止渴，五日止泻，十日热退，计十八日可安。公曰：病久矣，一月而安幸也。乃进白术散作大剂以代汤，须臾饮尽。予见其渴甚，再加制过天花粉二剂，其夜渴止，泄亦微止。次日又进一剂，渴泻俱止。三日热亦渐退。四日公又问余曰：小姐病未安，奈何？余告曰：初来时曾许三日止渴，五日止泻，十日退热，今日来五日，渴泻俱止，热亦渐退。耕当问农，织当问女，小姐贵体，余以身任之，唯足下宽量数日可也。公称谢，再用白术散减干葛，加陈皮，调治半月而安。公大喜，给扎付冠带、儒医匾、白金一十两。此万历元年九月初四日也，本县大尹唐百峰行之。

痢疾

痢不问赤白，皆从积治。湿热者，食积之所主也。痢初得之，其法宜下，积不去，痢不止也。如吐泄后痢者，其积已

---

①南河：此上据文义疑脱“语”字。

下，不可再下，复伤胃气。可下者，木香导滞丸主之；不可下者，宜去积，保和丸主之。

陈皮五钱　枳壳炒，三钱　黄连姜汁炒，五钱　神曲　山楂肉　麦芽各三钱　莱菔子炒，三钱　槟榔三钱

上为末，水糊丸，麻子大。白汤下。

木香导滞丸

枳实炒　厚朴姜汁炒　槟榔各五钱　黄连　黄芩　黄蘗　大黄各七钱半　木香二钱五分　黑牵牛半生半炒，取头末，二钱半

上为末，酒糊丸，小豆大，白汤下。

祖训只用黄连丸

黄连一两，净锉，用吴茱萸半两，水拌湿同炒，去萸不用　木香五钱　石莲肉三钱

上为末，酒糊丸，麻子大。陈仓米煎汤下。此家传十三方也。

予教诸子治痢，只用保和丸、香连丸同服，万无一失。

郧阳抚台都御史孙小姐，自五月病痢，至七月未愈。差荆襄承差，取郧阳医官治之不效，遣承差王加宜取予，予往，病亟矣。至用人参、白茯苓、甘草、当归、白芍、黄芩、车前子、陈皮各等分，炒干姜少许，煎服，略差，五日大安。台晚饮间，问余云：诸臣皆用木香、黄连，今汝不用，所用皆非治痢之药，而效者何也？余曰：此乃河间黄芩芍药汤方也，所谓调其气则后重除，养其血而痢止之法也。台云：小女前年在湖广病泄，今年在此病痢，皆五六月间，幸遇汝之良而安。然小女之遇汝，尔之遇我，非偶然。余叩首谢。

本县祝道士长子，七岁，病痢，半年不愈，求予治之。予与一方，用人参、白术、茯苓、甘草、陈皮、山药、黄芪、桔梗、木香、黄连、诃子肉、豆蔻、车前子、干姜（炒）、泽泻、神曲、当归、麦芽、白芍，为末，水面丸，米饮下。一月而安。名和中丸。

一女，十岁患痢久不止，脉洪数。或曰：下痢脉宜小，今脉洪数，恐难治。予曰：无妨。《玉亟经[①]》曰：欲识童男与童女，决在寸关并尺里，自然紧数甚分明，都缘未散精华气。此童女脉宜如是，胃气当强，不久自愈。果数日痢渐止。

本县张大尹，有公子半岁，病赤白痢甚苦。用黄连一钱，木香五分，石莲肉五分，陈皮七分，干姜炒，二分，为末，神曲丸，黍米大。陈米饮下。

痢疾渴者，七味白术散去干葛，加炒干姜、黄连、阿胶、乌梅主之。

痢若噤口者，宜参苓白术散加石菖蒲为末，陈米汤下。

痢疾脱肛者，只止其痢，痢止肛自不下矣。

泻后变痢后重者，胃气之下陷也；赤白者，肠垢之下溜也。水谷尽而肠胃败，故死。

痢后变泻，后重止者，湿热之气去也；赤白止者，陈腐之物尽也。肠胃通而水谷行，故生也。

凡下痢鲜血者，黑如屋漏水者，气促者，大吼如竹筒者，呕哕不食者，足趺肿者，身热脉大者，渴欲饮水者，只[②]大渴者，面娇面青者，皆死证也。

初病痢者，腹中急痛，大便窘迫，小便赤涩，身热饮水，

---

①玉亟经：保婴堂本作“玉函经”。义长可从。

②只：据文义当作“口”。

宜急下之。轻者三黄枳术丸，重者木香槟榔丸，去其陈垢，其痢自止。此时，邪气未动，正气未伤，故宜下之。若喜补恶攻，使邪气日强，正气日弱，不下之则积热不除，下之则脾胃俱弱，酿成大病，医之过也。

初病泄泻，渐变痢者，此时宿垢已去，不可再下。如有腹痛、里急后重之证，乃未尽之余邪也，宜去积止痢。去积，保和去滞丸；止痢，香连丸。

痢久不止者，名休息痢，家传和中丸。

或问：赤痢为热，白痢为寒，何如？曰：《原病式》论之详矣。痢下赤白，皆湿热也。赤者自小肠来，小肠者心之腑，心属火故其色赤；白者自大肠来，大肠者肺之腑也，肺属金故其色白。赤者属热，白者属湿，湿亦热也。《经》云：湿盛而热也。若初痢下鲜血者，非赤也，此风热之毒，宜剪红丸主之。如痢下瘀血，或如豆汁者，此湿气下血也，宜胃风汤主之。

或问：河间云，行气则后重除，养血则痢止。此千古不易之法也。今幼科治痢之方，不用其法，何也？曰：痢者，《素》云肠澼，《难》云大瘕泄，古云滞下。肠澼者，因于饱食也；大瘕泄者，食癥也；滞下者，积滞之物下出也。故云：无积不成痢。治法以攻积为先务也。积不去则气不行，去积所以行其气，而不里急后重也。热则伤血，痢久则伤血，去热止泄，所以养其血也。法虽不同，意则合也。

或问：丹溪云，先泻后变痢者，脾传肾也，难治；先痢后变泻者，肾传脾也，易治，何以言之？曰：脾主湿，湿胜则濡泻，泻者脾之病也。泻久不止，又变成痢，痢下后重，肾病也。如痢非真痢也，故后重者胃气之下陷也，脓血者，肠垢之下溜也。真气败而谷气绝，是谓难治。肾恶湿，小儿久坐湿地则伤肾，里急后重，便脓血者，肾之病也。痢久不止，忽变成泻，湿去而脾病在也。故里不急痛者，湿热之毒除也，便无脓血者，陈莝之秽尽也。肠胃通而水谷行，故易治。

或问：痢疾身凉脉静者生，身热脉躁者死，其然乎？曰：初病时邪气方盛，身热脉躁者多，不可呼为死证也。邪气盛则实，可急下之，邪去脉自衰，身自凉也。痢久而身热脉躁，则不可治也。脉静身凉，久痢之后，真气已虚之脉也，身宜温不可太凉，脉宜静不可太弱。《经》云：泻痢五虚者死，脉细一也，皮寒二也，少气三也，泄痢不止四也，饮食不入五也。此脉静身凉之言，不可执着也。

痢久不能食，或有食入即吐者名噤口痢。即《经》所谓五虚者死。古方虽多，无甚效者。大抵泻痢日久，津液已竭，脾胃虚弱，不能食也。宜以补脾为主，白术散去干葛，加炒干姜主之。能食者生矣，不能食者死。

痢久脱肛者，气血虚也，《素》云下陷者虚也。《难》云出者为虚。古方多用涩剂，如猬皮、木贼之类，此治其标也。当用河间行气养血之法，痢止后重除，肛肠自不脱出矣。加减八珍丸主之。

有痢下赤白青黑者，名为野鸡痢，用阿胶梅连丸主之。

有痢两膝肿大者，名曰鹤膝风，加味地黄丸主之。

保和去滞丸

治痢疾有积，胃弱不可重下。

陈皮五钱　半夏曲　白茯苓　枳实麸炒　厚朴姜汁炒　槟榔各五钱　莱菔子炒，二钱五分　木香二钱五分

上为末，神曲糊丸，麻子大，陈米汤下。

三黄枳朴丸

治湿热成痢，并有食积者。

黄连　黄芩　黄柏皆酒炒，各三钱　大黄酒煨，五钱　枳实麸炒　厚朴姜汁炒　槟榔各二钱

共为末，酒糊丸，麻子大，姜汤下。

胃风汤

八物汤①去地黄、甘草，加桂等分，入粟米同煎。

本方去桂，加连等分，吴茱萸减半，同炒为末，酒糊丸，可治远近血痢。

阿胶梅连丸

治痢无分久新、赤白青黑、疼痛证。

阿胶草灰炒成珠　赤茯苓　乌梅去核，炒　赤芍　黄蘖炒　黄连炒　干姜炒　当归各等分

上为末，入阿胶和匀，水丸，麻子大。陈米饮下。

家传和中丸

专治休息痢。

人参　甘草　当归身　川芎　车前子略炒　猪苓　泽泻

---

①八物汤：据文义疑作“八珍汤”。下同。

神曲　黄连炒，各三钱　麦蘖面　诃子　石连[1]子　干姜炮　肉豆蔻面煨　木香各三钱　白茯苓　白术　白芍　陈皮各三钱

共为末，酒糊丸，麻子大，陈米饮下。

加味地黄丸[2]

治痢后鹤膝风。

地黄丸加牛膝　虎胫骨酥炙　白茯苓

共为末，蜜丸服。

加减八珍丸

治久痢脱肛。

八物汤去川芎、白术，加黄连炒　阿胶土炒，各三分　木香三分之二减半

上共为末，水丸，麻子大。炒米汤下，多服佳。

剪红丸

治痢血神效。

当归身　黄连炒　槐角子炒　枳壳炒　荆芥穗　侧柏叶炒，各等分

上为末，酒煮面糊丸，麻子大。陈米汤下。

---

①连：通“莲”。

②加味地黄丸：此方药量阙如，待考。

疟

疟疾不问新旧，并宜服平疟养脾丸。此家传之秘方也。

治有三方：初截、中和、末补。

初治法

初起有外因者，不问风寒暑湿之邪，并宜香苏散，加紫苏、香附、陈皮、甘草，外加常山、槟榔、乌梅，于发日五更时服，得吐为善。盖吐中即有发散之义，不复作矣。有内因饮食不化，积而成痰，痰变为疟，宜平胃散，苍术、陈皮、厚朴、甘草，加常山、乌梅、槟榔，临发日五更服，或吐或下，痰积悉除，不复作矣。有不内不外因者，客忤中恶，梦寐颠倒成疟者，此邪疟也，宜四圣丸加家传斩鬼丹主之。人身荣卫之气，昼则行阳二十五度，夜则行阴二十五度，故疟之昼发者，邪在阳分易治，宜用前法截之。夜发者不可截也，宜桂枝汤，桂枝、芍药、甘草，加当归、生地黄、桃仁，发出血中之邪自已。不已者，必须提至阳分，然后截也。升提宜柴胡四物汤加升麻、葛根，截宜柴胡汤加常山、槟榔、乌梅主之。

中治法

邪气渐强，正气渐衰，宜以养正去邪和解为主，柴苓汤主之。此和解之圣方也。服三剂后，加常山、乌梅以去其邪，二补一攻，常与调理，以瘥为度。

如有热多寒少，宜用柴胡白虎汤，寒多热少者，柴胡桂枝汤主之，二剂之后，间截药一剂。热多者，用常山、知母、草果、槟榔各一钱；寒多者，用常山钱半、丁香五分、乌梅一个为剂。各用酒一盏，浸一夕。发日五更服，如神。

末治法

疟久不退，谓之痎疟、老疟也，邪气未尽，正气已衰，专以养正为主。使正气复，邪气自尽也。十全大补汤加陈皮、半夏、柴胡主之。食少者，去地黄加神曲。有疟母者，本方加青皮、神曲、九肋鳖甲醋服。

小儿疟久不退，腹中或左或右有块者，此名疟母，即癖也。疟后有此，经年不愈，常为潮热，其状似疟，面黄腹大，乃其候也。宜消去之，祖方用月贴丸①，今予立消癖丸。

小儿久疟成疳劳者，集圣丸主之。

疟后浮肿者，胃苓丸主之。

疟后与泄痢并作者，宜柴苓加槟榔、乌梅主之。盖小柴胡汤治疟，五苓散治泻痢，槟榔、乌梅疟痢必用之药也。

平疟养脾丸

此吾家传治疟之神方也。

人参　白术　白茯苓　甘草炙　当归　川芎　陈皮　半夏曲　苍术米泔浸，炒　厚朴姜汁炒　柴胡　黄芩　猪苓　泽泻　草果　常山　青皮　辣桂　九肋鳖甲酥炙，各等分

上一十九味，共研末，于五月五日及三元八节天月德②要

---

①月贴丸：静观堂本作“月蟾丸”。义长。

②天月德：月德贵人与天德贵人的合称。二德是四柱八字神煞之一，为命中之贵神，主人富贵吉祥，一生平安幸福。

安普，护福生，除开破日①修合，酒煮曲糊丸，麻子大。陈米汤下。

消癖丸

专治疟母，食癥痰癖，饮成癖并治。

三棱即鱼形者　莪术各醋浸，炒　陈皮　枳壳麸炒　厚朴姜汁炒　山茱萸　使君子　夜明砂　黄连炒　木香　干姜炒，各二两　海藻洗净，半两　神曲　麦糵　半夏曲二钱　干蟾炙　九肋鳖甲醋炒，各三钱

上为末，酒煮面糊丸，麻子大，米饮下。

家传斩鬼丹

截疟神效。

黄丹研　独头大蒜研烂如泥

上于五月五日午时，至诚修合。用蒜泥和丹同杵，众手为丸，随人大小。发日五更，取长流②面东下。

四圣丸

治疟有效。

穿山甲去筋膜，一两半，灰炒胖　鸡骨常山　乌梅去核，焙　槟榔各一两

上为末，糯米糊丸，随人大小，黄丹为衣。每服二十五丸

①破日：旧历书中指不吉利的日子。
②长流：静观堂本作“长流水”。义长。

至三十丸，临发日五更面东，温酒送下。

柴胡桂枝汤

治疟疾寒多热少者。

小柴胡汤：柴胡二钱五分　黄芩　半夏各一钱　人参一钱半　甘草五分；合桂枝汤：桂枝、芍药、甘草，加栝蒌根、牡蛎、干姜炮

姜、枣同煎。

柴胡白虎汤

治热多寒少者。

小柴胡汤合白虎汤：石膏五钱　知母二钱　甘草一钱

入粳米，生姜同煎。

一儿岁半病疟，二日一发，久不愈，其儿黄瘦，面浮腹胀，予用平疟养脾丸治之愈。

一儿病疟，医以柴苓汤投之，调理二十日不效，予用平疟养脾丸治之效。

一儿病疟，医用截药，内有砒丹，三截之，遂成痞疟，其父懊恨前药之误也。予用平疟养脾丸治疟，集圣丸治痞，调理一月而愈。

一女先惊后疟，疟久成痞，予用集圣丸调理一月而安。

一儿先疟后惊，予用调元汤、琥珀抱龙丸治之而即安。

一儿病疟，一日一发，予用家传斩鬼丹截之，止三日，后又发，再截之，凡三截，俱三四日又发，其父怪问之。时六七月枣熟，予疑其必啖生枣，故止而复发也。问之果然，乃禁

之。先用胃苓丸调理三日，更以斩鬼丹截之，遂愈。

汪南汀季子，七岁，病疟三年，诸医治之无效，乃请予治之。予视其外候，面色黄白，山根带青，腹大而坚。曰：此久疟成癖，癖在潮热。当与补脾消癖，疟热自除，恨无九肋鳖甲耳。南汀求得之，因制一方，用人参、白术、陈皮、青皮、三棱、莪术、木香、砂仁、当归、川芎、黄连、柴胡、鳖甲，以上各等分，上为末，神曲糊丸。炒米煎水，日三服，调理五十余日而安。

陆陈巷李宅，一女七岁。戊戌秋先患外感，后变疟，因用截药变作痢，至冬痢虽止，疟益甚。请予往，视其外候，大骨高起，大肉陷下，发稀目陷，面黄鼻燥，不思饮食，唯啖莲肉，乃内伤脾虚疳痨证也。时有江西医人万鼎在彼，谓不可治。予曰：无虑，吾能治之，至春必愈。用集圣丸一料，服至次年二月，果安。

一儿病疟，间日一发。予依祖训，当用胃苓丸补之。发日以斩鬼丹截之，调理半月，以渐平复。适有麻城丁医至，见儿未大好，谓其父曰：我有秘方，只一剂而愈。其父惑之，不知其所用者何方也，将进一剂，疟即大作矣，更甚于前。予笑其医云：只用秘方，令吾前功尽废，又劳调理也。其父悔且怨医，辞去之。予调理一月而愈。

一儿久疟成癖，因癖生热，或三五日一发，发则十余日不止。常在申酉时，但不寒颤，又微恶寒即发热，热亦不甚，发过不渴，不头痛。予用消癖丸、平疟养脾丸相间服之，半年而愈。

一儿疟后腹胀，用加减塌气丸，服之愈。

疳

疳证，此小儿科之极病也。虽有五脏之不同，其实皆脾胃之病也。幼科书论诸疳，头绪太多，法无经验，无可取者。唯钱氏分肥、瘦、冷、热四者，庶为近理。而以初病者为肥热疳，久病者为瘦冷疳，似有虚实之分，不知疳为虚证，曾有实者乎？至于治瘦冷疳方，上有续随子，未免虚实之失，故予尝曰：钱氏方论，非先生之亲笔，乃门人附会之说也。今乃推先生之意以补之，曰：儿太饱则伤胃，太饥则伤脾。肥热疳，其食多太饱之病乎，瘦冷疳，其食少太饥之病乎。如审其食少者肥儿丸，食多者集圣丸主之。

小儿乳少者，父母尝以他物饲之，儿之性只求一饱，或食太多，或食太少，所以脾胃受伤，生此疳病也。

蕲水陆沉巷李黄之妻，程希南之女也。新寡，止有一女，初病疟，又病痢，瘦，发热少食，日啖莲肉五六枚。请予往治之，予与集圣丸。时有江西一医万鼎在彼，曰：难治。常问予运气之说，予详教之，彼本不知，唯唯耳。予谓鼎曰：明年二三月，来看此女之长大也。次年三月半，其母在程氏宅，请予谢之，命其女拜，云：小女服后，一日改变一日，非昔日比也。

庠生王闲一子周岁，因食猪肉受伤，肢体瘦削，使人求药。予问其详，乃食积疳，似有余。取脾积丸五粒与之，教以猪肉汤吞下，果下一块，如小指头大，涎沫夹裹，其子顿安。

集圣丸

治疳通用。《丹溪心法》：黄连、干蟾三钱，余味皆二钱。

黄连　干蟾炙存性　青皮　陈皮　莪术　使君子　砂仁各一钱八分　芦荟　夜明砂淘去灰土，焙干　五灵脂各二钱三分　归身疳痨加　川芎各三钱　木香五钱八分

集圣三钱君子，干蟾连与前平，二钱莪荟木香青，灵夜明砂缩净。疳痨当归钱半，川芎十二字增，蟾汁粟米丸饮吞，脾弱肥儿丸。

并为末，粟米粉作糊丸，入猪胆汁二枚，丸如粟米大，米饮下①。

王三峰长子患疳瘦，请予治之，见之曰：此乳少病也。父曰：乳极多。予即辞退，归谓其友胡三溪云：王子病疳，乃乳少也。彼云乳多，不听吾言，今成疳矣。时胡会川在座，闻言而退。后三溪云：病者，会川之婿，闻兄之言不悦而归。予曰：非也，必往邀三峰兄同来也。少顷果同至。三峰自诉云：我南监坐监时，一子病疳死。今此子病，我心甚虑，今特来登问。此儿讨个乳母养，有乳无乳，实不知也，今夜归家看仔细。明日来报，果无乳也。日则嚼饭喂，夜则一壶冷米汤灌之，奈何？予曰：不易乳母，治之无功。易之则儿恋其乳母之爱，母依其儿衣食之计。请权择乳母佐之，昼则抱之，夜则乳之，自然日久情熟，事两全矣。乃作肥儿丸一料服之，两月而安。

---

①集圣三钱君子……米饮下：静观堂本作“又集圣丸方，使君子二钱　虾蟆二钱　黄连二钱　前胡二钱　莪术二钱　芦荟二钱　木香一钱　青皮二钱　五灵脂二钱　夜明砂二钱　砂仁二钱　当归一钱半　川芎一钱二分。上加胆汁，粟米糊丸，米饮下”。

肥儿丸

人参　白术　白茯苓　炙甘草　陈皮　青皮　山药　莲肉　当归　川芎　使君子

上为末，神曲糊丸，米饮下。

胡凤崖子病疳，但多食则腹痛，请予治之。予曰：人以谷为本，谷入作痛，岂新谷作痛乎？必有旧谷为积，未能消去，故新谷相持也。岂有绝谷食之理，乃作养脾消积丸，服之安。

胃苓丸

钱氏异攻[1]散即四君子汤加陈皮　加木香　青皮　砂仁　使君子　枳实炒　黄连炒

上共为末，神曲糊丸，米饮下。

疸

疸有二证：有因天地湿热之气而发也者，有因水谷之湿热而发也者。

小儿之病，多因湿热食积，与大人不同，宜茵陈胃苓丸主之。

胃苓丸末一两　茵陈末五钱

共碾匀，神曲糊丸，灯芯煎汤下。

小儿十四岁病疸，面目俱黄。用：

---

①攻：通“功”。

黄连　黄蘗　枝子仁　茵陈　猪苓　泽泻　枳实　厚朴各二钱　大黄一钱

上为末，神曲糊丸，陈米汤下。初服二日，吐宿冷黄水二三碗，又二日利三行，五日退。

调理脾胃

人以脾胃为本，所当调理。小儿脾常不足，尤不可不调理也。调理之法，不专在医，唯调乳母，节饮食，慎医药，使脾胃无伤，则根本常固矣。

脾喜温而恶寒，胃喜清而恶热，故用药者偏寒则伤脾，偏热则伤胃也。制方之法，宜五味相济，四气俱备可也。故积温则成热，积凉则成寒。偏热偏寒，食也，食多则饱，饱伤胃；食少则饥，饥伤脾。故调脾胃，宜节饮食，适寒温也。奈今之调脾胃者，不知中和之道，偏之为害，喜补而恶攻。害于攻者大，害于补者岂小小哉①？

儿有少食而易饱者，此胃之不受，脾之不能消也。宜益胃之阳，养脾之阴，宜钱氏异攻散合小建中汤主之。

人参　白术　茯苓　炙甘草　陈皮　白芍　当归　桂皮各等分　木香　砂仁各减半

上为末，神曲糊丸，麻子大。米饮下。

儿有多食而易饥者，此脾胃之邪热甚也。宜泻脾胃之火，三黄枳术丸主之。

枳实　白术　黄连　黄芩　大黄煨，各等分

上共为末，神曲糊丸，麻子大。白汤下。

---

①岂小小哉：保婴堂本作“岂小哉”。

本县大尹朱云阁公子，常有脾胃病，向是韩医生调治。平时服养脾丸，伤食服保和丸，未有宁日。一旦问余云：闻汝小儿甚精，小官人脾胃久虚，汝可治之？余曰：当攻补兼用，不可偏补偏攻。韩医云：密斋非所长也[1]。如专补脾胃则饮食难化，如专消导则中气易耗。尹不听[2]曰：汝进一方来。乃进养脾肥儿丸，用：

人参　白术　甘草　陈皮　枳实　木香　茯苓　砂仁　山药　莲肉　麦芽　神曲　山查　青皮

共为末，荷叶浸水，煮粳米饭丸，麻子大。米饮下。修合服之大效，再无脾胃之病。尹犹相信。赐匾。

乳母者，儿之所依为命者也。如母壮则乳多而子肥，母弱则乳少而子瘠，母安则子安，母病则子病，其干系匪[3]轻。盖乳者血所化也。血者水谷之精气所生也。饮食入胃，气通于乳，母食热则乳亦热，母食冷则乳亦冷。故儿伤热乳者则泻黄色，黄芩芍药汤加黄连主之，伤冷乳则泻青色，理中丸主之。乳多者则绝之，不尔令儿吐乳也。乳少者，宜调其乳母，使乳常足。不可令儿饥，以他物饲之，为害甚大。调乳母宜加减四物汤、猪蹄汤主之，乳母忌酒、面、生冷，以及一切辛热之物，常作猪蹄汤与之甚良。乳母经闭、经漏，宜请医治之，恐乳少也。

一小儿食肉早，得脾胃病，或泄痢，腹大而坚，肌肉消瘦也，已成疳矣。其母日忧，儿病益深，予见悯之，乃制一方，人参、黄芪（蜜炙）、白茯苓、白术、粉草、当归、川芎以补脾胃、养血气，陈皮、青皮、半夏曲、木香、砂仁、枳实、厚

①密斋非所长也：静观堂本作“补攻偏施，非所宜也”。
②不听：静观堂本作“稍悟”。义长。
③匪：通“非”。

朴、神曲、麦蘖面以消积，三棱、莪术（煨）、九肋鳖甲（醋煮）以消癖，黄干蟾（烧灰存性）、使君子、夜明砂以除疳热。共二十三味碾末，粟米糊丸，麻子大。每服二十五丸，炒米汤下，调理而安。

乳食，儿之赖以养命者也。《养子歌》云：乳多终损胃，食壅即伤脾。甚矣，乳食之不可不节也。《难经》云：补其脾者，节其饮食，适其寒温。诚调理脾胃之大法也。盖饱则伤胃，饥则伤脾，热则伤胃，寒则伤脾。今之养子者，谷肉果菜，顺其自欲，唯恐儿之饥也。儿不知节，必至饱方足，富贵之儿，脾胃之病，多伤饮食也。贫贱之子无所嗜，而脾胃中和之气不损也。伤之轻者，损谷自愈。伤之重者，则消导之，宜胃苓保和丸、养脾消积丸主之。伤之甚者，则推去之，审其所伤之物，如伤热食者，三化丸、三黄枳术丸、木香槟榔丸；伤冷物者，宜三棱消积丸、丁香脾积丸主之。如脾胃素弱食少，但过食则伤者，补脾进食，肥儿丸要药也。

一富家生子甚弱，结义予为家公。予重其义，朝夕戒其乳母，乳食不可太饱，或时以烂粥嚼而哺之，其一切肉果、饼粑、甘肥、生冷之物皆禁之。或有小疾，专以补脾胃为主。其子自幼至长，亦无大疾，今气实力壮，饮食多而不伤，寒暑不能侵，南北奔走不为劳。尝语人曰：生我者父母也，养我者万家公也。

一儿生二月，忽昏睡不乳。予以日计之，非变蒸也。视有二乳母，皆年少气壮者，其乳必多，更代与之，必伤乳也。戒以今且损之，令饥一日自愈，后宜绝之；只用一乳母可也。次日果安。父母如其教，亦无伤食之病。

医药者，儿之所以保命者也。无病之时，不可服药。一旦有病，必请专门之良，老成忠厚者。浮诞之粗工，勿信也。如有外感风寒则发散之，不可过汗亡其阳也；内伤饮食则消导之，不可过下亡其阴也。小儿易虚易实，虚则补之，实则泻之，药必对证，中病勿过剂也。病有可攻者急攻之，不可喜补恶攻，以夭儿命。虽有可攻者，犹不可犯其胃气也。小儿用药，贵用和平，偏热、偏寒之剂，不可多服。如轻粉之去痰，硇砂之消积，硫黄之回阳，有毒之药，皆宜远之。故发散者宜惺惺散，消导者宜保和丸，虚实补泻，按钱氏五脏补泻之方加减用之。误服热药者，宜大豆卷散主之；误服寒药者，宜益胃散主之；汗下太过者，宜黄芪建中汤主之。

小儿久病，只以补脾胃为主，补其正气，则病自愈，宜养脾丸，加所病之药一二味在内服之。

或问脾胃补泻之味。予曰：天食人以五气，地食人以五味。五气者，寒热温凉平也；五味者，酸苦辛甘咸也。气为阳，阳不足者补之以气；味为阴，阴不足者补之以味。故肝属木，味以辛补酸泻，气以温补凉泻；心属火，味以咸补苦泻，气以热补寒泻；肺属金，味以酸补辛泻，气以凉补温泻；肾属水，味以苦补咸泻，气以寒补热泻。是四脏者各属一季，味则逆之，气则从之，以补以泻也。至于脾胃属土，寄于四季，无定位，无从逆也，故于五味相济，四季均平，以中和为主，补泻亦无偏胜也。况脾喜温而恶寒，胃喜清而恶热，偏寒偏热之气，因不可以专用，而积温成热，积凉成寒，虽温平、凉平之药，亦不可以群聚久服也。《经》云：治热以寒，温而行之；治寒以热，凉而行之。斯为善矣。

一人自知医，生一男，谓小儿脾不足，作补丸服之。至于有疾，不肯请医，亦自治之。予曰：小儿无病，不可服药，古人所谓无病服药，如壁中安柱[1]。此言何谓也？五行之理，偏

---

①柱：通“烛”。

胜则寒。病必请医，如耕当问农，织当问女之意也。医不三世，不服其药，自非专门之术，而病之虚实，药之良毒，吾恐必误也。

一儿八岁，形气甚弱，其父责令读书。予见之，谓其父曰：令郎形气如[①]，当怀保之，不可一于严也。乃留养脾丸、肥儿丸与之调理。半年后病成疳矣，先请一老医，不知幼科，谓之伤食，用一粒金丹服之，病乃剧。请予，予曰：前与养脾丸、肥儿丸服尽乎？曰：未服也。又问曰：今服者何方也？曰：一粒金丹。予辞曰：不可治矣。一粒金丹内有草乌、巴豆大毒之药，岂可常服者乎？此儿脾胃素弱怯，食少而瘦，故以肥儿丸调理，应服而不服。一粒金丹大伤犯胃气，此不应服而服。伤之重伤谓之虚死，死在旦夕。后果死。

一庸医狂悖，借父祖专门之名，自称得异人之传，妄立方法，变乱绳墨。尝语人曰：吾能知人之脏腑有病而去之，知其所伤之物而取下之，知其疾之顺逆而预解之。言大而诞，人皆信之。时有富家杨姓者，生二子，闻其名而交结之，礼意恳至。盖为其子之未出痘也。后一子出痘，因热以汤蒸汗而死，小子因服附子毒发痫，亦死于医之手，惜哉！

监生胡笃庵咳久不止，汗之不可，下之不可，因于表里之邪俱甚也。自制一方，用苏叶、薄荷叶、桑白皮末、杏霜、栝蒌霜、桔梗末、甘草末各等分，虚者加阿胶。上炼蜜为丸，白汤下，或口中噙，五日而安。后以此方治人屡效。

黄芩芍药汤

治伤热乳而泻黄。

---

①如：保婴堂本作“弱”。

条芩　白芍药各等分　甘草减半　加黄连等分

上水煎服。

加减四物汤

治妇人乳少。

当归身　川芎　生地　麦门冬　桔梗　人参　生甘草各等分

上锉，水煎服。更用猪猪蹄新汲水煮烂，和汁食之。

三化丸

去胸中宿食，菀莝之热。

枳实麸炒　厚朴姜汁炒　大黄各等分

上为末，神曲糊丸，麻子大。每服量大小虚实，温水下。

家传保和丸

补脾胃，进饮食，治一切食积。

白术　陈皮　半夏曲　白茯苓　神曲各三钱　枳实炒　厚朴姜汁炒　香附子酒浸　山查　麦蘖　曲各二钱五分　黄连姜汁炒　连翘去子[1]　莱菔子各二钱

上为末，荷叶浸水，煮粳米糊丸，麻子大。姜汤下。

---

①子：通"籽"。

三黄枳术丸

治伤肉食面饼，并辛辣肥厚一切热物。

黄芩酒炒　黄连酒炒　大黄酒煨　神曲　陈皮　白术各一两　枳实五钱

上为末，荷叶浸水，煮粳米糊丸，麻子大。白汤下。

三棱消积丸

治伤生冷，一切硬物冷积。

三棱炮　莪术炮　神曲各一钱　青皮　陈皮　小茴香　巴豆和米炒焦黑，去米，各五钱　益智仁　丁香各三钱

上醋面糊为丸，麻子大。量人加减，生姜汤下。

益胃散

治误服寒药过多，伤其脾胃者。

陈皮　黄芪蜜炙，各七钱　益智仁　白豆蔻　泽泻　干姜炒，各三钱　砂仁　甘草炙　藿香叶　厚朴制　人参各三钱

一方有姜黄三钱

上为细末，每服五分至一钱，姜枣煎汤下。

大黄豆卷散

治误服热药，此解之。

贯众　板蓝根　甘草　大豆卷以无根水浸，生卷是也，日干，各等分

上为细末，每服半钱，井泉水煎饮。

肺脏主病

肺主喘，实则闷乱喘促，好饮水。有不饮水者，虚则哽气，长出气。

实则泻白散、葶苈丸泻之，虚则阿胶散、生脉散合甘桔汤补之。

泻白散

治咳嗽而微喘，面肿身热。

桑白皮蜜炒　地骨皮各等分　甘草减半

上入粳米，水煎服。

阿胶散

治久嗽肺无津液。

阿胶两半，粉炒　大力子二钱五分　马兜苓[1]半两　甘草一钱半　杏仁去皮尖，七个　粳米[2]

上为末，每服量加减，水煎服。

---

①苓：据文义当作“铃”。
②粳米：此下缺药量，待考。

生脉散合甘桔汤

久嗽肺虚。

人参一钱　麦门冬二钱　五味子十粒　苦梗一钱

上锉，分五剂，每剂入阿胶五分，水煎。

兼证

诸气喘促，上气咳嗽，面肿，皆肺脏之本病也，加味泻白散主之。

桔梗　防风各二钱　甘草一钱　地骨皮一钱二分

兼见肝证，由中风得之，鼻流清涕，恶风喘嗽，宜发散，加减参苏饮主之。

如久咳嗽，变风疾不治。如钱氏所谓三泻肝，而肝病不退，三补肺而肺证尤虚是也。

一小儿二岁，久病嗽，时十月初，请予治之。予曰：不可治矣。父问其故，予曰：嗽者，肺病也。四时之病，将来者进，成功者退。十月建亥，金气已衰，木气始生。吾观令郎面色皖白，肺之衰也；头摇手摆，肝之风也。肺衰风生，作搐而死。果不治。

兼见心证，发热饮水，喘嗽闷乱，此心火胜也，宜凉膈散加知母、石膏主之。

久嗽不止，黄连阿胶丸。黄连、赤茯苓能抑心火，肝得其清。

兼见脾证，咳则吐，此伤乳食而喘嗽不安，宜葶苈丸、小陷胸加大黄主之。

一儿泄泻后，病咳而喘，上气急，予用苈蝎散，效。

一女子脾胃素弱，一日啖生枣，病腹胀而喘，其母忧甚，恐夫知食以生冷也。予曰：勿忧，乃作钱氏异攻散，加藿香叶以去脾经之湿，紫苏叶以去肺经之风。一大剂而胀消喘止。

一女子素有喘病，发则多痰，予用补肾地黄丸服之。或怪而问曰：喘者，肺腑也。今补肾何也？予曰：肺主气，肾则纳而藏之。痰涎者，肾之津液所生也，哮喘吐涎，乃气不归元，津液无所受也。果服此丸而安。

加味泻白散

上泻白散加苏叶、桔梗是也。

参苏饮

治伤风咳嗽。

上参苏饮：苏叶　陈皮　前胡　枳壳　桔梗　半夏　茯苓　干葛　甘草　人参　木香众药皆等分，甘草减半是也。

东垣凉膈散

治心肺热。

甘草　枝子　薄荷　桔梗　连乔各等分

河间凉膈散

去硝黄加桔梗是也。

黄连阿胶丸

治肺热或咯唾血。

黄连三钱　赤茯苓二钱　阿胶炒，一钱

上以莲肉为末，水调胶和，众手丸，麻子大。米饮下。

小陷胸加大黄汤

治痰壅喘促，以代葶苈丸。

黄连　半夏　枳实　栝蒌和皮用　甜葶苈　大黄各等分

上锉，先以水煎栝蒌一沸，入药煎七分，食后服。

芎蝎散

治脾虚上气喘息急，呕吐痰涎，足胫冷者。

川芎　荜拨各一钱　蝎梢去毒，三分　半夏酒浸一宿，水洗七次，焙干　细辛各二分

上为极细末，热汤调，稍热服。

肺所生病

诸气上逆喘逆，皆属于肺。咳嗽有二：风寒外感者，痰饮者。

如因感冒得之者，必洒洒恶寒，鼻流清涕，或鼻塞，宜发散，加减五拗汤主之。

麻黄连根节　杏仁留皮尖　紫苏叶　苦梗　甘草各等分

上锉，水煎，姜引服。得微汗止。

如发散不退，渴欲饮水者，宜泻白散主之。

如不热不渴，甘桔汤主之。

桔梗　甘草各等分　紫苏叶减半　乌梅肉少许

上用水煎，去粗。入阿胶化丸①。

因于痰者，或母乳多涌出，儿小吞咽不及，呛出而成痰嗽者；或因儿啼声未息，气未平，强以乳哺，气逆而嗽者。此乳夹痰而嗽也，宜玉液丸主之。有痰甚气弱不可下，宜润下丸主之。

陈皮去白，淡盐水浸泡括锉，炒，二钱　枳壳炒　桔梗　大半夏姜汤泡七次　甘草　苏子炒　莱菔子炒　白茯苓各一钱

上为末，神曲糊丸，黍米大。白汤下。

《发挥》云：《经》曰，秋伤冷湿，冬发咳嗽，乃太阴湿土之病也。凡咳嗽有痰有气，痰出于脾，气出于肝，皆饮食之所化，脾总司之也。饮食入胃，脾为传化，水谷之精气为荣，悍气为卫，周流一身，昼夜不息，虚则不能运化精悍之气以成荣卫。其糟粕之清者为饮，浊者为痰，留于胸中，滞于咽嗌，其气相传，浮涩作痒，介介作声，而发为咳嗽也。故治痰咳，先化其痰，欲化其痰者，先理其气。陈皮、枳壳以理肺中之气，半夏、茯苓以理脾中之痰。此治咳之大略也。若夫虚则补之阿胶散。实则泻之葶苈丸、祖传玉液丸，无多丸子。

小阿胶散

阿胶粗炒，一钱半　苏叶一钱　乌梅少许

每服四字，水煎服。

---

①丸：静观堂本作“服”。义长可从。

监生胡笃庵滋，元溪翁之子也。辛丑方四岁，二月间患咳嗽，因与吾不合，请医张鹏，素所用者，以葶苈治之，随止随作，四月间咳甚。又请医甘大用，治以五拗汤，暂止复作，更迭用药，咳不得止，秋益甚，咳百十声，痰血并来，至九月加重，事急矣。不得已，欲请予治，乃筮之，得蹇之渐，其辞曰：大蹇朋来。遂请予往。予以活人为心，不记宿怨。视其外候，两颊微赤，山根青，准头红；视其内证，果咳声连百十。气促面赤，痰先出而血随之。痰血既来，其咳方定。问其所起之时，曰自二月有之。问其所服之药，曰某用葶苈丸，某用五拗汤。予细思之。此病起于春初，春多上升之气，木旺金衰，法当抑肝补脾，以资肺之化源，以葶苈泻肺，此一逆也；夏多火热，火旺金攻①，法当清心养肺，治以寒凉，反用五拗汤甘热之药，犯用热远热之戒，此再逆也。今秋气宜降矣，而上气急者，春升之令未退也；气宜敛矣，而痰血并出者，夏火之气未退也。必与清金降火，润肺凉血，非三五十剂不效也。乃告之曰：令郎之痰肺有虚火，幸过秋深金旺可治。吾能愈之，假以一月成功。元溪曰：何太迟也？曰：病经八月者无效，公不曰迟，而以一月为迟，何哉？又思予虽用心，彼终不安，乃语元溪云：请置一簿，自初服药日起，某日服某药，某日加减某药，彼闻之喜，终有疑心。因制一方。

天门冬　麦门冬　知母　贝母　桔梗　生甘草　陈皮去白　枳壳　阿胶　片芩　苏叶

水煎。一本无枳壳、苏叶，有瓜霜、花粉、前胡。取茅根自然汁和饮之。

五剂后，咳减十分之七，口鼻之血止矣。元溪终不释疑，

①攻：静观堂本作“败”。义长。

又请医万绍治之。或谓予曰，他不要尔，尔可去矣。予曰：彼只一子，非吾不能治也。吾去彼再不复请也，误了此儿，非吾杀之，亦吾过也。虽然，且看万绍用何方，用之有理，吾去之，如又误，必力阻之，阻之不得，去未迟也。乃语元溪云：令郎之病，吾今治之，将好一半矣，如何又请他人？彼云：有病众人医，恐一人之见有限也。予曰：然。绍立一方，以防风、百部、杏仁、桑白皮之类。予谓绍曰：王好古《汤液本草》，风升生例，防风居先。此儿肺升不降，肺散不收，防风、百部，岂可并用耶？绍云：防风、百部，治咳嗽之神药也。元溪从旁和之云：他是秘方。予曰：吾为此子忧，非相妒也。故抚其子之头曰：且少吃些，可怜疾之复作，奈何？嘱毕，不辞而退。元溪略不介意，是日服绍药，才一小杯，咳嗽复作，气复促，血复来如初。其子泣曰：吾吃万先生药好些，爷请这人来，要毒杀我。其妻且怒且骂。元溪始悔，亲至大用之家。予被酒困，坐待夜半方醒。元溪拜谢，祈请之心甚切。予叹曰：早听吾言，不有此悔。要我调治，必去兼疑之心，专付托之任，以一月为期。至家，邓夫人取白金五两，权作利市，小儿好时，再补五两，不敢少，望先生用心。予笑曰：只要专信我用我，使我治好了，不在谢之多少也。至此，专心听信，依旧照日立方，血止后，去芩、栀，加冬花、五味。咳止后，以参苓白术散调之。凡十七日而安如旧，谢归。因名其方曰：润肺降火茅根汤。今吾子等用之皆效。

黄州府省祭许成仁，有子病咳血，医用吾茅根汤治之，不效。吾见之，与其医云：病不同也。彼乃肺中有火，气逆而嗽，此则肺虚嗽血矣。乃立方与之，用阿胶珠、天门冬、麦门冬、桑白皮（蜜炒）、桔梗、甘草、苏叶、乌梅、柿霜，煎服。五日效。

麻城曾芸塘一子，喻长州之妹婿也。病咳，半夜甚。其子年九岁，乃胎禀之不足，肾虚嗽也。用人参固本丸加阿胶、桑白皮，蜜丸服，尽剂而安。

本县汪元津一子，病肾虚嗽，与上证同。请予治，用人参固本丸加白茯苓、知母、贝母、山药各等分，为末蜜丸，服之安。

凡小儿百日内嗽不止者，名百晬嗽，难治。宜甘桔汤加阿胶主之。

小儿素有哮喘，遇天雨则发者，苏陈九宝汤主之。如吐痰多者，六味地黄丸主之。

《发挥》云：肾者，水脏也，受五脏六腑之津液而藏之。入心为汗，入肝为泪，入肺为涕，入脾为涎，入肾为精。凡咳嗽之多吐痰者，乃肾之精液不归元也，宜补肾地黄丸主之，加巴戟、杜仲盐水炒，肉苁蓉酒洗，去甲、小茴香炒、破故纸炒。共研末，蜜丸，煎麦门冬汤下。

本县胡三溪长女，素有喘痰，发则多吐痰涎。用上补肾地黄丸，人初不知，有笑之者，后喘止痰止乃信之。

凡小儿久嗽不止，面目浮肿者，此肺气逆也，宜五皮汤加苏叶最妙。

一富室小儿泻泄后病喘急。予思此脾虚也，寒湿之气上升也。用陈氏芎蝎散，一服而止。

一儿三岁病嗽血，医用茅根汤主治。予阻之，彼有后言，予笑曰：此吾家方也。不信，以夫子之道，反议夫子乎？因制一方，用阿胶珠（炒）、桑白皮（蜜炒）、杏仁（炒）、桔梗、甘草、紫苏叶。上各等分为末，蜜丸，芡实大。每一丸，陈皮汤下，五日而安。

喘嗽

肺主喘嗽。喘有顺逆，嗽有新旧，须辨明之。

喘顺者，或因风寒而发，不然，则无是病也。此属外感，宜发散，五虎汤主之。

或有喘疾，遭寒冷而发，发则连绵不已，发过如常，有时复发，此为宿疾，不可除也。初发之时，且勿治之，待其少衰，宜苏陈九宝汤主之。慎勿用砒霜、轻粉诸毒药攻之，与其巧而无益，不若拙而行其所无事也。

逆者，大病与诸危笃病，但气喘急，痰涎有音，皆恶候也，不治。惟肿胀之病，常有喘者，宜苏子降气汤主之。

嗽之新者，因风寒中于皮毛。皮毛者，肺之舍也。肺受风寒之邪，则发为咳嗽。其证或鼻流清涕，或鼻塞者是也。宜发散，华盖散作丸服之，即三拗汤加减法也。

或因乳得之，凡儿啼哭未定，不可以乳强入口，乳气相搏而逆，必呛出也。胃气既逆，肺气不和，发为痰嗽，咳则吐乳也。宜顺气和胃，加减大安丸主之。

初伤乳者，未得顺气化痰，以致脾胃俱虚，乃成虚嗽。宜健脾补肺，消乳化痰，三奇汤主之。

久嗽者，初得病时。因于风者，未得发散，以渐而入于里，肺气益虚，遂成虚嗽。宜兼[1]肺兼发散，人参润肺散主之。

久咳不已，服上诸药不效者，宜神应散方主之，气弱者必用之剂也，如气实者不可服，宜家传葶苈丸主之。久嗽不已，

---

①兼：据文义疑作“润”。

嗽而有血者，此肺损也，宜茅花汤主之。

久嗽不已，胸高起如龟壳，此名龟胸，难治，宜家传葶苈丸主之。咳止者吉，不止者发搐必死。

久嗽不已，日渐羸弱，又发搐者，此慢惊风，不治。如不发搐，但羸瘦者，此名疳瘦，宜人参款花膏合阿胶丸主之。

久嗽不已而浮肿者，宜五皮汤加紫苏叶主之。

久嗽咯唾脓血者，此肺痈也，宜桔梗汤主之。后嗽不止，发搐者死。

小儿初生，至百日内嗽者，谓之百晬内嗽。痰多者，宜玉液丸；肺虚者，阿胶散主之。此名胎嗽，最为难治。如喘嗽气促，连声不止，以致发搐，必死。

华盖散

治肺感风寒痰壅咳嗽。

麻黄去节　杏仁去皮尖　苏子炒　橘红去白　桑白皮蜜炒　茯苓各等分　甘草减半

上为末，蜜丸。弹子大。每一丸，姜枣煎水服。

人参款花膏

治久咳肺虚。

款冬花　百合　五味子　桑白皮蜜炙　人参各等分

上为末，蜜丸，芡实大。每一丸，紫苏叶煎汤下。

加减三奇汤

治伤乳嗽，痰涌吐乳。

桔梗　陈皮去白　白茯苓　青皮　苏子炒　人参　桑白皮炒，各五钱　半夏曲炒，七钱　枳实炒　甘草炙，各三钱　杏仁十枚

上为末，姜汁煮神曲糊丸，黍米大，滚白水下。

九宝汤

九宝陈麻薄一钱，桂枝苏杏腹皮兼。

桑甘二字乌梅一，三片生姜用水煎。

一本有桔梗，入童便。

五虎汤

治肺喘。

麻黄七分　杏仁一钱　甘草四分　细茶八分　石膏一钱五分

上作一服，水煎。一方去茶、石膏，加紫苏叶、桑皮等分，名家传五拗汤。

家传葶苈丸

葶苈丸去防己、牵牛，加苏子炒，陈皮去白，各等分，枣肉丸是也。

加减大安丸

治伤乳喘嗽，此保和丸加减法也。

陈皮去白　半夏　白茯苓　白术　枳实炒　桔梗各等分　苏子炒　甘草炙　莱菔子炒，各减半

上为末，姜汁煮神曲糊丸，麻子大，淡姜汤下。

桔梗汤

治肺痈。

桔梗　生贝母　当归　栝蒌仁　枳壳炒　薏苡仁炒　桑白皮　防己各二分　黄芪一分半　甘草节生用　杏仁去皮尖　百合各一分

上锉，生姜水煎。

神应散

治一切虚嗽。

粟壳去筋蒂，蜜炒　杏仁去皮尖，炒　白胶香　人参　阿胶　麻黄去根节　乌梅去核，各二两　桑白皮炒　款冬花各一两　甘草炙，一两

上为末，量加减，姜枣煎服。

一女子四岁，嗽久不止，胸高起状如龟壳，嗽则其骨扇动，母之父知医，治之不效。问予何如？予曰：此肺热而胀成龟胸也。尝闻诸父教云：龟胸龟背，方吾①皆有之，无治法也。后嗽不止，发搐而死。

肾脏主病

肾主虚无实，地黄丸主之。

①方吾：据文义疑作“方书”。

唯疮疹肾实则黑陷，此非钱氏之语，乃记者之误焉而不详者也，以启后人之疑。有泻肾之方，如百祥丸之类，有补脾泻肾之论，令儿夭折，尽信书则不如无书也。盖人之一身，肺主皮毛，心主血脉，脾主肌肉，肝主筋，肾主骨髓。五脏之有肾，犹四时之有冬也。疮疹之毒，乃自骨髓出，现于筋肉血脉皮肤之外，如品物之翕聚于冬者，发散而为春之生，夏之长，秋之藏也。变黑归肾则不能发散于外而反陷于内，此肾中真气之虚，邪气之实，所以立百祥丸、牛李膏，以泻肾中之邪气，非泻肾之真气也。况肾中之水，润泽光壮，由津液之充满也。疮疹黑陷者，正肾主虚，水不胜火，津液干枯，故变为黑，倒陷入里。所谓泻之者，泻火救水之良法。详见《痘疹心要》。

兼证

诸虚不足，胎禀怯弱者，皆肾之本脏病也。五脏病后成肾虚者，各用地黄丸，加减随证。惟疮疹归肾，有泻有补。变黑倒陷者，宜百祥丸、牛李膏泻之，泄泻灰白痒塌者，宜陈氏异功散补之。详见《痘疹心要》。

兼见肝证，惊风及手足痈者，宜地黄丸加牛膝、当归、续断各二两，肉桂一两。上为末，蜜和丸服。

兼见心证，惊风及失音不语者，宜地黄丸加石菖蒲、柏子仁、远志各二两。上为末，蜜为丸服。

兼见脾证，吐泻及变痢疾者，宜地黄丸加黄连（酒炒）、黄柏（酒炒），各二两，干姜（炒）、车前子、肉豆蔻（面煨），各一两。上为末，蜜和丸服。

兼见肺证，咳嗽痰中有血，宜地黄丸加天门冬、麦门冬（焙）、知母、黄柏（蜜水炒）、阿胶（炒），各二两。上为末，蜜为丸，服。

陈氏异功散

木香　人参　当归　陈皮　肉豆蔻煨　丁香　厚朴各一钱半　肉桂　茯苓　白术各二钱　半夏　附子炮，各一钱

上锉，姜二片，枣二枚，煎服。

肾所生病

钱氏曰：肾主虚，即胎禀不足之病也。

按：《经》云，肾主骨，骨会大杼。大杼以上喉骨也。项者，头之茎，茎弱则头倾矣。大杼以下脊骨也，脊者身之柱，脊弱则身曲矣。脊之下尻骨也，尻骨不成，则儿坐迟矣。尻骨之下，则胯骨也，胯骨弱则不能立矣。胯之下膝骨也，膝骨弱则不能行矣。齿者骨之余，骨气不足，则齿生迟矣。发者血之余，肾之主血，血不足则发不生矣。皆胎禀不足之病也，谓之五软，此儿难养，并宜六味地黄丸加当归、杜仲、牛膝、川续断主之。

肾肝在下，母子也。肾主骨，肝主筋，骨属于筋，筋束乎骨，二者相为依附也。肝虚筋弱者，亦宜地黄丸主之，乃虚则补其母也。

肾主骨髓，脊者髓之路，脑者髓之海也。肝之脉与肾脉内行于脊骨之中，上会于脑，故头破解颅脊疳之病，又肝肾之风热，子传于母之病也。

解颅者有二，或生下之后，头缝四破，头皮光急，日渐长大，眼楞紧小，此髓热也。

又有生下五六个月后，囟门已合而复开者，此等小儿，大数难养。肾肝风热之病，宜加味泻青丸主之，所谓实则泻其子

也。芦荟泻青丸加黄柏、黄芩、黄连各等分。碾末，蜜丸服。

服疳者，小儿生后，生疮成饼，状如覆盘，此风热也。宜加味泻青丸主之，加蔓荆子、白蒺藜炒。

脊疳者，小儿疳瘦，脊如锯齿，肋骨高起，拍之有声，宜集圣丸加龙胆草、栀子仁、黄柏，同为丸服。

齿根黑烂，臭息出血者，名走马疳。橡斗散主之。

橡斗散

栎橡子壳不拘多少，入盐填满，二斗相合，放火中烧过，研末搽牙。

予有一孙无父，周岁生走马牙疳。予用尿桶底白垽[1]（刮下，新瓦上火焙干）五分，五倍子内虫灰三分，鼠妇（焙干）三分，枯白矾一钱。共为末。先用腊茶叶浸米泔水洗净，以药敷之神效。名曰不二散。

儿有大病，暴喑失声者，此肾怯也。宜地黄丸加石菖蒲主之。

痘后小儿，有平时大便常难者，后重者，此肾虚血不足病也。《难经》云：利如下重是也。不可听信庸医，妄用下剂，宜地黄丸加当归二两，火麻仁二两主之。

五脏虚实补泻之法

按：五脏虚实补泻之法，引经解之。《经》云，邪气盛则实，真气夺则虚。所谓实则泻之者，泻其邪气也；虚则补之

①垽（yìn，印）：沉淀物；渣滓。

者，补其真气也。如真气实则为无病儿矣，岂有泻之者乎。云肝常有余，脾常不足者，此却是本脏之气也。盖肝乃少阳之气，儿之初生，如木方萌，乃少阳生长之气，以渐而壮，故有余也。肠胃脆薄，谷气未充，此脾所以不足也。

小儿五色修明，声音清响，此心肺之气足也。乳食能进，大小便调，此肠胃之气足也。手足和暖，筋骨刚健，此皆肾肝之气足也。是谓无病易养，不宜妄投药饵，诛罚无过也。

如面色皖白，声音微小，此心肺不足也。乳食减少，吐痢频并，此肠胃不足也。颅解项软，手足痿弱，此肝肾不足也。是儿多病难养。此以形体之虚实，辨五脏之强弱也。有病者，各宜随五脏之虚实，按方治之。

小儿热症有七：面囟红，大便秘，小便黄，渴不止，上气急，脉弦急，足胫热。以上不宜服热药。

小儿冷症有七：面皖白，粪青色，腹虚胀，眼珠青，呕奶乳，脉微沉，中胫冷，以上不宜服寒药。

此热证者，邪气实也，宜用寒凉泻之，如服热药，谓之实实。

此寒症者，真气虚也，宜用温热补之，如服寒药，谓之虚虚。

《经》云：毋实实，毋虚虚，毋夭人长命，此之谓也。

因五邪之气所生病

《经》云：春伤于风，夏生飧泄。飧泄者，谓谷食不化也。

《发挥》云：《难经》有五泻之辨。《脉诀》云：湿多成五泻。又有胃风汤证，虽大小不同，间亦有之，不可不知也。

如伤风吐泻者，风属木，脾胃属土，土虚故木乘之。水谷不化，谓之完谷也，此从胃中来，故不化。若自小肠来，则半腐化，出来成糟粕矣。自大肠来，水谷已别，谷多水少矣。故伤风飧泄，有恶风表证者，宜发散之，桂枝汤加羌活、防风、黄芩，或泻青丸去大黄，加炙甘草，或加减败毒散。无表证者神术散。风疟柴苓汤。

加减败毒散

古方去独活、枳壳，加当归，各等分　姜枣引。

神术散

治春伤于风，夏生飧泄。

苍术一钱半　藁本　川芎各六分　羌活四分　甘草炙，六分　细辛二分

上为末，分二服，姜水煎。

如下鲜血者，此风热也。胃风汤主之。

伤风咳嗽，此风入肺也。宜发散，人参荆芥散主之。见惊风条内。

夏月伤暑作吐泻者，宜加味五苓散主之。

猪苓　泽泻　白术　白茯苓　桂枝　藿香叶　砂仁各等分

上为末，白汤化下。

夏月泄泻，小儿极多，治有三法。清暑者一也，利小便二也，温中三也。以凉药止之，治坏病也。

《发挥》云：初泻有发热口渴者，此宜以清暑气为先，不可便用理中汤丸。内有热，恐干姜犯时禁，加减香薷饮主之。

香薷　黄连　炙甘草各等分

上煎汤热服。或理中汤丸冷服之，或六一散、生姜汤

调服。

如初水泻无热渴者，不可服玉露散太多，恐犯胃气也。宜理中汤，藿香煎成汤，澄冷服，或理中丸用冷水化开服之。

玉露散

寒水石煅　滑石各三两　甘草末一两

共研匀，冷水调服。

如上法不止者，宜利小便。有热有渴者，六一散同服；无热无渴者，入理中丸化开服之。此吾家传治夏月泻泄之良方也。从吾法者，有发有降；违吾教者，得少失多。详见前。

予甘妾初生男未周岁，六月病泻。妾兄甘大用，吾所传者，治之不效，反加大热大渴。予归问，曰所服者理中丸。吾盖料其不知用热远热之戒，犯时禁也。乃制玉露散以解时令之热，冷水调服，一剂而安。玉露散自此收入小儿方也。

又本县一屠家徐姓者，有儿十二岁，六月病泻。请大用，用因前失，以玉露服之，不知中病即止，恐犯胃气之戒，又失之。此儿初服药后，泻渴俱止，再服之泻亦甚，又服之，大热大渴，面赤如火，张口喘呼。用见事急，自邀我同看。予问：所服者何药也？云：前所制玉露散也。又问：服几次？其父母应云：初服一次效，后连服三日，越服越不好，望相公救之。予教用理中汤，加熟附子一片服之。又教云：服药后若安静即止药，若烦躁再与一剂。用受教往治，果加烦躁，连进二服而安。用获厚谢，特至吾家拜曰：以报日前之教。因问予：二子病证相同，治法各别，何也？予曰：夏至后泻者，七分热三分寒。治此泻者，当七分寒药，三分热药。前证因汝多服理中汤，犯用热远热之戒，故用玉露散以解火令之热；后证因汝过服玉露散，伤其中气，故用理中汤加附子以救里也。用曰：何以安静者不治，烦躁者反可治也？曰：夏至后，垢卦用事，伏阴在内。六月建未，其位在坤，坤为腹而属土，土爱暖而恶寒。玉露性寒，伤其脾土，阴甚于内，阳脱于外，故用理中附子之辛热，所以收敛欲脱之阳，胜其方长之阴。服药安静者，脾气败绝，投药不知，故不可治；如烦躁者，寒热相搏，脾有生意，故再投药，使胜其寒也。用曰：如此神妙，予初何以知之，下次治此热泻，当如之何？予曰：看其病证何如。泻多热渴少者，急以温中为主，先进理中汤，后以玉露散微解之，不渴者不必用也。先大热大渴泻少者，此里热甚也，急解其暑毒，以玉露散解之，热渴略止后，用理中汤补其中气，泄止不可再服也。如渴不止，只用白术散治之，理中、玉露，皆不可服。切记吾言，再勿误也。白术散治泻渴不止要药也，如服白术散，渴泄不止者，此水壅以犯肾，肾得水而反燥，故转渴泄，宜白术散去干葛，加炒干姜等分服之，辛以润燥，致津液。用自此后，医术渐通，家道颇昌。

暑疟者，柴胡白虎汤，即小柴胡合白虎汤。

暑咳者，甘桔汤合黄连阿胶丸。

《经》云：夏伤于暑，秋发痎疟。予谓疟之为病，不惟中暑有之，凡风寒暑湿，饮食劳倦，皆能为病也。大抵民病疟痢者多。盖四时之气，太阴湿土之令，手太阴肺经受风寒暑湿之气，病疟多；足太阴脾经受饮食水谷之邪，则病痢多。二经俱受邪，则疟又病痢也。病疟者，平疟养脾丸主之；病痢者，和中丸主之。此家传不易之秘法也，宝之重之，勿轻示人也。《难》云：形寒饮冷则伤肺。肺主皮毛，秋冬病宜攻者多。因伤寒得之，鼻塞声重，宜发散，麻黄汤主之。

麻黄连根，水泡，去沫　杏仁去皮尖，炒　生甘草各等分。

上用水煎服。热甚者加生石膏末、腊茶叶，名五虎汤，神效。

湿伤肾，利而下重。秋月病痢者，皆肾病也，宜地黄丸去丹皮，加黄柏（酒炒）、破故纸（炒）、小茴香（炒），各二两，干姜（炒黑）五钱。研末，丸服之。

《经》云：冬伤于寒，春必病温。温者，温热之病也。况冬月暄热令行，则阳气暴泄，不能闭藏，为寒所折，至春则发为热病也。小儿得之，则发疮疹病者，亦温热之类也。如有此气，宜预服代天宣化解毒丸，甚有良验。

片玉心书

原著　明·万全

叙

事有出于仁人孝子者，虽千万年犹赫也。尝观昔之亮采奋庸，以及秉铎宣教，彼多功德福人著作，于昭要皆救济为怀焉，矧外此而摄生保命，又古皇所必欲传哉。然则仁人之言之赫赫者，斯世之幸，而孝子之不欲秘惜之者，又万世之幸矣。吾罗密斋万氏全书，久重海内。后藏版以书林火失，而邑中所存之书，又以明季荒残，失怀青囊者，未尝不叹恨也。幸五世孙万通之获秘藏于千百泥砖，盖鲁壁之径①，天直不欲绝此道于后祀焉者。邑人士当方悦李师棠荫之暇，佥请付梓公世，而虑工浩难成，余与诵友谋曰：通之有小儿《片玉痘疹》，乃家世所秘传，而全书未经载者，曷先刊以为全书之藉，通之欣然，乃出属诵友考订授梓，逾半载而始就，嗣后全书渐次刊行。然是小儿一书，图歌方症，探妙钩玄，询卢扁之精微，肯堂之未及阐悉者。如许奇珍，宁不宝世。父母斯人，小儿又幸矣。虽然，仁寿之世，老幼咸康，怀仁者济世之心，断不忍有一夫不获之事。余意后来全书一出，将民无疵疠，而物无夭扎，嬉嬉于于，俱游于尧天舜日中矣。谁谓医之书非采庸教铎之功德哉，谁谓万氏之书不成于仁人孝子之阐扬哉。企传全璧，以志不朽云。

时顺治之甲午岁季夏谷旦邑人召藜刘一炅书题

①径：通“经”。

卷之一

活幼指南赋

小儿方术，号曰哑科，口不能言，脉无可施，惟形色以为凭，竭心思而施治。故善养子者，似豢龙以调护，不善养子者，如舔犊而爱惜。爱之愈勤，害之愈急。乍头温而足冷，忽多啼而不乳，差之毫厘，失之千里。此小儿方术专门，以补化工之不及。肠胃脆薄兮，饮食易伤，筋骨柔弱兮，风寒易袭，父母何知，看承①太弛②。重绵厚袄，反助阳以耗阴；流歠放饭，徒败脾而损胃。闻异声，见异物，失于提防；深其居，简其出，过于周密。未期而行立兮，喜其长成；无事而嘻笑兮，谓之聪慧。一旦病生，双亲心戚，不信医而信巫，罔求药而求鬼，乃人事之弗修，谓天命之如此。

欲观气色，先分部位：左颊兮青龙属肝；右颊兮白虎属肺。天庭高而离阳心火；地角低而坎阴肾水。鼻在面中，脾土通气③。观乎色之所现，知乎病之所起。又况脾应乎唇，肺通乎鼻，舌乃心苗，目为肝液，胃流注于双颐，肾开窍于两耳。爪则筋余，而脾为之运；发则血余，而肾为之主。脾司手足，

①看承：看待；对待。
②弛：放松，松懈。
③脾土通气：视履堂本作“脾通土气”，义长可从。

肾连牙齿，苟本脏之或衰，即所属之先惫。能辨形色兮，似梃撞钟；若昧朕兆[①]兮，如石投水。

凡观乎外，可知其内。红色现而热蒸；青色露而惊悸。如煤之黑兮，中恶[②]之因。似橘之黄兮，脾虚之谓。白乃疳痨；紫为热急[③]。青遮口角，扁鹊难医；黑掩太阳，卢医莫治。年寿赤光兮，多生脓血；山根青色兮，频见灾危。能察色以知由，岂按图而索骥。

朱雀贯于双瞳兮，火入水乡。青龙续于四白兮，肝乘脾胃。泄痢而带阳[④]者须防，咳嗽而拖蓝[⑤]者可畏。腹痛方殷，常面青而唇撮。惊风欲发，先颊赤而目瞪。火光焰焰兮，外感风寒。金气浮浮兮，中脏癖积。乍黄乍白兮，疳热连绵；又青又赤兮，风邪紧急。察之既精，治之得理。鸦声鱼口，枉费心机。肉折皮干，空劳气力。

气色改移，形容变易。气乏则囟门成坑，血衰则头毛作穗。眼生眵泪兮，肝风涩目；口流涎沫兮，脾冷滞颐。面目虚浮，定膨胀而气喘；眉毛颦蹙，则肚痛以多啼。蛔回[⑥]兮脾胃渐败，䘌疮[⑦]兮肛脏先亏。苟瞑眩而弗瘳，纵神仙亦何益。

手如数物兮，惊风将发；面如涂朱兮，心火已炽。坐卧爱冷兮，烦热之攻；伸缩就暖兮，风寒之畏。肚大脚小，脾欲困而成疳；眼撑口张，势已危而必毙。弄舌脾热，解颅肾惫。重

---

①朕兆：征兆；预兆。
②中恶：即病之极。
③热急：忠信堂本作“热极”。
④带阳：忠信堂本作“带黄”。
⑤拖蓝：像蓝色绸带一样。
⑥回：通“蛔”。
⑦䘌疮：因脏气虚弱，肠虫攻蚀所致。

舌木舌，盖热积于心脾；硬[1]气喘气，实火浮于肝肺。龈宣息露[2]，必是牙疳；哺露[3]丁奚[4]，多缘食积；唇干作渴，肠鸣自利。夜啼分为四症，变蒸周于一岁。心热欲言而不能，脾虚无时而好睡。病后失声者肾怯，咳后失声者肺痿。肚痛而清水流出者虫，腹痛而大便酸臭者积。口频撮而脾虚，舌长伸而火炽。龟胸是肺火胀于胸膈，龟背乃肾风入于骨髓。鼻干黑燥兮，火盛金衰；肚大筋青兮，木强土溃。

丹瘤疮疥，皆胎毒之流连；吐泻疟痢，乃积食之沾滞。不能吮乳者，热在心脾；尝欲俯卧者，火蒸肠胃。喜视灯火，烦热在心；爱吃泥土，疳热在脾。腹痛寒侵，口疮热积。脐风忌于一腊[5]，火丹畏于周岁。惊自热来，痢因痰致。吐泄而精神耗者则危，疟痢而饮食减者必瘁。

惊本心生，风由肝致。搐分左右兮，证有顺逆；药分补泻兮，病有虚实。急惊由于积热之深，凉泄便宜；慢惊得于大病之后，温补为贵。头摇目窜而气喘兮，上工莫医；口噤鼻张而足冷兮，神丹何济。闭目者无魂，狂叫者多祟。不知吞吐者，必见阎罗；反加闷乱者，终归蒿里。既明症候，次知调理。

胎毒用甘草、黄连，食积用白术、枳实。急惊搐掣，以导赤泻青；慢惊瘈疭，以补中益气。集圣去疳，备急治积。抱龙丸化痰镇惊，胃苓丸补脾开胃。夜啼须退热清心，哺热必养血升提。理中止泄，香连止痢。积热不除，凉惊丸大有神效；沉寒难疗，养脾丸最为密秘。痰火交攻兮三黄丸，水谷不化兮金

---

①硬：通“哽”。

②龈宣息露：即齿龈宣露，牙龈发肿溃烂。宣露：显露，外露。

③哺露：病证名，小儿因胃弱而呕吐的病症。

④丁奚：病证名，小儿黄瘦腹大的病证等。

⑤一腊：指小儿出生八日。

丹一粒。柴芩治疟，月蟾消痞。潮热金花，咳嗽玉液。疮疥者胡麻，丹瘤者凉膈。吐泻而渴者，白术可投；烦热而渴者①，益元为最。斑疹兮消毒，腹痛兮脾积。衄血、咳血者茅花，重舌、木舌者针刺。口疮不愈者洗心，腹胀不食者平胃。五拗②治喘，四苓利水。退黄消肿，胃苓加减以堪行；破积安虫，集圣从容而可治。大抵婴儿，易为虚实，调理最取其平，补泻无过其剂，尤忌巴牛③，勿多金石。辛热走气以耗阴，苦寒败阳而损胃。如逢食积，解之不可或迟；若遇虚羸，补之尤为至急。才少俄延，便成劳瘵。

慈幼敬心赋

医门治例，幼科最难。肠胃脆而多伤乳食，筋骨嫩而易感风寒。易虚易实兮，变如反掌；或补或泄兮，贵若转丸。咸多泄肾，酸甚扶肝。苦入心而寒凉损胃，辛走肺而燥热伤元。欲求中正，无过平甘。或病须于瞑眩④兮，勿犯其毒；且从治于权宜兮，但取其能。中病即已，救本为先。苟误投于汤药，即便致于损残。此上工誓于活人，而良医验于拆⑤肱！

尝闻法无一定，但占症候；医不三世，勿服汤丸。病者详于择术，医者务于救痊。视疾若己，见利勿贪。先察运气兮，阳明妙契；次观形色兮，顺逆了然。春夏阳而苦寒可用，在夫

①烦热而渴者：视履堂本作“烦渴而热者”。

②五拗：即三拗汤加生石膏、茶叶。

③巴牛：巴豆、牵牛子。

④瞑眩：头目昏花，心胸烦闷的症状。

⑤拆：据文义当作“折”。

人之勇健；秋冬阴而辛温可参，相其人之劳瘠。既温反补，已[①]寒再宣，七神离散，五脏亏崩。虽留心于方脉兮，何补于世；反致人于伤夭兮，获罪于天。是故胎疾兮急于解毒，食积兮利在消瘠。治分二法，效可十全。襁褓未宁，但调其母；匍匐不快，当固其元。悲夫，肠胃中和，岂堪药石；微乎，气血稚弱，以渐发生。治非得已，病有卒然。如护风烛，心常凛凛；若惜掌珠，意惟拳拳。医可补乎司命，应无忝[②]于家传。

且如病则热起，热则惊生。或治热以热，或攻热以寒。热在表而柴葛解肌可饮，热在里而芩连消毒急煎。积热无如集圣；虚热妙以调元。要在识夫脉色，不可妄投汤丸，贻终身之痼疾，促婴儿之寿年。轻以变重，功不补患。徒委命于气数，不详审乎简编。前车既覆，后辙犹然。魂魄游于郊野，哭声达于洲泉。识此之故，是谁之愆？嗟夫！渡蚁驾桥[③]，放雀解藩。况伊万物之灵，匪值一虫之贱，不知谨密，遽尔轻泛。推恻隐之良心，如见入井；考圣贤之遗训，如弗及泉。居易虑险，因蹶知便。证随百出，治无一偏。变调造化，保养真元。善攻不如善守，宜急不若宜缓。种杏成林，踵当年之董奉；植橘名井，见今日之苏耽。奈何泻久变痢，积久成瘠，疟久生痞，惊久成痫。未至留连兮，攻之宜速；已见[④]沉疴兮，治之且缓。肠胃闭塞兮，急泄而已；气血虚羸兮，急补而安。外毒急攻，毋令入腹；表邪急解，毋令再传。余则缓而调理，尝恐急而生变；若药下咽，犹防其过，治或中病，勿张其能。知者

---

①已：已经。

②忝（tiǎn，舔）：辱，有愧于。《说文》：“忝，辱也。”

③渡蚁驾桥：北宋大臣宋庠与其弟宋祁，少年时随父颐寓应山法兴寺读书，见蚁为雨所溺，即以竹代桥渡之。

④见：通“现”。

常虑一失，死者不可复全。与其悔于已误，孰若谨于未然。欲求鱼兔，当守筌蹄[1]。苟多方而治病，宜三复于斯言！

①筌蹄：鱼器和兔网。筌，捕鱼的竹器。蹄，拦兔的器具。喻达到目的的手段或工具。《庄子·外物》："筌者所以在鱼，得鱼而忘筌；蹄者所以在兔，得兔而忘蹄。"

卷之二

小儿总治法

面赤发热服凉惊，黄白发热用胃苓。
身热便闭三黄下，瘦弱发热集圣灵。
变蒸发热用拿法，惊风导赤吞泻青。
泄泻胃苓用一粒，热泄玉露散同行。
寒泄理中丸可服，泄渴白术散生津。
痢疾保和同香连，疟疾养脾疟自平。
咳嗽玉液降痰气，浮肿胃苓引灯心。
疮疥胡麻丸最好，养脾最是保孩婴。
蛔虫寸白用集圣，临时用药细叮咛。

小儿初生脐风

初生三五日，大便血尝来。
黑色为胎粪，鲜红实可哀。
初生便呕吐，胞浆畜①胃中。
物尽吐自止，不止便为凶。

①畜：通“蓄”。

小儿初生十日内，少乳多啼常喷嚏。
急看喉中有珠泡，手法刮去免忧虑。

不看撮脐风，撮脐粪少通。
急用解毒散，便下得从容。
便闭肚膨胀，口紧咬唇青。
时时手足掣，脐风枉用心。

腹胀不便名锁肚，口紧不乳是噤风。
目直叫哭盘肠吊，天吊身仰似角弓。
初生芽儿[①]有此病，父母欢喜一场空。

小儿变蒸

小儿初生多变蒸，三十二日细推论。
如蚕之眠添智慧，遍身发热不惺惺。

变蒸休用药，三日自然安。
外感惺惺散，伤食保和丸。

惺惺散内用人参，甘桔川芎白茯苓。
细辛少许天花粉，防风白术九味行。

①芽儿：小儿。

小儿胎疾

胎热甘草黄连汤，胎寒去连加桂方。
胎黄甘草加茵陈，胎惊辰砂一味良。
胎瘦胎肥浴体法，胎怯五软用地黄。
此是家传真口诀，儿孙记诵莫遗忘。
肝色多青心赤红，脾黄肺白肾黑同。
黄白疳虚黑中恶，赤红是热青惊风。

小儿五脏部位

五脏有外候，不离正面间，
耳乃肾之窍，两眼原属肝。
鼻孔肺为主，脾唇心舌尖。

左颊属木肝生风，右颊属金肺位同。
额为心火颏为肾，准头鼻土位居中。

五脏外症

肝主风兮目直视，闷乱叫哭不安宁。
心主热兮不得眠，惊悸饮水口舌干。
脾主困兮多好睡，吐泄瘦弱病成疳。
肺主气兮多咳嗽，皮干发枯喘绵绵。

肾主虚兮胎气弱，小儿肾弱养应难。

看小儿虎口纹

今人专看虎口纹，风关气关命关分。
风关病轻气关重，命关若过死将临。
青筋红热黑势恶，直轻斜曲重看云。

脉法

小儿一指分三位，息数须将六至看。
七至八至数为热，三至四至迟虚寒。
坚实平和无病断，细小沉迟有病看。

按：《全婴》等书云，小儿三岁以前，虎口第一指上寅卯关有脉弦见者，可验病伏[①]。男左女右，视之脉弦。从寅关起不至卯关者，病易治；若连于卯关者，病难治；如寅连卯，卯过辰关者，十难救一。若脉弦小或短者，病可治。宜参视之。

小儿夜啼

啼哭直视热在肝，泻青一服及时安。
啼哭面赤热在心，导赤麦冬效如神。

---

①伏：忠信堂本作“状”。当是。

面赤四逆腹中痛，益黄散用姜汤送。
夜夜见灯多拗哭，父母娇爱多不足。

惊风

急症惊风面赤青，目多直视不回睛。
手足搐掣牙关紧，只怕昏昏再不醒。

惊来掐人中，虎口拿总筋。
泻青吞导赤，调理治凉惊。
口眼若㖞斜，看他左右偏。
太阳颊了穴[1]，一焠自然安。

面色黄白神气弱，昏睡眼闭口不合。
口鼻气冷手足冷，慢惊搐掣时时作。

慢惊不可医，调元急补脾。
渐醒能食吉，常昏不乳危。

吐泻

吐泻之病面皮黄，有寒有热有食伤。
面红热渴难调理，手足寒时急补阳。

---

①颊了穴：忠信堂本作“颊下穴”。

吐泻常治法，胃苓一粒丹。
脾积去食积，理中补虚寒。
吐泻多伤食，益黄散最宜。
看他病略退，胃苓再补脾。
泄泻常如是，消积功十全。

泄泻作渴白术散，人参白术茯苓甘。
木香干葛藿香叶，常与服之真格言。

泻甚乌梅加入，热甚知母门冬。
虚烦甘草炙用，随症用药不同。

痢症

痢疾赤白皆是热，眉头常皱腹中疼。
身热脉大难得退，脉小身凉容易安。

痢症多因积，先下木香丸。
保和消滞积，止痢用香连。
痢疾若不食，噤口痢必残。
急用香连散，能食保平安。

小儿疟疾

疟疾之色多黄黑，病至作寒又作热。
早疟日来容易退，晚疟间来治宜急。

初疟要吐痰，斩鬼及常山。
久疟不可截，养脾功十全。

咳嗽

行①寒饮冷即伤肺，咳嗽病来多痰气。
面青气促怕生惊，面白胸高还不吉。

初咳要发表，五拗并九宝。
气实葶苈宜，肺虚阿胶好。
尝服玉液丸，桔梗同甘草。

五拗用麻黄，杏仁甘草强。
石膏腊茶叶，发汗是奇方。

九宝苏叶配麻黄，薄荷陈皮杏桂良。
大腹桑白同国老②，乌梅加入细参详。

疳痨

面色黄白是疳痨，肚大颈细头发焦。

①行：忠信堂本作“形”。
②国老：甘草的别名。

折乳伤食大病后，只怕时时热来潮。

疳痨无多法，集圣初如神。
面色转红活，相间服胃苓。
潮热如不退，只防作慢惊。

伤食

伤食发热面赤红，恶心腹胀痛时攻。
露身怕热不思食，症与伤寒大不同。

伤食宜调解，藿香散最宜。
保和同与服，病退再养脾。
若是成惊搐，惟有下为奇。

伤食发热用藿香，苏叶香附朴陈苍。
半夏黄连甘草曲，茯苓引子用生姜。

伤寒[①]

伤风发热面色赤，烦闷不困不思食。
喜人偎抱畏风寒，作渴便秘里必实。

---

①伤寒：视履堂本作“伤风”。义长。

恶寒病在表，败毒拿法好。
里实三黄丸，惊来泻青讨。

败毒发表用姜[①]防，升麻柴葛解肌良[②]。
前胡枳壳甘草桔，苏叶人参用成汤。

浮肿

小儿浮肿因风湿，久疟脾虚亦有之。
上身主风下主湿，养脾一法少人知。

遍身着浮肿，胃苓丸里求。
避风行浴法，切莫用牵牛。

肚大有青筋，灯火叉处烧[③]。
内服集圣丸，胃苓宜相兼。

口疮

小儿鹅口疮，白屑珠矾良。
赤疮姜连散，洗心是奇方。

①姜：忠信堂本作“羌”。
②良：忠信堂本作“凉”。
③叉处烧：烧，忠信堂本作“焠”。叉处，即虎口。

洗心散内用麻黄，荆芥薄荷赤芍当。
白术将军同国老，临时煎服入生姜。

牙根烂成疮，走马疳可防。
出血又作臭，文蛤散宜良。

小儿口流涎，滞颐脾虚寒。
益黄加苍术，不治必成疳。

疥疮

遍身疥疮是何因，血热由来胎毒成。
痛痒不安多夜哭，切莫入腹命归云①。

疥疮不宜搽，胡麻丸最佳。
入腹宜解毒，惊来莫治他。

杂症

小儿吃泥土，脾热用泻黄。
集圣相间服，疳成不可当。

小儿合面睡，原来热在心。

①云：忠信堂本作“冥”。

只用导赤散，泻心与凉惊。

小儿多白尿，落地如米泔。
胃苓盐汤送，数服解忧煎。

小儿大便清，邪热在肝经。
只用泻青丸，此法效如神。

小儿粪焦黄，邪热在脾乡。
谁知泻黄散，端的是奇方。

五脏外症

吐泻疟痢病在脾，惊风心肝两经为。
咳嗽哮喘病在肺，发稀骨软肾元亏。

五软病症

如小儿五软，有胎元[1]不足软者，有大病后软者，有误服凉药软者。胎禀软者，地黄丸主之；大病后软者，参苓白术丸主之；误服凉药软者，加味八味地黄丸主之。

以上三症，若不急治，有伤真元，久则成痿，以致不可治者多矣。

①胎元：忠信堂本作“胎禀”。

卷之三

水镜诀

夫阴阳运合，男女成形，已分九窍四肢，乃生五脏六腑。部位各分，顺逆难明。若凭寸口之浮沉，必乃横亡于孩子。须明虎口，辨别三关，参详用药，必无差误。未至三岁，止[①]看虎口，男左女右，从第二指第一节名风关，若脉见，初交病；第二节为气关，脉见，则难治；第三节为命关，脉见，则死。又当辨其色，若三关青，四足惊；三关赤，水惊；三关黑，人惊。紫色泄痢，黄色雷惊。三关脉通度，是急惊之症，必死，余病可治。或青或红，有纹如线一直者，是乳食伤脾及发热惊；左右一样者，是惊与积齐发。有三条或散是肺生风痰，或似齁鮯声，有青是伤寒及嗽，如红火是泻，有黑相兼主下痢。红多白痢，黑多是赤痢；有紫相兼加渴不虚。虎口脉纹乱，乃气不和也。盖脉纹见有色[②]者，曰黄、红、紫、青、黑。由其病甚，色能加变。如黄红之色，红盛作紫；红紫之色，紫盛作青；紫青之色，青盛作黑；青黑之色，至于纯黑之色者，不可治矣。又当辨，长珠形，主夹积伤滞，肚腹疼痛，寒热，饮食不化；来蛇形，主中脘不和，积气攻刺，脏腑不宁，干呕；去

---

①止：通“只”。

②有色：忠信堂本作“五色”。

蛇形，脾虚冷积泄泻，神困多睡；弓反里形，主感寒热邪气，头目昏重，心神惊悸、倦怠，四肢稍冷，小便赤色；弓反外形，主痰热，心神恍惚。作热，夹惊夹食，风痫证候。鑰形，主邪热，痰盛生风，发搐惊风；鱼骨形，主惊痰热；水字形，主惊，积热烦躁，心神迷闷，夜啼痰盛，口噤搐搦；针形，主心肺受热，热极生风，惊悸烦闷，神困不食，痰盛搐搦。透关射指，主惊、风、痰、热四症，皆聚在胸膈不散。透关射指，主惊风恶候，受惊传入经络，风热发生，十死一生，难治。此十三位形脉，悉有轻重，查其病根，则详其症。

指掌形图

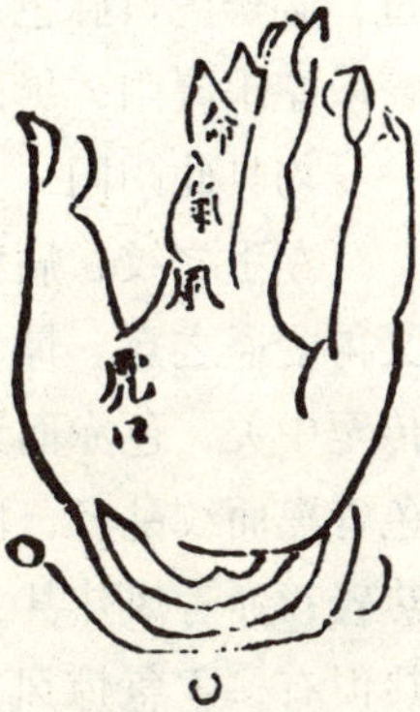

男以左手侧看起

女以右手侧看起

虎口者，叉手处是也。

三关者，二指三节是也。

风关，第一节寅位是也。

气关，第二节卯位是也。

命关，第三节辰位是也。

辰关，指头上节。

卯关，指中节。

寅关，指下节。

命关死候。

气关病深。

风关易治。

末关命门。

中关气候。

初关风候。

凡婴儿生下一月至三岁以前，须着虎口脉次指，辰节为命关，次气关，次风关。所谓初得风关，病犹可，传入气命，病难陈[①]。汤氏云：小儿初生至五岁，血气未定，呼吸至数太过，必辨虎口脉色，方可察病之的实。男验左手，女验右手。盖取左手属阳，男以阳为主，右手属阴，女以阴为主。然男女一身均具此阴阳，左右两手亦当参验。

左手之纹，病应心肝；右手之纹，病应肺脾。知此，消息又得变通之意。惊风初得，纹出虎口。或在初关，多是红色。传至中关，色赤而紫。看病又传过，其色紫青，病势深重；其色青黑而纹乱者，病深重。若见纯黑，危恶不治。大抵红者风热轻，赤者风热甚，紫者惊热，青者惊积。青赤相半，惊积风热俱有，主急惊风。青而淡紫，伸缩来去，主慢惊风。或紫系、青系、黑系，隐隐相杂[②]，似出不出，主慢脾风。

脉纹从寅关起，不至卯关者，病易治。若连卯关者，有病

---

①陈：忠信堂本作“存”。

②或紫系、青系、黑系，隐隐相杂：视履堂本作“或紫丝、青丝、黑丝，隐隐相杂”。

难治。

如寅关连卯关，侵过辰关者，十难救一。若脉纹小或短者，看病不妨。如纹势弯曲入里者，病势虽重而症顺，犹可用力。纹势弓反出外，骎骎①靠于指甲者，断不可回。其有三关纹，如流珠流来，三五点相连，或形于面，或形于身，危恶尤甚。

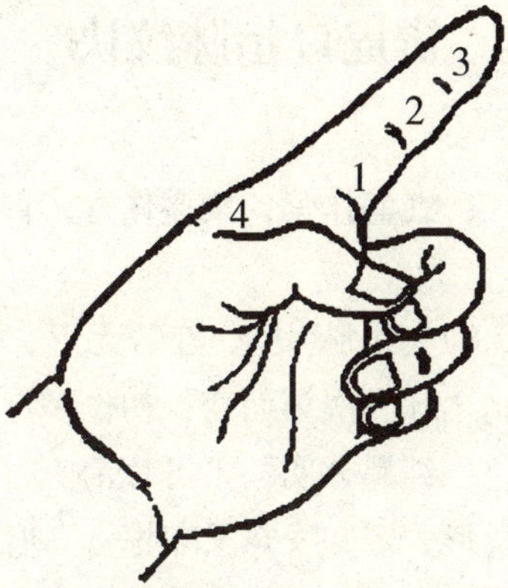

1.风关（寅位） 2.气关（卯位）
3.命关（辰位） 4.虎口
男以左手侧看之 女以右手侧看之
指掌形图

入门候歌三首

五指梢头冷，惊来不可安。
若逢中指热，必定是伤寒。

中指独自冷，麻痘症相传。

---

①骎骎：马疾速奔驰貌。

女右男分左，分明仔细看。

初起寅关浅，纹侵过卯深。
生枝终不治，辰位实难禁。

辨虎口指脉纹诀

气纹黄盛作红，红盛作紫，紫盛作青，青盛变黑，纯黑则难治矣。

黄色无形者，即失乐脉[1]也。红若无形，亦安宁脉也。有前数样形者，即病之脉。次第而变，初作一点，于气多红，脉至风关，其病危急，纯黑分明，不可疗治。

左有红纹似线形，定知发热又兼惊。右有双纹如左状，脾伤惊积一齐生。纹头有似三叉样，肺气生痰夜作声。青赤应是伤寒症，只是空红泄定生。

又歌

虎口乱纹多，须知气不和。
色青惊积聚，下乳泄如何。

青即慢惊发，入掌内钓[2]多。

①失乐脉：忠信堂本作“安乐脉”。
②钓：通“瘛”。狂病。

三关忽通过，此候必沉疴。

指上辨青纹，认是四足惊。虎口脉青色，是猪犬马惊。

黑色因水扑，黑脉见者，因扑跌在水起。

赤色火人惊，赤脉见，是人惊，或跌在火而起。

紫色多成泻，紫脉见者，主泄痢。

黄色是雷惊，因大雷声，着吓。

曲反风还盛，曲是伤寒，并有干热。

弯弓食上蒸，曲外是伤寒，曲内是伤食。

但看叉手处，方可辨其形。

凡小儿三岁以上有病，深重危急者，指甲口鼻多作黑色。盖儿脉绝神困。症候恶极，虽有良药，断断乎不可保矣。

小儿正面图

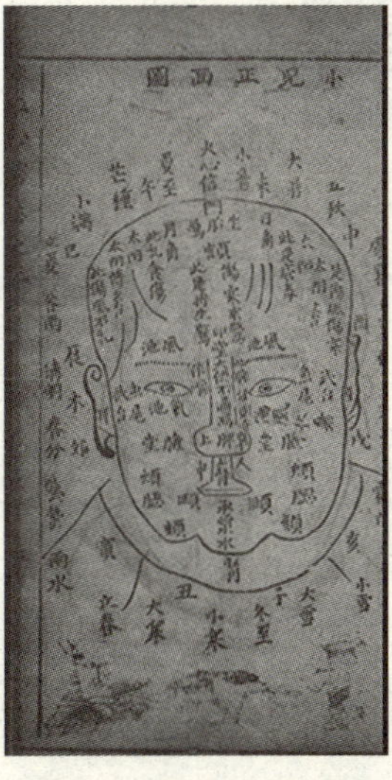

小儿脑背图

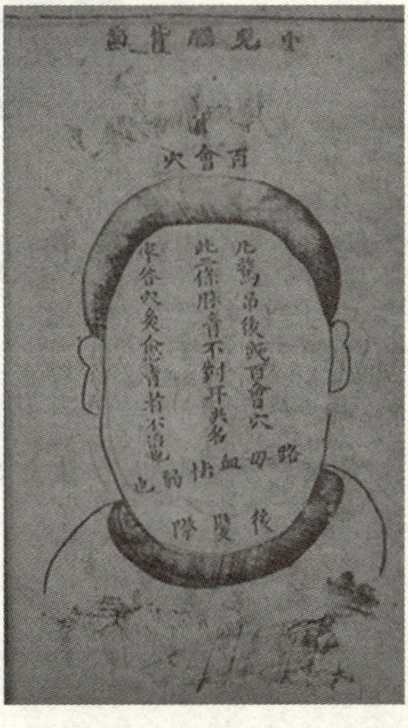

察形色之图

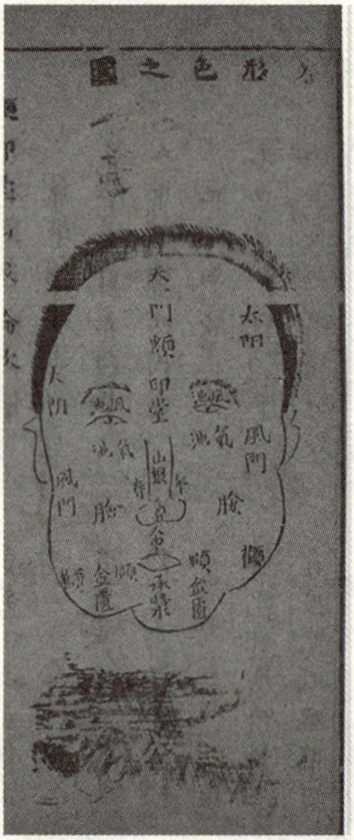

额、印堂、山根论歌

额红大热燥，青色有肝风。

印堂青色见，人惊火则红。

山根青隐隐[1]，惊遭是两重。
若还斯处赤，泄燥定相攻。

年寿论歌

年上微黄为正色，若平更陷夭难禁。
忽有黑色痢疾候，霍乱吐泻[2]黄色深。

鼻准论歌

鼻准微黄赤白平，深黄燥黑死难生。
人中短缩吐因痢，唇反黑候蛔必倾。

正口论歌

正口常红号曰平，燥干脾热积黄生。
白主失血黑绕口，青黑惊风尽死形。

①隐隐：视履堂本作“泛泛”。
②泻：通“泄”。下同。

承浆、两眉论歌

承浆青色食时惊，黄多吐逆痢红形。
烦躁夜啼青色吉，久病眉红死症真。

两眼论歌

白睛青色有肝风，若是黄时有积攻。
或见黑睛黄色现，伤寒病症此其宗。

风池、气池、两颐论歌

风气两池黄吐逆，烦躁啼哭色鲜红。
更有两颐胚样赤，肺家客热此非空。

两太阳论歌

太阳青色惊方始，红色赤淋萌蘖起。
要知死症是如何，青色从兹生入耳。

两脸论歌

两脸黄为痰实咽，青色客忤红风热。
伤寒赤色红主淋，二色请详分两颊。

两颐、金匮、风门论歌

吐虫青色滞颐黄，一色颐间两自详。
风门黑疝[1]青惊水，纹青金匮主惊狂。

观形察色总论

凡看小儿疾病，先观形色，而切脉次之。盖面部气总见，而五位青色者，惊积不散，欲发风候；五位红色者，痰积壅盛，惊悸不宁；五位黄色者，食积癥伤，疳候痞癖；五位白色者，肺气不实，滑泄吐痢；五位黑色者，脏腑欲绝，为疾危恶。面青、眼青肝之病，面赤心之病，面白肺之病，面黄脾之病，面黑肾之病。先别其五脏，各有所主。次者，禀受盈亏，胎气虚实，阴阳二症，补过泄多，当救其失。兼五脏六腑，表里各有相应。若能辨其标本，则神圣工巧矣。

---

①黑疝：视履堂本作“黑散”。

五位所属

心为额，南方火。脾为鼻，中央土。肾为颏，北方水。肺为右颊，西方金。肝为左颊，东方木。

命门部位图

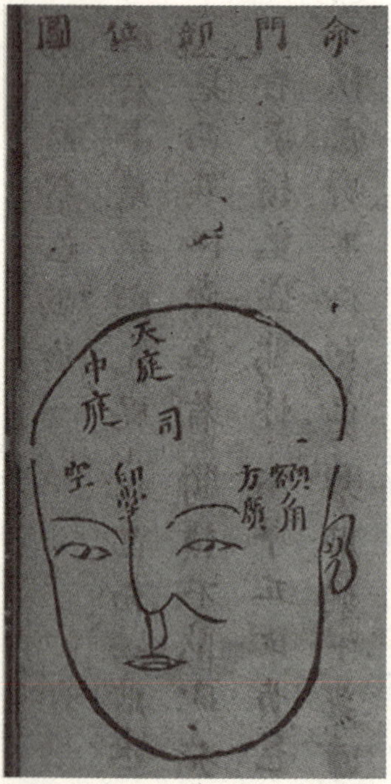

部位歌

中庭与天庭，司空及印堂。
额角方广处，有病定存亡。

青黑惊风恶，体和滑泽光。
不可陷兼损，唇黑最难当。

青甚须忧急，昏黯亦堪伤。
此是命门地，医师妙较量。

观形色

西江月

凡观小儿形色，青筋肝热生风，两腮红赤热相攻，黄色脾虚取用。

黑气腹疼中恶，白为疳瘦生虫，如逢两目赤重重[①]，此是南柯一梦。

要识小儿症候，但将外貌推求，黄浮肌削痞瘕瘤，唇撮面青痛楚。

---

①赤重重：视履堂本作“赤肿痛”。

吐舌唇焦内热，昏昏好睡脾枯，手掀足掣是惊由，疳疾青筋大肚。

眼角眵生肝热，口边涎出脾寒，头毛稀竖血将干，胞肿脾家湿显。

鼻孔黑焦肺热，耳轮枯燥肾传，胸高气促肺炎炎，热翕囟门肿陷。

小儿精神忽减，面皮黄白无常，必因乳食内成伤，生冷油腻阻挡。

或致肠鸣泄痢，或为疟疾难当，忽煞膨胀渐羸尪，癖积虫疳四样。

小儿面皮红赤，两腿恰似涂朱，风寒外感事何如，潮热无时来去。

或作惊风症治，或为斑毒驱除，口干啼哭目如珠，睡困昏昏不乳。

小儿病形各样，慢恁眼力消详，怀中猥[①]缩怕风凉，合面睡时热瘴[②]。

夜啼热烦腹痛，目直惊搐须防，长吁短气热中藏，痰喘上冲火旺。

要辨小儿死症，囟门陷下成坑，喉中拽锯气和痰，目闭无

①猥：通“隈”。角落。

②热瘴：视履堂本作“热障”。

神拘管。

口唇牙龈粉白，手足恰似冰寒，鸦声口紧眼常翻，不乳遗尿闷乱。

小儿脉法

小儿一岁以上，可以看脉。以六至为平和，七至八至为实热，三至四至为迟，为虚弱。

西江月

小儿寻常脉候，一息六至平和，七至八至热生多，三四虚寒病作。

九十连来雀啄，一二动指沉疴[1]。微虚紧数不差讹，补泻分明用药。

身热脉浮可汗，身寒脉细休攻，喘咳紧数药无功，肿胀细微堪痛。

泄痢沉迟易愈，痘出洪数宜从。若还吐衄怕浮洪，腹疼沉微拈弄。

小儿治法

如足胫热，两腮红，烦渴不止，头面好露，扬手掷足，大

①沉疴：忠信堂本作“成疴”。

便闭，小便黄，身壮热不退，此宜凉解，不可服热补之药。

如足胫冷，面皏白，吐泻不止，肚腹作痛，身常猥①人，眼珠青，口中冷气，潮热往来不定，此宜温补，不可服凉利之药。

西江月

小儿不宜热药，两腮俱带绯红，手足状热火烘烘，六脉浮洪乱动。

小便赤黄又涩，大便闭结难通。掀衣饮水喜当风，烦渴鼻流血涌。

小儿不宜凉药，面皮皏白无精，四肢厥冷似寒冰，六脉浮微隐隐。

吃乳不消呕吐，粪如鸭屎频频，神虚腹痛眼珠青，病久成疳诸症。

小儿纯阳之体，阴阳不可偏伤，常带三分饥与凉，此个孩儿易养。

大抵脾常不足，有余肝气须防，不寒不热药为良，切忌妄行孟狼②。

小儿何为难治，古今号曰哑科，脉无可视如之何，口不能言病作。

父母时时惊怕，医人试验诚多，从容对症用方药，有甚难

①猥：通“偎”。

②孟狼：忠信堂本作“孟浪”。当是。

为捉抹①。

凡小儿一岁以下有病者，多是胎毒，只宜解毒为急；小儿二岁以上有病者，多是食积，只宜消积补脾而已。其余症治方略，详载各门之下，故不重述。

①捉抹：据文义当作“琢磨”。

卷之四

胎毒门

凡小儿在月内有病者，皆胎毒也，并治其母。

小儿月内，肠胃甚脆，气血未充，若有微疾，不可妄施补泻，恐脏腑一伤，将贻患终身，或致夭命矣，可不戒哉！如不得已而用汤丸，毋伐天和，中病即止，又不可过剂也。乳母服药，必别择乳母，而后可补可泄也。若蓐母生儿之母，谓之曰蓐自乳，又不可乱投汤药，盖产后之妇，气血甚虚，有补无泻。苟儿有热病，而用凉药，则犯产后之禁，必害其母；如用温补，则反加小儿之热，又害其子。医者人之司命，而可妄为乎？必须斟酌谨慎，勿损阴德。

凡小儿才生即死者，急看儿口中悬雍腭上，必有泡塞住，即以手指摘破其泡，速以软绢拭血令净，若血入咽即死。

凡小儿初生气绝不能啼者，必因难产，或因冒寒所致。急以绵絮重裹其儿，抱于怀中，不可便断脐带。却把胞衣置铫[1]中，向炭火上煮之，又作油炷点着，于脐带上往来燎之，须臾热气由脐中入腹，便能啼，方可洗浴断带。若不如此急救之，而先断带者，多死不治。

凡小儿初生下，被寒风所吹。鼻塞，服药不得者，用天南

①铫：煎药或烧水用的器具。

星为末。生姜自然汁调成膏，贴囟门上，自愈。

凡小儿生后，或月内，或百日，气急喘满，目闭眼赤眵多，神困呵欠，遍身壮热，小便赤涩，大便不通，时复惊烦，此胎热也。

因母平日嗜食辛甘热物，贪服暖药而致，用凉惊丸，黄连解毒汤治之。

黄连解毒汤

黄连 甘草 木通 生地 薄荷少许 连翘 川芎 陈皮 灯心三根

水煎服。

小儿生后，觉口冷腹热，肠滑泄泻，昏昏多眠，或夜多啼，此胎寒也。因母喜啖生冷，或外感多服凉药，致伤胎气。理中丸、匀气散治之。

匀气散

桔梗 陈皮各二钱 砂仁五分 茴香炒，五分 生姜炮，二分 粉草炙，四分

加木香二分。共为细末，每服一字①，枣汤调下。

凡小儿生下浮胖，遍身红色，满月以后，渐渐瘦弱，五心烦热，此名胎肥。又有生下面无晶光，身无血色，目无精彩，肌肉消削，此名胎怯。并内服八物汤，外用沐浴法。

---

①一字：古代中药剂量单位，约二分半。《医学入门》："古方一钱四字，一字二分半也。"

八物汤

当归　川芎　生地　白芍炒　人参　白术　甘草　白茯苓各等分

姜枣引，水煎服。

沐浴法

天麻　蝎梢　朱砂各五分　白矾三钱　青黛二钱　麝香少许　乌梢蛇肉酒浸，烧为末，三钱

共研为细末，每用三钱，水三碗，桃枝连叶一握。同煎十沸，待温热沐之，慎勿沐背。

凡小儿生下，遍身面目皆黄，状如金色，身上壮热，大便不通，小便如栀子汁，乳食不思，皆①胎黄也。因乳母受热，而传于胎，用地黄汤治之。

地黄汤

生地　赤芍　天花粉　赤茯　川芎　当归　猪苓　泽泻　木通　甘草　茵陈各等分

水煎温服。

凡小儿生后，壮热翻眼，握拳咬牙，身腰强直，涎潮呕吐，搐掣惊啼，腮缩囟开，或颊赤面青眼合，更胎风眼合，不可误作慢脾风，妄用汤药。要视其眉间气色，若红赤鲜碧者可

①皆：视履堂本作“此”。

治，若黯黑青黑者不治，虎口指纹曲入里者可治，出外者不治。此因妊妇调养①乖常，饮酒嗜肉，忿怒惊扑，母有所触，胎必感之；或外挟风邪，有伤于胎，故子乘母气，生下即病。以至圣保命丹，金银、灯心汤下。

至圣保命丹

治小儿惊风内瘸，腹痛坚硬，睡不安，夜多啼哭，急慢惊风，眼目上视，手足搐掣，不省人事者，服之即效。

全蝎去毒，十四个　防风二钱　白附子煨，一钱　南星炮，用牛胆制　蝉蜕去毒　僵蚕炒，去毒　天麻各二钱　辰砂另研，一钱　麝香五分

上为末，揉糯米饭丸，如黄豆大，金箔为衣，每一丸，钩藤灯心汤磨下。有热加牛黄、脑子、硼砂。

又方

加羌活二钱，此药常服，镇心化痰。

《袖珍》方云：胎惊治法，宜解散风邪，利惊，化痰，调气，贴囟门。甚则以朱银丸利之。面青拳搐者，宜服保命丹、钩藤散、全蝎散。初生婴儿，难以用药，凡有此候，急取猪乳，细研辰砂、牛黄、麝香各少许，调抹入口中即愈矣。

---

①调养：忠信堂本作“调食”。

全蝎散

治胎惊痫、诸惊。

全蝎一个　琥珀　辰砂各少许

麦冬汤调下一字。

独活汤

治胎惊，发散风邪。

羌活　独活各二钱　槟榔　天麻　麻黄去节　甘草各一钱

上锉散，每服一钱，白术煎，内加天南星末，蜜调贴囟门上。

凡小儿生下，大便三五日不通者，此名锁肚。胎中受热，热毒壅盛，结于肛门，闭而不通，无复滋润。急令妇人以温水漱口，吸咂儿前后心，并脐下手足共七处，凡四五次；再用轻粉五分，蜜少许，温水化开，时时少许服之，以通为度。如更不通，即是肛门内合。或以金簪透而通之，须刺入二寸，以香油和蜜纳入孔中，粪出为快也。若肚胀不乳，呻吟声至于七日，难可望生矣。

凡小儿生下，即不吮乳，此由拭口不净，秽物入腹，致令腹满气短，不能吮乳；或有呕吐，乳不得下；或胎中受寒，令儿腹痛不乳，此则多啼矣。以木香散治之。

木香散

木香　甘草　茯苓　干姜　木瓜　丁香　陈皮各等分

共为细末，每用一字，水煎绵蘸，滴与食之。

脐风者，由断脐之后，被水湿风冷之气所乘，流入心脾，令腹胀脐肿，四肢强直，日夜多啼，不能吮乳。甚则发为风搐，若脐边青肿，撮口不开者，是为内搐，不治。爪甲黑者，死。

撮口者，由胎气挟热，兼风邪入脐，流入心脾二经，故令舌强唇青，口撮喘急，啼声不出，不乳。若口出白沫，四肢冷者，不治。最为急候，一腊之内尤甚。

噤风者，眼闭口噤。啼声渐少，吮乳不得，口注白沫，大小便皆不通。亦由胎中受热，热毒流入心脾，故形于喉舌间也。

以上三症，其名虽异，受病则一。初生七日之内，得此症者多死。若不急救，坐以待毙，良可悯焉！

但见小儿喷嚏多啼，身热不乳，急看儿上腭，有小泡子如粟米大，或以指甲，或以挖耳①，轻轻刮去，以绵绢缠指，蘸温水拭净其血，勿令下咽，即便安妥，不必服药，诚良方也。

凡小儿牙关紧急，已成撮口惊搐者，先用撮风散以开其关，次用控痰散以吐其痰，然后用益脾散和胃，保命丹祛惊，即愈。若手足挛拳，口噤不开者，不治。

撮风散

金脚蜈蚣炙，令毒不明　全蝎炒，去毒，五个　直僵蚕炒，去嘴　麝香少许

共为末，每用一字，以猪乳和之，搅匀。以绵绢蘸清水，滴入口中即开，或用金银簪挑亦可。

①挖耳：指挖耳勺。

控痰散

蝎尾　铜青各五分　朱砂一钱　腻粉一钱　麝香少许

共为末，每服一字，腊茶清化下，吐出风痰。

益脾散

白茯苓　草果煨　木香　甘草　陈皮　厚朴炙　苏子各等分

共为细末，每服五分，姜枣煎汤，细细服之。

亦有热在胸膛，伸缩无时，呃呃作声，努胀其气，以致脐突浮肿。此非断脐使之然也，但散其血即愈，加减龙胆汤主之。

加减龙胆汤

胆草　前胡　黄芩　防风　麦冬　桔梗　赤芍　茯苓　甘草　大黄煨，减半

水煎服，得下便止。

亦有肚胀青筋，吊肠卵疝，内气引痛而撮口者，皆肠胃郁结不通致之，治法贵乎疏利，紫霜丸量而与之，一粒金丹犹妙。

紫霜丸

代赭石醋淬七次　赤石脂各一两　杏仁去皮尖，五十粒　巴豆去壳、心，去油，三十粒

先将杏仁、巴豆研如泥，后入二石和匀，浸蒸饼丸，如粟米大。百日者三丸，周岁者五丸。看儿肥怯加减，微利为度。

凡脐中出汗不干者，用龙骨五分，黄柏一钱，枯矾二分半，为末敷之。

西江月

小儿初生病症，许多名状难同，胎惊撮口与脐风，寒热肥瘦黄肿。

呕吐昏昏不乳，脐间血水溶溶，未曾满月病多凶，好似风中烛弄。

最是脐风可畏，三朝八日为殃，初然[1]喷嚏似风伤，啼哭时时噪嚷。

急看口中上腭，刮除白泡中央，展开[2]恶血细端详，莫使下咽为上。

若是不知此法，致令泡落儿吞，忽然腹胀满膨澎，脐肿青筋杂乱。

撮口昏昏不乳，目瞪又紧牙关，啼声不出命归天，劝取衣棺早办。

胎黄状如金色，身热大便难通，小便黄赤色朦胧，少乳时时舌弄。

此症传来无毒，脾胃湿热相攻，凉惊凉血解重重，保养胎

①初然：忠信堂本作“初时”。
②展开：忠信堂本作“展揩”。

元兼用。

外有胎肥胎瘦，此为禀赋虚盈，父精母血必多亏，儿子不充元气。

此个甚难调理，愚夫不晓支持，一朝有病致倾危，却把命来抵对。

生下时时吐奶，不思乳食昏沉，此由秽物下咽门，拭洗未能洁净。

会厌中间阻隔，太仓上口留凝，豁痰顺气药通神，炮制生姜作引。

生下突然腹胀，脐中血水淋漓，断脐将息失调宜，客水邪风侵入。

外用灰矾粘贴，速令干较为奇，若还撮口哭声稀，纵有灵丹莫治。

小儿生下数日，睡中啼哭多惊，此因母气失和平，常因七情为病。

以致胎胞气逆，痰涎流入脾心，治须顺气更清神，镇坠痰涎始定。

胎热遍身如火，发斑丹毒风疮，神昏腹痛又惊彰，大小便难哭嚷。

此是母贪煎炒，温经暖药乖方，急须解毒令清凉，甘草黄连为上。

胎寒生来吐泻[1]，大便滑溜多清，腹中疼痛哭声频，面色青黄不定。

平日母喜生冷，寒邪传入胞经，治宜丸散用甘温，可保婴儿性命。

要识小儿治法，方为得业专门，半周一岁病何因，胎毒单单见症。

自后饮食渐瘦[2]，肥甘之变须明，此时脾胃病多寻，消食养脾法定。

胎病要行凉解，无如甘草黄连，若加脾弱病相参，参术陈皮有验。

巴豆牵牛丁桂，砒硫白汞青铅，俱伤正气损真元，误了孩儿命短。

变蒸门

变蒸者，此小儿正病也。盖变者，异也，每变毕，性情即异于前。何者？长生脏腑之意也。蒸者，蒸蒸然热也，万物生于春而长于夏者，以阳主生长，其于人也亦然。故变蒸足，始及成人，气血充实，骨肉坚牢也。小儿此症，譬如蚕之有眠，龙之脱骨，虎之转爪，而变化同也。故每三十二日有变蒸，至五百七十六日，大小变蒸足矣。轻则发热微汗，其状似惊；重

---

①泻：通“泄”。
②瘦：忠信堂本作“减”。

则壮热，脉乱而数。或汗或烦，啼哭燥渴。轻者五日解，其候与伤寒相似；亦有变蒸之余感寒邪者。但变蒸则耳冷，上唇发泡如浊珠，若寒邪传之，别寒热交争而腹痛，啼哭之声，旦夜不停。治此之法，轻者不须服药，重者以平和饮子微表之。热甚便结，以紫霜丸微利之。若吐泻不乳多啼者，调气散治之。

平和饮子

人参五分　白茯去皮，一钱　甘草五分　升麻煨，五分

禀受弱者，加白术一钱，肥实者不用，水煎服。

调气散①

木香　香附　厚朴炙　人参　陈皮　藿香　炙草

姜枣引，水煎服。

凡小儿初生，有用黄连、甘草以下胎粪者。若儿壮实者，禀胎足固无所损，若禀胎怯弱者，受此寒凉之剂，不生异症者鲜矣。

如有里症郁结，壅闭不通者，欲下胎毒，只用淡豆豉浓煎汤与之五七口，其毒自下，又能助养脾胃，真奇方也。

凡小儿当变蒸之时，不热不惊，别生他症，是为暗变，此受胎气壮实故也。

凡小儿初生，多有灸百会穴者，取其可以截风也。殊不知地有南北，人有勇怯，北人用灸固宜，南人用之，无益而有害也。

---

①调气散：此方缺药量，待考。

凡小儿初生下，有身体破裂者必死；阴囊白者必死；阴不起者必死；无粪门者必死；股间无肉者必死；哭如鸭声者必死。周岁之间，颅骨开解，齿未生，手足挛缩，膝如鹤节，身体瘦弱，长大不能行立者，此皆胎气不足者也，多夭。若筋实则多力！骨实则行早；血实则形瘦多发；肉实则少病；精实则伶俐多语笑，不怕寒暑；气实则少发而体肥。此皆受禀胎气之有余也，多寿。

西江月

小儿变蒸何以，三十二日为期，精神改变异常时，发热蒸蒸昏睡。

或遇风寒外感，或兼乳食伤脾，留连苦楚莫差池，好把汤丸调治。

大抵六十四日，初生肾与膀胱，再生心火与小肠，肝胆第三长养。

肺与大肠居四，脾胃五次消详，三焦胞络不同乡，只为有名无状。

小儿变生智能，自然发热如蒸，昏昏不乳欠醒醒，恰似蚕眠相应。

医者不须妄治，父母何必忧惊，三日之后自和平，只怕别生形症。

若遇风寒外感，惺惺散子堪行，内伤乳食不安宁，保和养脾兼进。

咳嗽参苏饮子，吐泻理中最灵，惊来搐掣用泻青，异赤亦宜选进。

惊风门

凡小儿因闻非常之声，见异类之物，或为争斗推跌，或大小禽兽之类致惊，其神气结于心而痰生焉。痰壅气逆，遂成搐搦，口眼歪斜，口吐涎沫，一时即醒，如常无事。或一日一发，或间日再发，或三五日一发，或半年一发，一年一发。若不急治，变成痼疾，而为终身之痼病也。治法当先利痰顺气，后用清心安神。

风者，或因外感风寒，或内伤饮食，以致热生痰，痰壅发搐，口眼歪斜，手足牵动，气喘涎潮，口吐涎沫，发过略醒。潮热不退，须臾复发。治法当先泻火开痰，后用安神清热。

惊风有二，有急有慢。急惊风为实为热，当凉惊泻火；慢惊风为虚为寒，当用温补。不可一概混治，以致杀人。

急惊风。小儿元气素实，或因恐怖，或因风，或因饮食而发，要审明白，详察症候而施治法。

如曾因恐怖而成惊者，其症发过即如常，若无他症。先以利痰丸顺气开痰，后用安神丸调之。

如曾因风寒而成者，其症发过略醒，须臾复发。轻者，只用导赤散吞下泻青丸，以清心肝之火，后以抱龙丸治痰，保命丹除风，缓缓调之。

如曾因伤饮食而成者，其症发过略醒，醒多啼哭，须臾复发，不思乳食。先用陈皮麦芽汤吞下五色丸，推去食积，则痰自降。后用辰砂五苓散治之。

凡治急惊风，除饮食一症外，不可遽用下药，必先问其大小便如何。若小便清，大便通利，其邪在表，只用导赤散加防风，或泻青丸去大黄加全蝎作汤服之。去表中之寒邪，其风自退。后以辰砂五苓散调之，不可犯麝香，恐引邪入里。若小便赤涩，大便闭结，此邪在里，可用五色丸下之。后用抱龙丸、保命丹调之。

凡急惊发时，牙关紧闭不醒者，急用艾炷灸两手大指头少商穴，合而灸之，在甲旁①，即醒，而后施治法。

凡急惊风，痰气喘急者，用定喘汤加竹沥治之。痰涎壅塞不开者，可用吐法。

凡病退后潮热不退者，此脾虚热也，四君子汤加炒干姜治之。若小便赤，大便硬，两腮红，足胫热者，此余邪未尽，不可作虚看。用凉惊丸、薄荷灯心煎汤吞下调之而愈。

凡病退后，睡眠不醒者，此心脾二经之邪热未尽去也，安神丸治之。

凡小儿但有潮热，观其两颊若赤，目上视者，必作惊风也。

当先以导赤散，加灯心、薄荷以去其热。次用抱龙丸以安其神，则风自不作矣。

利痰丸

南星牛胆者，二钱　枳壳麸炒，二钱　陈皮去白，一钱　大黄二钱　牵牛头末，二钱

共为末，皂角煮水为丸，灯心汤吞下。

安神丸

黄连去毛，二钱　石菖蒲二钱　远志去心，二钱　归身二钱

---

①在甲旁：据文义此三字疑在“少商穴”句下。

麦冬去心，二钱　茯苓二钱　山栀子二钱

共为末，炼蜜为丸。

导赤散

生地　木通　甘草　加竹叶七皮[1]

水煎服。

五色丸

黄芩二钱　大黄二钱　黄连二钱

共为末，分作五分[2]，滴水为丸。一分青黛为衣，名青丸子；一分朱砂为衣，名红丸子；一分轻粉为衣，名白丸子；一分皂角烧灰存性研末为衣，名黑丸子；一分雄黄为衣，名黄丸子。

泻青丸

归身　川芎　大黄煨　羌活　防风　栀子仁[3]　胆草各等分

共为细末，炼蜜为丸，如梧桐子大，竹叶汤下，此泻肝火之药也。如发热，去大黄，加全蝎、僵蚕（炒），竹叶引，水煎服。

---

①皮：罗田方言，义同“片”，下同。
②分：通“份”，下同。
③栀子仁：即栀子仁。下同。

辰砂五苓散①

猪苓　泽泻　赤茯苓　白术　官桂

灯心引，煎，调辰砂服之。

定喘汤②

陈皮去白　南星制　枝子仁　软石膏　杏仁泥　薄荷叶　赤茯苓

上锉，水煎，入竹沥服之。

吐法

用土牛膝根，取自然汁灌入口中，其涎自吐。

灸法

先以两手大指相合，于甲侧缝中处，烧三壮；又以两手中指相合，于甲侧缝中心烧一二壮。即醒者可治，不知痛者不治。

祖传治惊风，先以雄黄解毒丸利去痰热，后用凉惊丸退火，再用保命丹、安神丸调之而安。

发急惊风之对手撮，目闭，口张，囟陷，鱼口，气促急，吐沫，喷药，昏睡不语不啼，口禁，绝不饮食，遗尿失屎，面

①辰砂五苓散：此方剂量阙如，待考。

②定喘汤：此方剂量阙如，待考。

赤如朱，此皆不治之症。

凡慢惊风，小儿胎禀素弱，又多疾病，或大吐大泻，或久疟痢，误服吐下之药，皆致精神虚耗，渐成搐搦，十无一全。如元神虚弱，又逢恐怖而成慢惊者，其症发过即如常。但多啼哭，睡中不宁，不可妄用利痰之药。先以青州白丸子，加青礞石以去其痰，次服安神丸，以四君子汤送下。如因吐泻大病之后，手足逆冷昏睡，目睛微露，而无搐掣者，此欲成慢惊症也。急温补之，四君子汤加熟附子一片，愈后以集圣丸调之。

凡吐泻大病之后，已成慢惊风者，其症口目牵引，手足搐掣，以醒脾散驱风醒脾。风退，以参苓白术散为丸服之。

凡慢惊风痰气壅塞者，不可妄用通利之药，只以青州白丸子加青礞石治之。

凡慢惊风不醒不退者，灸百会、三里，男左女右，乳下。

凡慢惊风已退，或有余热。不喜饮食，先服四君子汤一二剂，后以集圣丸调之。

青州白丸子

半夏炮　川乌去皮尖，各五钱　南星二钱　白附子五分

共为末，以绢袋盛之，用水摆尽为度，放磁器内，日晒夜露，一日一换其水，换水必搅数转，候如玉片，再研细；又用青礞石一钱，另研细，以焰硝五分，同石末入铜锅内，煅通红，硝尽为度。令冷，入上药和匀，以糯米粉打糊为丸，以薄荷汤入蜜调送下，其痰自坠。

调元汤

黄芪一钱　人参五分　甘草炙，二分半　白芍五分

水煎服。《内经》云："热淫于内，以甘泻之，以酸收之。"此之谓也。

醒脾散[1]

人参　全蝎　白附子　天麻　甘草炙　白茯苓　木香　白术　石菖蒲　莲肉

水一盅，姜枣引，煎服。有热者去木香。

凡治惊风，不可妄用辛香之剂，寒凉之药，盖辛香能窜元气，寒凉反伤脾胃也。

凡小儿夜啼哭，目睛上视，日间略定者，此内钓[2]也。盖因受寒气，腹中作痛，以至痛极目定。以灯心烧灰，调滚水化下理中丸，痛止病退。

如小儿日夜啼哭，目睹物不转，身后仰者，此外钓也。盖食积作痛，其身强直，而目亦定，以灶心土泡滚水，送下丁香脾积丸，病退痛止。

如小儿忽然气急涎响，口眼如常，手足不搐，身无热者，此乍感风寒，肺经受邪也。用芎蝎散一服即退。

如小儿腹胀喘满，胸膈气急，两胁扇动，陷下作坑，两鼻窍张，闷乱，咳嗽作渴，声嘎，涎痰壅塞，大小便闭，此马脾

---

①醒脾散：此方剂量阙如，待考。

②钓：通"瘹"，下同。

风也。若不急救，或不识症，死在旦夕。宜先用牛黄夺命散下之，后用白虎汤平之。

如小儿两手轮指，目略直视，此白虎症也。但身不热，手足不掣，宜向年①白鹿方取土泡汤，吞苏合香丸。

如小儿口吐黄白沫，面色变易，喘急腹病。反侧掣搐，其状似惊，但眼不上窜，此由精神虚弱，外感客气，卒暴触忤。名客忤症。先视其口中上腭左右，有小肿泡，急摘破之。更以苏合香丸姜汤化下，外以降香、皂角二味烧薰；次用淡豆豉三合，水浸湿捣烂为丸，如鸡子大，摩儿囟上及两足心各五六遍，次摩脐心良久，拍开有毛，即掷之。

如小儿久咳，腹胀作喘，胸高气逆。目睛上视，手足牵引，此名龟胸，热症也。但身无热，以葶苈丸治之。方见咳嗽门。

以上之症，俱与惊相似，不可一例施治。误者，恐伤其命。

芎蝎散

川芎　荜茇各一钱　蝎梢二分　细辛一分　半夏酒浸一宿，汤泡七次，焙干，一分

共为末，热汤调服，或薄荷汤化下亦可。

牛黄夺命散

白牵牛　黑丑各半生半熟取头，五分　大黄　枳壳各一钱

共为末，冷浆水调下。涎多者，加蜜少许。

如小儿痘疹惊搐者，只用导赤散调辰砂末一服，不可妄用

①年：此前忠信堂本有“本”字。

凉惊丸、抱龙丸、保命丸等药。

西江月

小儿惊风症候，须分急慢根由，急因实热泄中求，慢是虚寒温补。

急为风寒食积，慢是久病绸缪，如斯辨认不差谬，才显神功妙手。

急惊卒然大热，因而热则生风。痰涎哽塞角张弓，口眼歪斜沉重。

先使嚏惊妙散，后用导赤疏通，合灸少商与中冲，泻青凉惊选用。

若遇风寒外感，先须发汗为宜，泻青丸子作汤医，加上蝎蚕二味。

果是内伤饮食，又当解利相随，三黄五色任施为，积去热除惊止。

慢惊先由久病。精神渐减脾虚，厌厌沉困气长吁，口眼张开不乳。

搐搦时时举发，四肢逆冷何如，理中附子急驱除，不瘥艾灸左乳即期门穴也，小儿乳下一指。

要认惊风死症，面如红粉涂搽，口张涎出紧关牙，目直气粗声哑。

喉内响似拽锯，毛端汗如珠下，目瞪眼小不须夸，大叫闷乱尤怕。

搐掣乍作乍止，痰气无了无休，昏昏鼾睡唤难苏，乳食不知吞吐。

屎尿遗时少觉，四肢僵直难收，啼声不出汗如油，纵有灵丹难救。

小儿惊风咳嗽，人人当作风哮，大黄白黑二牵牛，人参分两匀用。

四味俱研为末，蜜水调和稀稠，灌将一字下咽喉，免得胡针乱灸。

两指伸缩名为搐，十指开合搦之形。掣则连身常跳起，颤而四体动摇铃。

身仰向后为反症，手如挽弓引状成。怒目觑高是撺样，睛露不活是斯真。

呕吐门

声物俱有曰呕，无声有物曰吐，有声无物曰干呕。其症有三，有寒、有热、有食积。

寒吐者，吐时少而出物多，此胃受寒也。以理中丸治之，或用胃苓丸，以煨姜汤送下。寒吐，食不化，恶食。

热吐者，吐时多而出物少，此胃有热也。以二陈汤加黄连、煨姜治之。热吐，食化，不恶食。

食积吐者，要分三焦，明白俱恶食。如食即吐者，此积在上焦胃口也，宜用淡盐汤吞一小盅，后以鹅翎毛扫喉中，令其吐尽旧积。后以二陈汤加干姜（煨）、神曲（炒）、麦芽（炒）、砂仁治之。如食入之时而吐者，此积在中焦，下口过小肠上口处也，先以丁香脾积丸通去旧积，后以二陈汤加消导药治之。如早食晚吐，晚食早吐者，此积在下焦，小肠下口过大肠上口处也，先以丁香脾积丸下之，后以二陈汤加消导药治之。

消导药

神曲、麦芽（炒）、砂仁、香附子之类。

如呕吐久而诸药不纳者，此胃口壮火，关格之病，用理中汤，以童便、猪胆汁同炒，煎服即安。

如呕吐蛔虫者，以理中丸加乌梅一个，附子一小片，黄柏，川椒一服，即愈。

凡呕吐后瘦弱者，只以集圣丸调之。

理中汤

此药性热，所以治寒。

人参　甘草炙　干姜炒　白术

水一盅煎服。若为丸，共为末，炼蜜临时为丸，滚水送下。

如诸吐不纳药者，此阴盛拒阳也，必加童便、猪胆汁者，取童便味酸咸性寒，胆汁味苦性寒，以和理中汤服，则阴体渐消，阳性乃发。故《内经》曰“伏其所主，先其所因”之谓也。

二陈汤

此药性平，寒热通用。

陈皮　半夏姜汁泡七次　白茯苓　甘草

水一中[1]，生姜三片引。呕吐加白术、煨干姜，此二味呕吐必用之药也。挟热而吐者，加煨干姜、炒黄连。如伤食加神曲、炒麦芽、砂仁、香附子、山查[2]。此五味消导必用之药。

祖传治呕吐，只用胃苓丸，煨干姜煎汤吞治之，不问寒热。

凡吐不止，服药无效加烦闷者，不治。吐不止，目上窜。头后仰者，不治。

西江月

呕吐病原不一，治者要辨根由，呕则声物一时有，有物无声曰吐。

更有有声无物，此名哕而干呕，又当辨症药分投，有甚难为措手。

冷吐乳食不化，腹胀喘急无时，面白眼慢气多吁，吐有夹食清水。

此因风寒入胃，或食生冷伤亏，抑伤宿乳胃中虚，不纳乳食吐出。

热吐唇红面赤，乳食入而虽消，吐物黄色遍身烧，大热渴多烦躁。

此因暑气在胃，或食热物煎熬，胃气因热不和调，气逆遂成吐了。

积吐如何分晓，眼胞浮面微黄，足冷肚热异寻常，昼轻夜

---

①中：通“盅”。下同。

②查：通“楂”。下同。

重魔瘴。

宿冷滞在脾胃，故吐黄酸水浆，或吐酸馊气难当，此伤宿食形状。

小儿伤乳吐者，形症更要消详，乳絻[1]哺后吐浪荡，或少停而吐止。

此因乳食无度，脾气弱不能当，速将空乳令儿尝，乳节吐止为上。

吐症既分明白，治法犹贵精微，冷吐理中汤最宜，热吐五苓去桂。

积吐九转灵应，下后枳术调之，伤乳而吐药方奇，三棱散子为最。

呕吐乳食不纳，任是汤药难尝，此谓阴盛隔孤阳，时医却无主张。

参术煨姜熟附，乌梅童便尤良，猪胆同入慢消详，此法应如影响。

吐呕诸药不纳，我有绝胜奇方。

定吐饮子妙非常，半夏官桂二样。

生姜独宜多取，甘草少用为良。

依方制造水煎尝，仍用生姜为上。

一等蛔虫吐出，此为蛔多厥阴，乌梅丸子效如神，一服蛔安吐定。又有咳而吐者，化痰顺气须明，如常呕吐只胃苓，汤

①絻（mán，瞒）：连。

用生姜作引。

呕吐不止之症，分明说与医人，如服正药俱无灵，更加烦躁乱闷。呕吐只是不止，目睛上窜须危，头往上仰魄如飞，只好安排后事。

再附恶心一症，有痰有热有虚，三症生姜通用之。药宜随症区处。若是胃中有热，二陈加上芩连，姜汁炒过共同煎，各用一钱最验。

泄泻门

泄泻皆属于湿，其症有五，治法以分利，升提为主。

如泄泻清白，或不思食，食不化，腹痛，四肢冷，面晄白，作渴者，此寒湿也。其症多得于冬，以五苓散作引，吞化理中丸即止。如寒甚不止者，理中汤加附子一片，即效。

如泄泻注成黄水者，或渴或不渴，此风湿也。其症多得于春，五苓散加防风、羌活、苍术治之。

如泄泻清水，腹中无痛者，此纯湿也。以胃苓汤治之。

如泄泻肠滑不止者，此湿伤元气下陷也，宜升提之。四君子汤加升麻、防风、乌梅治之。或用四君子汤吞下七味肉豆蔻丸。

如泄泻酸臭，腹痛，面黄带热，不喜饮食者，此食积也。先以丁香脾积丸推去其积，后以集圣丸调之。

如泄泻日久，目无神气，口略张，四肢冷，好睡者，以四君子汤调之，多服有效。甚者，加熟附子一片，煨姜服之。

如泄泻日久，身热不退，只以调元汤治之。此虚热也，不可妄用寒凉之药。甚者，加干姜即效。

凡久泄后，人事黄弱者，以集圣丸调之。

五苓散

入膀胱、肾经。

猪苓去皮　泽泻　白术　赤茯苓　官桂

此分利阴阳之药也，水一中煎服。

理中丸

人参　白术　甘草炙　干姜　加砂仁　藿香　乌梅　附子　猪苓　泽泻

玉露散

此药性寒，所以治热。

寒水石　滑石各一两　甘草五钱

共为末，每服一钱，冷水调下，或用此药煎汤吞理中丸。

胃苓汤

苍术　厚朴　猪苓　泽泻　白术　白茯苓　甘草　陈皮　官桂

四君子汤

此药性温，可以补元气之不足。

人参　白术　白茯苓　甘草

水一中，姜三片，枣二枚，水煎温服。

肉豆蔻丸

此药性温而涩，所以止滑也。

肉蔻面煨，五钱　赤石脂七钱五分　广木香二钱　砂仁二钱　枯矾七分半　白龙骨五钱　诃子肉五钱

共为末，水糊为丸，陈米汤送下。

白术散

此治渴之圣药也。

人参　白术　白茯苓　木香　藿香叶　甘草各一两　干葛二钱

共为粗末，每用一二钱，姜三片引，水煎服。袖珍方：非干葛，乃干姜也。

调元汤

此治虚热之圣药也。

黄芪　人参　甘草

如热不退，加干姜即效。

如身热手足寒者，加熟附一片，煎服。

祖传治泄泻不止，不问寒热，只用胃苓丸，兼一粒金丹。以车前草同炒米煎汤服之。

凡久泻不止，精神美好，面赤唇红者，不治。

凡久泻不止，作渴不休者不治。

凡久泻不止，脉沉细，遍身皮冷，不思乳食，泄滑不止者，不治。

凡久泻不止，又成惊搐者，不治。

凡久泻不止，变成赤白痢疾者，不治。

凡久泻不止，大肉消瘦者，不治。

凡久泻不止，大孔如竹筒不收闭者，不治。

凡泄泻，不问轻重，只要饮食如常，不生他症者，不难于治而易愈。

西江月

泄泻秘传治法，等闲不语时人，如今传授与子孙，胜似良田万顷。

初次且行淡渗，温中以次施行，三升四塞救儿婴，此方古今永定。

泄泻如何发作？只因水谷无分，所以淡渗法先行，小便长而泄定。

滑石车前赤茯，人参白术猪苓，甘草泽泻与砂仁，姜枣煎来作引。

淡渗行而又泄，须防谷气中虚，温中丸散不须拘，断要一时泄住。

白术人参砂藿，炙姜炙草依书，乌梅熟附泽泻猪，引用生姜作主。

温中若还不效，中气下陷须提，人参白术与黄芪，甘草干姜炙取。

泽泻猪苓赤茯，升麻熟附乌梅，柴胡白芍与当归，引用姜枣休弃。

以此升提未止，只因肠滑难收。塞用通用更何忧，击其指归①可救。

参术炙姜炙草，乌梅粟壳相扶，升麻诃子芎归求，姜枣同煎温服。

法尽泄还不止。其间吉少凶多，假饶父母不奈何，要你医时休错。

参术附陈姜枣，砂仁豆蔻粟诃，干蝉②芦荟木香和，赤石醋丸服可。

泄泻时常作渴，白术散子如仙，人参白术木香兼，干葛藿香叶片。

甘草茯苓七味，乌梅加上同煎，临时再用伏龙肝，此法千金不换。

泄泻如常治法，不须别用心机，只将黑姜胃苓医，三服自然停息。

如此不能取效，根据前法支持，吾将心法教人知，才显明医三世。

五六月间泄泻，其中寒少热多，理中丸子救沉疴，玉露散子真可。

不效四苓作引，同吞理中调和，自然泄止莫磋跎，活得人多念我。

---

①指归：忠信堂本作“惰归”。

②蝉：忠信堂本作“蟾”。

夏月人多泄泻，腹疼频热相攻，猪苓泽泻茯苓同，甘草干姜炙用。

白术黄连滑石，人参砂藿温中，升麻提气妙无穷，更把乌梅煎送。

泄泻症虽各别，大要总因湿成，风寒水湿中人身，乳食过伤为病。

此由中气不足，脾胃积滞惟深，以致气脉不调匀，故成泄泻之症。

人皆知有泄泻，当分泄泻原根，冷则滑泄故无声，热则肠结为病。

故致里急后重，如水注下有声，此名泻症热缘因，下面条陈病症。

细详冷泻病症，腹中却似雷鸣，注下清白水之形，面白肚疼等症。

甚者四肢厥逆，此由儿溺寒侵，寒气在腹刺攻人，故令儿患此症。

热泄色多黄赤，小便不利心烦，口燥作渴定咽干，食乳必粗可验。

此由肠胃挟热，冷风乘入其间，热气相搏不安然，所以儿有此患。

冷热不均泄泻，泻色赤白不常，或水或谷病为殃，小儿如何抵当。

此由先冷后热，先热复被冷伤，肠胃宿虚内中脏，冷热交攻匀当。

更有伤食而泄，腹痛乳食不思，面黄寒热异常时，粪多酸臭气味。

此由乳食过度，以致脾胃伤亏，遂成泄泻病孩提，小儿多有此疾。

又有一般暑泄，多于暑热之时，亦宜寒热症中推，庶好斟酌用剂。

若或泻瀼赤白，腹大青筋发稀，或吃泥土出蛔时，此为疳泄之疾。

又见泄多青色，亦或发热有时，睡卧不安忽惊悸，乃是惊泄之势。

此是脾受肝克，速宜及早医之，若变脾风瘈疭时，就是神仙费力。

泄泻注成黄水，或渴不渴殊途，此在风湿症中求，多病春天时候。

如或泻下清水，腹中不作痛楚，此是纯湿病之由，症传阴雨之侯①。

泄泻肠滑不止，湿伤元气陷虚，药宜升举救儿躯，才得医理妙处。

如或泄泻日久，身热仍旧不除，此为日久气多虚，调元汤

①侯：忠信堂本作“后”。

剂宜服。

丹溪治泄之法，泻水腹无痛疼，此症因受湿分明，四苓二术当增。

饮食入胃不住，宿谷不化犹存，此则气虚病之根，参术升麻芍并。

腹内痛甚而泻，泻后痛减觉轻。此在食积症中寻，神曲大黄推渗。

一痛一泄成障，泄火更见肠鸣，火症分明用四苓，加上芩通尤胜。

大端泄泻诸症，治法条贯分明，医人最要细详论，尤贵依方对症。

调治只依前法，涩药切莫先行，若然胡乱败章程，反变痢脓重症。

泄泻不知症候，许久不止堪忧，精神美好渴无休，面赤唇红消瘦。

脉理若见沉细，滑泄不乳烦愁，变痢赤白或惊搐，大孔如筒不救。

辨症歌

便黄因内热，红赤黑同看。绿白青皆冷，疳肥食臭酸。

久泻四肢瘫，才惊睡不安。热疳毛作穗，涎嗽定伤寒。

肝冷传脾臭绿青，焦黄脾土热之形。

肺肠寒色脓黏白，赤热因心肾热成。

身热发厥歌久泄多虚热

气虚多发厥，血虚须作热。气血若俱虚，身热手足厥。

吐泻门

吐泻名曰霍乱，其症有三：有寒，有热，有食积。

凡上吐下泻，两腮红赤，遍身热，口作渴，吐泄时多而出物少者，此属于热。用五苓散煨干姜治之，或用煨姜汤澄冷调服益元散，神效。

凡上吐下泻，面㿠白，足冷，腹痛，多啼哭，不作渴，吐泻时少而出物多者，此属于寒，用理中汤治之。甚者，加附子乌梅效。以上二症，皆不阻乳食。

凡吐泻出物酸臭，面黄，不喜饮食，腹常作痛者，此食积也。以丁香脾积丸推去其积，后以集圣丸调之。

凡吐泻久，身瘦作热者，只用集圣丸治之。

祖传治吐泻

不问寒热虚实，只用胃苓丸，煨姜汤送下，即安。

益元散又名六一散，又名天水散

滑石六两　甘草一两

为细末，或煎服，或冷水调服。

凡吐泻不止，作渴不休者，不治。加惊搐者，不治。口舌生疮，手足冷，身热，此阴降阳升。脾气中绝者，不治。

西江月

大凡男女吐泻，阴阳顺逆当明，男逢泻甚下无阴，女子吐多不应。

出物多而数少，此为寒盛相侵。如逢物少数频频，火盛细加体认。

吐泻若是同见，此名霍乱阴阳，只用一剂理中汤，上吐下泻了当。

服此若还不效，再加热附煨姜，乌梅作引是良方，莫与俗人夸奖。

吐泻时时作渴，诸般汤药无灵，饮汤饮水腹膨膨，束手坐观死症。

急用伏龙饮子，时时与吃调停，须臾吐止火邪宁，才与理中对症。

吐泻分为三症，食积、寒、热当知，面黄粪臭恶乳食，此症方为食积。

若是身热作渴，宜为热症祛除，面白身寒腹痛时，正是虚寒之疾。

食积宜行转取，灵应去积为宜，如逢热症又何如，益元五苓为主。

寒症理中可用，甚加附子乌梅，寒热总用胃苓奇，吞用干姜煎水。

痢疾门

痢疾不问赤白，皆属湿热。或以赤为热，白为寒者，非也。亦有食积而成者。其治法有补有泄。赤白湿热皆有，但热症腹痛，湿症腹不痛。

凡痢有赤①，此湿热伤在血分，从小肠中来也。以四物汤加黄连、黄芩、黄柏治之。

凡痢有白者，此湿热在气分，从大肠中来也。以四君子汤加黄连、苍术治之。

凡赤白相杂者，此血气俱伤。以八物汤加黄连、黄芩、黄柏、苍术、滑石治之。以上三症，有后重者，俱加槟榔、枳实。

凡治痢疾，不问赤白。但初起之时，里急后重，腹中胀痛者，先用三黄丸、大承气汤下之，后用香连丸调之。

凡痢赤白日久，人事虚弱，原未经下者，若下之，则人事虚，而不可损其不足；若不下，则积未去而难愈。只用保和丸，连服数次，俟腹止痛为度，后以香连丸调之。

凡治痢不可妄用巴豆、牵牛，只用三黄丸稳当。

凡痢有鲜血者，用清血丸，以车前草、陈米煎汤送下。

凡痢有白涎，久不止者，用固肠丸，以陈米饮送下。

凡暑月痢纯血者，以益元散、炒过滑石，加红曲为丸，陈米饮送下。

凡赤白痢脱肛者，此气下陷也。宜升提之，和中丸以升麻

---

①赤：据文义此下疑脱“者”字。

汤吞之。

凡赤白痢呕吐不食者，此名噤口痢。用木香则失之温，用山药则失之闭，只以参苓白术散、石菖蒲末、陈米饮调下，胸次一开，自然思食。

凡痢止后，身热不退，或人事瘦弱者，只用集圣丸调之。

芍药汤

行血则便脓自愈，和气则后重自除。

白芍二钱　归尾　黄连　黄芩各一钱　大黄七分　甘草　槟榔　木香　桂心各五分

上细切作一服，水碗半，煎一碗，空心服。如病初后重急迫者，倍加大黄、加芒硝一钱。若痞满气不宣通者，加枳实一钱，服之自愈。

四物汤

当归　川芎　白芍　熟地黄　加黄连　黄芩　黄柏

水煎，温服。

四君子汤见泄泻门

加黄连　黄芩　苍术

水煎服。

八物汤见胎毒门

加黄连　黄芩　黄柏　苍术　滑石　枳壳　槟榔

水煎，空心温服。

三黄丸

黄连　黄芩　大黄各等分

为末，神曲糊丸，木香、槟榔汤送下。

大承气汤

此通肠去积之药。

枳壳　厚朴　大黄　芒硝　甘草　加槟榔

水煎服。

保和丸

凡食积脾胃虚者，用此药。

山查肉一两　神曲　半夏　白茯苓　陈皮　莱菔子　连翘各五钱　麦芽炒，一两　甘草三钱

共为末，蒸饼和丸，如粟米大，米饮送下。

清血丸

槐米　荆芥穗　枳壳麸炒　侧柏叶醋炒，各等分

为末，米醋糊丸，陈米汤送下。

固肠丸即二根丸

红椿树根白皮、白椿树根白皮各等分

为末，米糊丸，陈米饮送下。

清六丸

即益元散加红曲是也，血痢者此方主之。

滑石炒一两　甘草二钱半　红曲去壳，炒，五钱

共为末，米糊丸，陈米汤送下。

和中丸

黄连　陈皮各五钱半　泽泻　车前子　白茯苓　山药　白术　木香　石莲肉　肉豆蔻面包，火煨　干姜炒　人参各二钱

共为末，醋糊丸，陈米饮送下。如脱肛者，升麻汤送下。

参苓白术散

此药性平，补助脾胃之药也。

人参　白术　白茯苓　山药　白扁豆姜汁炒　甘草　桔梗　意苡仁　石莲肉各一两，加石菖蒲一两，共为末，陈米汤化服。

祖传治痢：不问赤白，只用保和丸，香连丸调之。

凡痢日久，大热、大渴不退者，不治。

凡痢日久，六脉洪数，面赤身热者，不治。

凡痢日久，作渴不止者，不治。

凡痢日久，呕吐不食，服药无效者，不治。

凡痢日久不止，下紫血成块者，不治。

凡痢日久，下黑水，如屋漏尘水者，不治。

凡痢日久，大肉瘦削折者，不治。

凡痢日久，脱肛出寸余者，不治。

凡痢日久，转作惊搐者，不治。

凡痢变作泄泻，饮食如常者，易治。

西江月

痢疾古名滞下，食积湿热相参，肠鸣腹痛不能安，里急后重无遍。

赤乃小肠火盛，白自大肠邪传，愚医以白作寒看，辛热乱行丸散。

治痢无过二法，河间秘诀流传，行气和血术中仙，管取十全无变。

气行后重自止，血和下痢自安，寒凉淡渗禁辛甘，不怕年深日远。

凡痢先行通药，黄连枳实槟榔，多加酒蒸过大黄，或用三黄推荡。

若是虚人忌此，且从消导推详。保和丸子是仙方，只要认病停当。

下后病除里急，再将赤白消详，赤痢无过剪红方，白痢固肠稳当。

赤白相兼不愈，香连丸子高强，术精乡郡把名扬，夺取锦缠头上。

若遇时行痢疾，排门一样无差，头疼身痛慢吁嗟，疫疠气行须怕。

先用人参败毒，次将承气推详，然后察脉看减加，虚实分明调他。

痢久前法不止，气陷肠滑无停，急将凉药与提升，固涩兼行甚稳。

参术升麻归芍，乌梅粟壳连芩，干姜诃子赤茯苓，粳米陈皮作引。

记得痢症药品，解毒栀子芩连，大黄芒硝可推陈，木香陈皮痛定。

槟榔枳壳后重，升麻柴胡提升，固肠粟壳诃梅灵，泽泻猪苓水顺。

痢疾不治数症，脉若洪大须防，禁口不食吐水浆，大热烦渴腹胀。

大孔不收魄户，粪如尘黑瓜瓤，面红唇赤陷眉眶，气急闷乱危样。

小儿肛头脱出，此由泄痢深沉，气虚下陷不能升，冷热不知相并。

里急后重难便，用力太过伤神，以致肛出冷寒乘，不得收返而进。

要识脱肛症治，养血和气为宜，川芎白芷与当归，白芍人参赤石。

槐子山药莲肉，龙骨五倍相随，细研五倍作丸子，仍用米汤吞吃。

内服汤丸取效，外用诸药扶持，梁上倒挂壁尘灰，鳖头烧灰研细。

鼠粪共末艾捻，入桶用火燃之，人坐其上令熏宜，顷刻肛头收入。

前法若还不效，田螺取捣为泥，朴硝大黄共和之，捶膏敷上即愈。

不效再用搽药，熊胆冰片堪题，鹅胆调搽病即除，此法医人牢记。

导气芩连共木香，大黄归芍壳槟榔。

痢下脓血时无度，管取一服即安康。

治脱肛浴法

用陈艾煎水，以陈壁土研细，入艾水澄过渣，以艾水温浴之，俟收入为度，外用熨法。

熨法

用麦面以好米醋和成薄饼，敷在脐上，将艾薄薄铺于饼上，燃之。

卷之五

疟疾门

疟疾治法有二，新疟先截后补，久疟先补后截。

凡疟要分早晚治之，如上半日发者，此邪在阳分气位也，先用平胃散加常山、草果截之。后用平疟养脾丸，调理而安。如下半日发者，此邪在阴分血位也，轻者以四物汤加桂枝、桃仁、红花，发出血中寒邪。甚者，以小柴胡汤加升麻、当归提到阳分，然后以小柴胡汤加常山、草果截之。略愈，以平疟养脾丸调之而安。

如疟来寒多热少者，以平胃散加常山、桂枝，草果仁截之；热多寒少者，以白虎汤加常山、草果、青皮截之；寒热相半者，用小柴胡汤加常山、草果截之。后以平疟养脾丸调之。如大人以补中益气汤调之。以上数症，皆先截后补也。

如久疟连绵不退者，或二三日一次，其邪已深，不可妄用截药，只以平疟养脾丸调之。有汗要无汗，无汗要有汗，其疟易退。再要避风寒，禁鸡鱼、冷水，无不安者。如犯禁戒，虽九转灵丹，亦难治也。

凡疟后转作痢疾者，此症多得于夏末秋初，因内有伏阴，多伤生冷故也。当从[1]虚治，不可妄用通利之药。如平常下痢

---

①从：忠信堂本作“作”。

者，以香连丸，米汤送下。

如疟痢并作者，以平疟养脾丸、橘皮和中丸相间服之。

如疟后遍身浮肿者，此因汗后受风故也。以胃苓丸加五加皮、大腹皮，灯心[1]、长流水煎汤治之，大儿加减胃苓汤治之。外用浴法，于日当午时，向避风处，以温水拂拭遍身，略睡一时，以被盖之，微汗为度。每日依此行之，其法甚效。

如疟后腹胀，或喘或不喘者，此因内伤生冷，脾肺俱病故也。盖脾主胀，喘属肺，以塌气丸消胀，以葶苈丸定喘治之。后以集圣丸调之。

如疟后腹中有痞者，此疟母也。因多食冷水所致。亦有热而成者，治以月蟾丸主之。

凡疟后形体黄瘦者，只以集圣丸调之。

平胃散

此治湿养脾之药也。

苍术米泔浸炒，一钱二分　厚朴姜汁炒，一钱　陈皮二钱　甘草一钱　加常山三钱　草果三钱

姜枣引。

四物汤见痢疾门

此药性平，治血不足之圣药也。

①灯心：即灯心草。

桂枝汤

此发散风邪之要药也。

桂枝　赤芍　甘草

姜枣引。

小柴胡汤

此半表半里之药也。

柴胡二钱　黄芩一钱五分　半夏七分　人参七分　甘草五分

加山栀、丹皮，名加味小柴胡汤，姜枣引。

心中饱闷，加桔梗、枳壳。痞满加黄连、枳实。口渴加知母、石膏。内热盛，错语心烦，不得眠者，合解毒汤。

白虎汤

此药性寒，所以治热也。

石膏五钱　知母二钱　粳米一勺　甘草七分

水煎服。

以上诸方，截疟必用常山、草果者，盖此二味，乃治疟必用之药也。

补中益气汤

此补中气不足之圣药也。

黄芪　人参　甘草　柴胡　升麻　白术　当归　陈皮

水煎，姜枣引。

有汗用白术，无汗用苍术，治疟加青皮。

加减胃苓汤

此渗利之圣药也。

猪苓　泽泻　赤茯苓　白术　官桂　五加皮　苍术　陈皮　厚朴　甘草　木通　大腹皮　防风　生姜皮　灯心

姜引，取顺流水煎服。

平疟养脾丸

归身　人参　陈皮去瓤，各一钱　黄芩二钱　草果仁一钱　南星炮，一钱　白术一钱五分　白茯苓一钱　柴胡一钱五分　甘草炙，五分

共为末，米糊丸，如黍米大，竹叶、炒米汤下。

一方加常山、黄芪，鳖甲醋炙黄色。

月蟾丸

木香　人参　黄芪　当归　桔梗　使君子肉　黄连　山棱炮　枳实　莪术煨　鳖甲炙　苦楝根皮　干蟾烧存性　诃子肉　夜明砂　绿矾各等分

共为末，醋糊丸，陈米汤下。

祖传治疟之法：以斩鬼丹截之，胃苓丸调之。常用平胃散，加常山、草果为末，每服一字，于临发日五更，用桃柳枝七根，煎汤调服。

治大人疟疾方

人参五分，常山酒炒，三分 槟榔三分 草果仁四分 绿豆粉炒 甘草炙 贝母三分 青皮五分

水煎服。

又方

常山、槟榔一个 当归 苍术 甘草 陈皮

先一服，用酒擂细，滚酒泡服。如不效，将桃枝七根，灯心七根，水煎二三滚，露宿，发日五更温服。禁生冷鸡鱼发物。

西江月

疟疾来时潮热，内伤外感生痰，初时截法似神仙，不可养虎遗患。

外感小柴饮子，内伤平胃为先，内加草果与常山，桃枝为引最验。

截后才调脾胃，只消清疟养脾，祛邪补正作良医，不让仲阳钱氏。

疟久若成痞块，面黄腹满消肌，月蟾集圣是根基，此个方儿密记。

如是小儿久疟，或于午后来潮，又如间日又三朝，截法不宜急暴。

只用养脾清疟，相兼集圣和调，神丹斩鬼莫轻饶，发日五

更分晓。

疟痢如逢并作，其间吉凶须知，大端饮食要如时，胃气完全可治。

若是不思乳食，强将脾胃扶持，胃苓丸子莫差池，间以香连止痢。

久疟多成坏症，脾焦肚大青筋，颈干脚细减元神，饮食全然不进。

面目虚浮怯弱，四肢无力难行，不须医治枉劳心，九死一生危病。

平疟养脾用人参，白术陈皮当归身，茯苓厚朴姜汁炒，苍术五钱米水浸。

粉草半夏浸七次，青皮柴胡与黄芩，常山草果二钱半，鳖甲三钱效如神。

发热门

小儿凡病有热，症既不同，治亦多异，须分虚实，不可妄用汗下也。

伤风发热，其症汗出，身热，呵欠，目赤涩，多睡，恶风喘急，此因解脱受风所致。宜疏风解肌退热，先服柴葛解肌汤，发去风邪，热退之时，再服凉惊丸，以防内热。

伤寒发热，其症无汗，身热，呵欠，烦闷，项急，面赤，喘急，恶寒，口中气热，此因解脱受寒所致。宜发散寒邪，退热镇惊，先服惺惺散，发去寒邪，后用凉惊丸，以防内热。

以上二症，如小儿禀赋原实者[1]，可用凉惊丸，若虚怯者，不如只用胃苓丸，甚效。

如伤风寒发热，又吐泻者，不可发散，此脾虚怯也。只以五苓散合理中丸，甚效。

伤热发热，多得于夏，其症身热，自汗，作渴，昏睡，手足俱热。此因天气已热，包裹太厚，重受其热也。先以白虎汤调益元散，以解其热；次服调元生脉散，以补正气。

伤暑发热，亦多得于夏，其症身热，自汗，作渴，昏睡，手足冷。此由阴室中贪凉大过所致。服调元生脉散，补其元气；次服四君子汤，以防吐泻之病。

如夏月汗出当风，以致身热，浑身自汗不止者，此名暑风。

四君子汤加麻黄根、黄芪以去风，次以益元散以去热。

伤食发热，其症手心、肚腹尤热，噫气吐乳，大便酸臭，或腹疼多啼，饱胀喘急，不思乳食。此因饮食过度所伤，宜先用利药去其积，用丁香脾积丸，复以集圣丸调之。

如伤食已久，日渐黄瘦，无时作热者，不可下之，轻者保和丸，重者集圣丸，百无一失。

痘疹发热，其症面燥腮赤，目胞亦赤，呵欠烦闷，乍热乍凉，咳嗽喷嚏，手足指冷，惊怖多睡。此由时行痘疹，各相传染，宜清热解毒。惟痘疹宜参苏饮加木香，麻痘宜用荆防败毒散，不可妄施汗下，恐生变症。若变蒸发热，此小儿常症，不须服药见本门。

潮热者，当分二症，有时间发热，过时即退，来日根据时复发，其状如疟，此肺热也；有早晚发热，每日两度，如潮水

---

①原实者：忠信堂本作“厚实者”。

之应期者，此胃热也。盖因感触邪气，以致血脉凝滞，不得流通，若不治之，变为惊疳者多矣。肺热地骨皮散主之，胃热三黄丸下之。

如虚热者，用集圣丸调之。

惊热者，遍身发热，面青自汗。心悸不宁，脉数烦躁，颠叫恍惚，此心热也。以凉惊丸退热，安神丸定心。

夜热者，但夜发昼退，此血虚症也。以人参当归散治之，更兼抱龙丸，以防作搐。

余热者，伤寒汗后，而热又来，乃表里俱虚，气不归元，阳浮于外，不可再用寒凉之药，古人戒之。当和胃气，使阳气收敛，其热自退，人参苍术主之。甚者，四君子汤加炒干姜，即效。

疳热者，形色黄瘦，食不长肉，骨蒸盗汗，泄泻无常，肚大脚小。此多得于大病之后，失于将息，又或伤饱失饥，用集圣丸调理。

壮热者，一向热而不已，由气血壅实，五脏生热，郁蒸于内，则睡卧不安。精神恍惚，熏发于外，则表里俱热，燥急喘粗，甚则发惊痫。先以导赤散，泄青丸以治其热；后以抱龙丸镇其惊。如实热，大小便秘者，三黄丸下之。

烦热者，心躁不安，五心烦热，四肢温壮，小便赤色。宜导赤散加麦冬、山栀仁治之，再以凉惊丸，撤其余邪。

积热者，颊赤口疮，大小便赤涩，此表里俱实。或内伤酒面，煎煿热药峻补；外因厚绵炉火所侵，皆能生热，此内外蕴积之热也，非食积。先以三黄丸下之，后以凉惊丸调之。

虚热者，或因汗下太过，津液虚耗；或因大病之后，元气受伤，皆能生热。其症困倦少力，面色青白。虚汗自出，神慢，嘘气软弱，手足厥冷。此气血俱虚，气虚而发厥，血虚则发热也。四君子汤加炒干姜，甚者加熟附子一片，待热少退，以凉惊丸调之。

客热者，阳邪干于心也。心若受邪，则热形于额，故先起于头面而身热，恍惚多惊，闻声则恐。此由五气虚而邪气胜，故与之交争。发渴[1]无时，进退不定，如客之往来。先以导赤散去其邪，后以凉惊丸调之。

癖热者，由乳食不消，伏结于中，致成癖块，以生内热，熏灼于外，集圣丸主之。

疟热者，寒热往来。有头痛汗出者，有呕吐不食，憎寒壮热作浊者，有遍身疼痛者或吐泻者。症既百出，病非一端。头疼汗出及遍身疼者，小柴胡汤加苍术、羌活治之；腹痛者，脾积丸下之；作渴者，白术散治之；吐泻者，理中汤治之。后用平疟养脾丸调之。

血热者，每日巳午时发热，遇夜则凉，此心热也。轻者导赤散，重者四顺饮治之。

柴葛解肌汤

柴胡　干葛　黄芩　桂枝　赤芍　人参　甘草　竹叶七皮

姜枣引。

惺惺散

人参　白术　白茯苓　甘草　桔梗　天花粉　细辛　防风　川芎

加麻黄、薄荷叶，姜引。

---

①渴：忠信堂本作“热”。义长可从。

调元生脉散[①]

黄芩　人参　麦冬　甘草　五味子

水煎服。

参苏饮[②]

人参　半夏　茯苓　甘草　桔梗　枳壳　干葛　前胡　木香　苏叶　陈皮

姜枣引。

防风败毒散[③]

生地　防风　连翘　升麻　荆芥穗　牛蒡子　玄参　酒柏　人参　桔梗　甘草

水煎服。

地骨皮散[④]

知母　柴胡　甘草炙　地骨皮　赤茯苓　半夏

姜三片引，水煎服。

---

①调元生脉散：此方剂量阙如，待考。

②参苏饮：此方剂量阙如，待考。

③防风败毒散：此方剂量阙如，待考。

④地骨皮散：此方剂量阙如，待考。

人参当归散①

人参　归身　生地黄　地骨皮　柴胡　甘草

生姜引。

四顺散②

解小儿膈热。

当归　大黄酒蒸　赤芍　甘草

水煎服。

祖传治发热：不问其症，脾胃虚弱者，以胃苓丸，竹叶、炒米汤吞下；元气虚者，以凉惊丸，竹叶、薄荷、灯心汤送下。随症用引。

西江月

小儿病则生热，须知得病根苗，风寒外感热来潮，饮食内伤烦躁。

吐泄疟痢疮疥，变蒸痘疹如烧，骨蒸体热渐成痨，调治般般分晓。

若是风寒外感，面红又恶风寒，惺惺散子妙难言，有咳参苏效验。

饮食内伤可下，三黄脾积相添，再加集圣保平安，莫使脾虚难转。

---

①人参当归散：此方剂量阙如，待考。

②四顺散：此方剂量阙如，待考。

吐泄胃苓最妙，赤白痢用香连，疟家平疟解邪先，疮疥胡麻丸散。

变蒸小儿常病，不须妄用汤丸，如逢痘疹别科传，集圣专调疳软。

治热汗下休错，误汗误下伤人，应汗而下痞满侵，应下而汗惊定。

只为不明表里，致令儿命早倾，果难捉摸且因循，药用胃苓集圣。

哮喘门

哮喘之症有二，不离痰火。

有卒感风寒而得者，有曾伤盐水而得者，有伤醋汤而得者，至天阴则发，连绵不已。轻则用五虎汤一帖，重则葶苈丸治之。

此皆一时急解之法，若要断根，常服五圣丹，外用灸法。

五圣丹

天南星煨，一两　半夏泡七次　陈皮去白，盐水拌，一两　甘草四钱　杏仁四十九粒，另研

先以南星、半夏二味研末，姜汁、皂角汁拌匀和作饼。又将甘草、陈皮研末，取竹沥一碗，以药和成饼子，焙干，又浸湿，又焙干，以竹沥尽为度。再研杏仁泥，蒸蜜和为丸。临时噙化一丸，以薄荷汤送下。

灸法

取心穴在背上　足三里穴，各三壮，仍禁酸咸辛热之物。

西江月

哮喘症虽有二，皆由痰火中藏，或被风寒袭外方，内被盐水醋呛。

亦有乳呛而得，致令攻搒为殃，用药调理法虽良，断根灸法为上。

哮喘多成宿疾，天阴欲雨连绵，治时发表及行痰，九宝时常灵验。

表邪未除五虎，里实葶苈为先，不须砒石作成丸，误了孩儿命短。

咳嗽门

咳嗽治法有三：有发汗，有下泄，有清补。

如初起挟风寒外感者，轻则苏沉九宝汤，重则五虎汤，一帖即效。

如咳久，身热喘急，此肺中伏火也，以葶苈丸利之。

如咳久肺虚，连绵不已，即当补肺，阿胶散主之。

如咳久连声不已，口鼻出血者，茅根汤主之。

如夏月得咳嗽者，以加味白虎汤治之。不可汗下方见疟门。

如咳痰甚者，以利痰丸主之方见惊风门。

如咳久成龟胸者，以葶苈丸主之。

如咳嗽吐血者，二陈汤加姜汁主之。

如咳嗽咽痛声嘎者，以甘桔汤主之。

苏沉丸宝汤

此发散之药也。

桑白皮去赤　甘草　大腹皮　官桂　陈皮　苏叶　麻黄不去节　乌梅一个　薄荷叶　杏仁不去皮尖，各等分

姜引，水煎服，微汗为度。

五虎汤

此发散之上药也。

麻黄七分　杏仁一钱　甘草四分　细茶炒，七分　白石膏一钱五分

水煎服，发汗禁风。

葶苈丸

泄肺喘，通水道。

甜葶苈略炒　黑牵牛炒　杏仁去皮尖，炒　汉防己各等分

共为末，然后入杏仁泥和之，枣肉同捣为丸。淡姜汤送下。

阿胶散[1]

定喘，消痰，止嗽，此补肺之药也。

牛蒡子　甘草　杏仁　马兜苓　阿胶粉炒成珠　糯米

水煎服。

茅根汤[2]

陈皮去白　半夏炒　茯苓　甘草　天冬去心　杏仁泥　片芩　栀子　贝母　知母　石膏　瓜蒌霜　生地　桔梗

水煎，取茅根自然汁和服。

凡咳嗽日久，面青而光，其气喘促，哽气时多出声，唇白如练[3]，此肝气旺而肺气绝者，不治。

凡咳嗽日久，喉舌生疮，其声嗄者，不治。

凡咳嗽日久，胸高而喘，肩与肚胁俱动，加惊搐者，不治。

凡咳嗽日久，潮热喘急，一咳之时，面青黑，目上窜，血从口鼻长出者，此本[4]火旺盛而肺已绝，不治。

凡咳嗽日久，面白，唇青，目闭[5]闷乱，头摇手摆者，此肺气将绝，不治。

---

①阿胶散：此方剂量阙如，待考。

②茅根汤：此方剂量阙如，待考。

③练：白绢。

④本：忠信堂本作“木”。

⑤目闭：视履堂本作“烦躁”。

西江月

小儿或病咳嗽，医家症要分明，咳为伤于肺经，嗽则脾家病症。

有声无痰是咳，无声有痰嗽真，时乎咳嗽病同临，有声有痰一定。

小儿伤风咳嗽，其症身热憎寒，自汗燥①烦不安然，日夜嗽声无遍。

时常鼻流清涕，咽喉不利痰涎，脉浮头痛症多端，治则宜乎发汗。

咳嗽或伤寒症，此因饮冷形寒，冬月坐卧湿地间，抑被冷风吹犯。

其症脉紧无汗，烦躁不渴恶寒，治宜发散汗为先，药用参苏饮验。

若是咳嗽伤热，其症面赤躁烦。饮水不止隔②咽干，咳唾稠黏症现。

甚则急喘而嗽，痰涎必生喉咽，潮热手足或冰寒，小儿多有此患。

咳嗽若患火症，决然咯唾血脓，甚者七窍血流通，此是肺热火动。

若吐青绿白水，胃冷停饮相攻，嗽吐痰涎乳食中，宿滞不

①燥：通“躁”。
②隔：通“膈”。

消取用。

要知治嗽大法，据时认症扶持，春天外感症无疑，夏是炎上火气。

秋则肺伤湿热，冬为风冷相随，相时而动作良医，对症据方用剂。

大抵实者当下，虚则补药为宜，寒者温散药中推，热症清凉为贵。

风则尤当发散，停痰消逐宜施，初间[①]止涩莫投之，总要化痰顺气。

肺乃五脏华盖。皮毛易感风寒，初医发汗最为先，杏仁麻黄最验。

薄荷石膏甘草，黄芩桔梗人参，前胡枳壳腊茶煎，一服诸风发散。

久咳不宜发汗，化痰顺气为宜，润下玉液有神奇，不效再行汤剂。

贝母陈皮枳壳，茯苓甘草芩栀，前胡薄荷杏仁泥，有热石膏堪取。

久咳痰壅发热，看他二便何如，若还清利是中虚，只用抱龙区处。

如果秘结实热，葶苈五色驱除，要分虚实不须拘，此是小

---

①间：忠信堂本作“然”。

儿命主。

久咳连声出血，清金降火为佳，芩连甘桔款冬花，知贝二冬多下。

去白陈皮枳壳，前胡地骨霜瓜，茯苓玄参茅根加，此个方儿无价。

大凡咳嗽治法，必须清化痰涎，化痰顺气最为先，气顺痰行咳减。

顺气陈皮枳壳，化痰半夏天南，黄芩栀子火邪干，桔梗茯苓开渗。

虚咳时加作热，面黄气短无神，当归陈皮白茯苓，栀子黄芩桔梗。

知贝前胡天麦，甘草枳壳人参，更加黄柏炒如神，煎同生姜作引。

久咳连声不已，面青目窜常吁，胸高肩息汗如珠，脸白唇青背屈。

骨瘦如柴潮热，鼻干发燥神虚，哑嗄惊搐不须拘，纵有灵丹无处。

虾蟆瘴论症治歌

咳嗽小鸡鸣，痰多吐血淋，升麻汤一剂，管叫得安宁。

心腹痛门

心腹痛有六：有寒，有热，有食，有积，有虫，有霍乱。

凡小儿外感风寒，内伤冷物，胃气当心而痛，啼哭闷绝，手足冷，或吐或不吐，以热手按摩则止者，用草豆蔻丸主之。

凡小儿受寒，连腹疼痛，叫哭不宁，手足冷，汗出，或泄或不泄。得热稍定，以理中汤主之。

凡小儿腹痛，无时举发者，此积痛也。不可数下，下则气伤而难愈，以集圣丸调之。

凡小儿饮食之后，卒然腹痛，此伤食也。须问其平日，曾有此疾否？若原无此疾，作伤食看，以丁香脾积丸利去所伤之食，用原伤之物煎汤送下。后以集圣丸调之。若原有此疾，当作积论。

凡小儿心腹疼痛，嘈杂，口吐清水，面黄肌瘦，得食即止，肚饥又作嘈杂痛，此虫痛也。先用雄黄解毒丸，苦楝根白皮煎汤吞下，追去其虫，后用集圣丸调之。如元气弱者，不可下，只用集圣丸主之。

凡小儿昼则无事，夜则啼哭，此腹痛也。盖腹属阴，痛主寒，遇夜则发，阴寒盛也。以理中丸，灯心烧灰煎汤下。

草豆蔻丸

草豆蔻面包，煨，去油，一钱　陈皮六钱　泽泻　半夏各一钱　桃仁去皮尖，七粒　麦芽炒，二钱半　神曲炒　柴胡　姜黄各四钱

共为末，汤浸蒸饼为丸，白汤下。

丁香脾积丸

丁香　良姜醋炙，各五钱　木香　巴豆霜　三棱煨　莪术各三钱　青皮醋浸去白，五钱　皂角烧存性，二钱　百草霜四钱

共为末，醋糊丸。有积，茴香汤下。伤食，原物汤下。水泻者，甘草汤下。

祖传治腹痛：甚者，解毒丸下之；轻者，脾积丸下之。

凡小儿心腹痛急甚者，面青，手足冷，指甲青，目上窜，闷乱烦躁，狂言邪语，喷药喘急者，皆不治。

西江月

凡遇小儿腹痛，必须察认原由，面黄腹痛食中求，脸白肝虫①作楚。

指冷面青寒痛，三种啼哭无休。或温或下药先投，不可临时差谬。

积痛先行脾积，养脾以次调和，虫家别用取虫科，集圣勤勤服可。

寒痛理中最妙，茱萸汤引宜多；无时腹痛又如何，集圣妙如利药。

积痛有时发作，面黄腹胀难痊，丁香脾积下当先，后用养脾调缓。

苍白青陈曲麦，茴香莪术三棱，砂仁灵脂木香兼，枳实黄

①肝虫：忠信堂本作“疳虫”。

连川楝。

虫痛时时作楚，面白清水长流，槟榔芦荟与糖毬，君子芜荑练[①]肉。

白术木香灵脂，黄连辰砂莪缩，青陈干蝉[②]与麦曲，虫去痛除是福。

疝气门

疝气初得属寒，久则属火。

凡小腹疼痛，外肾肿硬者，此名疝气。盖由小儿久坐湿地，以致寒气内侵于肾而得，所以小腹刺痛，外肾肿硬。但左为偏坠，右为膀胱。轻者内服五苓散加茴香、川楝子、橘核、槟榔，少加木通，屡试屡效。甚者加附子一片，即效。后服茱萸内消丸调之。外用敷药及熏洗法。

凡小儿性急多啼，有伤于脾肝，以致睾丸肿大下坠者，小腹不痛，但外囊浮大，汩汩有声。此宜二陈汤去甘草，加海藻、昆布、荔枝核、小茴香、川楝子，为末，顺流水调服，更以泻青丸，去大黄加青皮，相间服之。

敷药

用蚯蚓粪，不拘多少，为细末，以葱汁调敷肿处，一日一

①练：通“楝”。
②蝉：通“蟾”。下同。

换，以消为度。

熏法

用鲜葱，捶，研细，煎百沸汤，入盐少许，以瓶盛之，令小儿正坐其上，蒸其肿处，待水温洗之，后加敷药。

灸法

牵小儿阴茎，向胯侧比之，尽处是穴，左则取左，右则取右，并灸三阴交穴，各三壮。

祖传治小儿疝气偏坠：用茱萸内消丸，外用敷药。

西江月

疝气如何而得，下焦热结膀胱，肾囊肿大似茄样，左右坠难抵挡。

内服茱萸丸子，外用龙土葱汤，待他痛止肾消囊，再灸两边胯上。

我有得传妙法，橘核木香沉香，茴香大小用相当，食盐故纸为上。

巴豆少炒川楝，去巴取楝如常，研为细末酒调尝，一服汗淋停当。

浮肿门

浮肿治法，开鬼门者，发汗也；洁净府者，利小便也。

凡小儿面目遍身浮肿者，或因胎禀虚弱，卒冒风湿，或因疟疾汗后，不曾禁风，皆成此症。轻者用胃苓丸治之，重者可用加减胃苓汤治之。

凡小儿浮肿，又加喘急者。此脾传肺也，当专治脾而兼治肺，日服加减胃苓汤，夜服葶苈丸。如先喘急而后面目浮肿者，此肺传脾也，当专治肺而兼治脾，日服葶苈丸，夜服胃苓汤加麻黄、杏仁。如先浮肿而后腹胀者，此表邪传里也，只以加减胃苓汤主之。

凡浮肿，不可妄用汗下，更不宜用大戟、甘遂、牵牛之类，以伤元气。

加减胃苓汤

陈皮　苍术　厚朴姜汁炒　甘草　猪苓　赤茯苓　泽泻　木通　白术　官桂　滑石　防己　五加皮　生姜皮

因喘而致者，加麻黄、杏仁、桑白皮。腹胀者，加大腹皮、木香、槟榔、苏梗，去甘草。气虚者，加人参。

灯心引，顺取长流水煎，温服。

浴法

于午时煎葱百沸汤，避风处浴之。盖覆，略取微汗，日日依此诀行甚效。

祖传治浮肿：只用胃苓丸，用长流水，五加皮、灯心煎汤吞，外用浴法。

凡浮肿气促，面黑，脉微细，不饮食者，不治。

西江月

小儿病患浮肿，或因胎气羸虚，卒冒风湿外邪欺，以致浑身肿起。

又或诸病汗下，脾虚又被风吹，遽尔浮肿堪忧虑，症别轻重用剂。

轻用胃苓丸子，重则加减堪行，再用浴法保安宁，此法古今永定。

不可太施汗下，太补亦不宜行，能依方法救孩婴，方可称为司命。

大抵浮肿治法，鬼门净府须知，木通防己五加皮，苏叶车前滑石。

渗湿四苓饮子，补脾平胃须宜，灯心长流水煎之，每日清晨早吃。

要识浮肿死症，气促面黑须忧，脉微细小不堪谋，饮食不飧难救。

脐翻粪如羊屎，泰山倒了难扶，忽生大喘肺经虚，纵有灵丹何救。

胀满门

胀满专属于肺，有虚胀，积胀，热胀，寒胀。

虚胀者，或因吐泄，或误服下药，致成胀满者，此宜补中调气，利小便，以四君子汤去甘草，加厚朴、陈皮、苍术、木香、木通治之。盖中满忌甘草，所以去之，若厚朴乃胀满必用之药。

积胀者，腹中原有食积结粪，小便黄，腹时作痛，微喘脉实，时时饮水，又不能食者，可下。用丁香脾积丸，下后，以集圣丸调之。

如脾胃素弱，不能消导运化，伤食作胀者，先补脾，四君子汤去甘草，加厚朴、陈皮、砂仁，后以脾积丸下之。后又补脾，集圣丸主之。轻者，只以保和丸调之。

热胀者，浑身壮热，面赤烦躁，大便秘，此因胎禀素厚，误服药而致者，急以三黄丸下之。不通者，用胆导法。下后，以胃苓丸调之。

寒胀者，因寒积郁结而胀，手足厥冷，面青气急。先以塌气丸治之，后以胃苓丸调之。

凡胀满喘急，除寒胀一症，其余俱以葶苈丸治之。

亦有遍身疮疥，因淋洗涂搽，逼毒归内而腹胀者，轻则败毒散治之，重则解毒丸下之，疮出胀消而愈。如面青黑，气上急，手足冷，目直视，或目闭呕乳者，皆不可治。

塌气丸

胡椒一两　蝎梢去毒，五钱

共为末，面糊丸，陈米饮下。

一方加莱菔子，名褐丸子。

败毒散

荆芥　防风　连翘　枳壳　升麻　薄荷叶　羌活　独活　桔梗　干葛　木通　金银花　黄芩　川芎　甘草　山栀子

上肿加葱三茎，下肿加灯心一握，姜三片引。水煎服。

凡肿胀，大小便不通，呕吐者，不治。脐突背平者，不治。

凡腹胀喘急，气长出，目闭，不食者，不治。

凡腹胀喘促，惊搐，闷乱者，不治。

祖传治胀满：以解毒丸下之，胃苓丸调之。

西江月

腹胀名为恶症，寒热虚实分明，忽然饱闷势狰狞，伤食热家体认。

吐泄胀而寒取，大便秘而实因，四肢浮肿湿家寻，痞疟久成虚病。

伤食胀而急下，下后还用保和，若是寒胀理中可，塌气神方不错。

秘结三黄葶苈，木香顺气宜多，胃苓又是湿家科，痞疟月蟾堪妥。

实证闷乱喘满，治宜白饼灵丹，其症气喘作虚看，温药补养方验。

二术参苓厚朴，陈皮木香当参，更加木通利小便，此药虚症可咽。

凡治小儿虚胀，先服塌气神方，不愈食积腹中藏，粪结小便黄样。

但觉时间微喘，饮水能食如常，脉浮而实下为良，下后再宜补养。

大抵腹胀急症，背平脐突多凶，二便秘结下难通，反吐水浆堪痛。

气喘胀家常病，只愁目闭疲癃，面浮脚细黑筋丛，集圣丸子妙用。

小儿腹胀多因食，山查曲麦术青陈，
甘草砂仁同入内，寒加茱藿热加芩。

小儿患腹胀，紫萝葛陈甘，
食少加白术，煎服自然安。

黄疸门

黄疸不必分五样，总是湿热。

凡小儿身皮目皆黄者，黄病。身痛背强，大小便涩，一身面目指爪俱皆黄，小便如屋漏尘水色，着物皆黄，渴者，难治，此黄疸也。其症多得于大病之后，以茯苓渗湿汤主之。

如小儿生下百日及半年，不因病后身微黄者，胃热也，加减泻黄散主之。

如面黄腹大，吐食而渴者，脾疳也，集圣丸主之。

又有自生而身黄者，胎疸也，地黄汤主之。若淡黄兼白者，胃怯，白术散主之。

如夏月身体蒸热，胸膈烦满，皮肤似橘。白睛亦黄，筋骨痿弱，不能行立者，脾胃郁热也，加减泻黄散主之。

通治黄疸，茵陈五苓散尤稳。

如吐泻黄疸，三棱汤主之。

茯苓渗湿汤

白茯苓　泽泻　茵陈　猪苓　黄芩　黄连　枝子[①]　防己　白术　苍术　陈皮　枳壳

水煎，徐徐温服。

加减泻黄散

黄连　茵陈各五钱　黄柏　黄芩各三钱　茯苓　栀子各三钱　泽泻二钱

水煎服。

三棱汤

三棱　莪术　青皮　陈皮　神曲　麦芽　甘草　黄连　白术　茯苓

伤食吐泻加山楂，时气吐泻加滑石，发热吐泻加薄荷，水煎服。

祖传治黄疸：以胃苓丸一料，加茵陈末五钱，同为丸。用竹叶、灯心、车前子煎汤吞服。

凡发黄大渴不止，面黑，鼻气冷。寸口无脉者，不可治。

---

①枝子：即栀子。

诸汗门

汗者心之所藏，在内为血，在外为汗。

小儿气血嫩弱，肤腠未密，若厚衣太暖，熏蒸脏腑。脏腑生热，热搏于心，故液不能自藏，而额汗出也。额属心木[①]位，宜收敛心气，团参汤主之，此虚汗也。

如大病后，气血尚弱。液溢自汗，或潮热，或寒热，发过之后，身凉自汗，日久令人黄瘦。失治，则变为骨蒸疳痨，黄芪固真汤主之。

如睡中汗出，不睡则无汗，乃睡浓也。醒觉则止，而不复出汗，亦是心虚，此盗汗也。宜敛心气，团参汤主之。

如睡中遍身汗出，醒觉时久不干，此积症盗汗。脾冷所致，益黄散主之。

如病困，睡中身体汗流，此因阳虚所致，黄芪固真汤主之。

如脾虚泄泻，自汗后遍身冷，又汗出有时，遇泄则无，未泄则有，此为大虚证，急当补脾，宜理中汤加熟附子，待泄止，又以黄芪固真汤主之。

凡自汗，上至胸，下至脐，此胃气虚也，当补胃，四君子汤加黄芪治之。

如肺虚自汗，其症右脸色皖白，脉按之无力，盖因久咳嗽连声不已，以致肺气上壅，故令汗出。以四君子汤加麦冬，此益母救子之义也。

---

①木：忠信堂本作“本”。义胜。

如慢惊自汗，遍身俱有，其冷如冰，此危症也，大补汤加熟附子一片治之。

如伤风作热自汗者，宜救表解肌，以柴葛解肌汤主之。

如无时冷汗出，发根如头珠，面颜上减减然，此为惊风，宜抱龙丸、四君子汤，加麻黄根治之。

凡小儿自汗，上至头，下至项，谓之六阳虚汗，不须治之自愈。

凡小儿伤寒汗出，至颈而止者，此欲发黄，茵陈汤主之。

凡诸汗症，服前药不止者，俱加牡蛎、蛤粉，或止汗散调之。如有实热在内，烦躁汗出不止，三黄丸下之。

团参汤

人参　当归各三钱　雄猪心一个，切三片

每药二钱，猪心一片，井水中半，煎一中，食前温服。

黄芪固真汤①

黄芪　人参　白术　甘草炙　当归　麦冬

水煎服。

益黄散

陈皮一两　青皮　诃子肉　粉草炙，各五钱　丁香二钱

共为末，每服二钱，未周岁者，只服五分，水煎。

①黄芪固真汤：此方剂量阙如，待考。

如感寒吐泄，加姜枣。

大补汤①

当归　人参　黄芪　白芍　生地　甘草炙　白术　白茯苓　川芎　加附子去苓芎

浮小麦一撮为引，水煎服。

止汗散

以败蒲扇烧灰，灯心汤调下，或酒调亦可。

夜啼门

夜啼之症有四：惊啼，热烦啼，腹痛啼，神不安啼。

惊啼者，邪热乘于心也。当养心，以导赤散加灯心退心热，以安神丸定心效。

热烦啼者，其哭无泪，见灯则喜而止，以导赤散加麦冬、栀子仁治之。

腹痛啼者，脾脏冷而痛也，面青而光。以温中药调理中气，益黄散治之。

神不安啼者，睡中忽觉自哭，以安神丸，灯心烧灰，调汤吞服。

又有拂其性而拗哭者，要审明白，不可妄投药丸。

---

①大补汤：此方剂量阙如，待考。

祖传治夜啼：以至圣保命丹，灯心灰调汤下，甚效。

西江月

小儿夜啼四症，忤惊肚痛心烦，如逢拗哭忤家言，睡中忽啼惊见。

肚痛手足厥冷，腰曲口气冰寒，心热烦躁不安眠，其症面赤腹暖。

既辨夜啼症候，其间治法须明，分明传授与人间，只得心诚求遍。

忤惊安神丸子，理中专治脾疼，凉惊锭子治心烦，总用灯花妙散。

灯花散

用灯花七枚　辰砂一分研末　灯草汤吞。

疳症门

丁奚者，手足极细，项小骨高，尻削体瘘，腹大脐突，号哭胸陷，骨蒸潮热是也。哺露者，虚热往来，头骨分开，翻食吐虫，烦渴呕哕是也。丁奚，哺露，皆因脾胃久虚，不能化水谷，以致精神减损，无以荣其气，故肌肉消削，肾气不足，复为冷风所伤，骨[①]枯露也。

小儿十五岁以上[②]为疳，十五岁以下[③]，其症为痨，此皆气血虚惫，肠胃受伤致之，同出而异名也。盖小儿易虚易实，凡病久则成疳。用药乖方，饮食过度，将息失宜，俱成疳症。俱用集圣丸加减治之。

小儿脏腑娇嫩，饱则易伤，饮食失常，不为疳者鲜矣。或小儿失乳，粥饭太早，耗伤神气，则疳之根生。故乳食稍多，过饱无度，则疳因伤得。恣食肥甘黏腻，生冷咸酸，以滞中脘，则疳因积生。

或乳母睡卧寒暖失其调理，饮食乖常，喜怒房劳。即与儿乳，则疳因母患，传气而入，以致脾胃一伤，诸脏皆弱。但见目涩，或生白膜，唇赤身黄，喜卧冷地，爱吃泥土，泄痢无常，肚腹胀满，耳鼻生疮，头发作穗，脚弱项小，极瘦饮水，潮热进退，皆其症也。以集圣丸本方调之，兼服参苓白术丸，百无一失。

有因大病，妄投吐利之药，以致胃虚而亡津液，内发虚热，外消肌肉者，以集圣丸去莪术、青皮，加人参、白术治之。

有因热病不退，以致津液枯燥者。集圣丸去砂仁、莪术，加龙胆草治之。

有因吐泻下利而成疳者，集圣丸去青皮、莪术，加白术、肉豆蔻、诃子治之；亦兼服参苓白术丸治之。

有因久疟不退而成疳者，集圣丸加鳖甲治之。

有因食积而成疳兼腹痛者，集圣丸去归、芎，加川楝子

---

①骨：此前忠信堂本有“故”字。

②上：据文义疑作“下”。

③下：据文义疑作“上”。

肉、小茴香、三棱治之。

有因虫痛而成疳者，本方去归、芎，加白芜荑、川楝子肉治之。

有因脾胃久虚，不能运转，以荣其气，或胎中受毒，脏腑血少，以致手足极细，项小骨高，尻削体瘦，若前丁奚、哺露之症者，以集圣丸、参苓白术丸治之。

有因乳母恣食五辛，酒面炙煿，致令小儿日则烦渴饮水，乳食不进，夜则渴止，此名疳渴。以集圣丸去莪术、砂仁，加人参、白术治之，兼服人参麦冬散治之。

凡疳症，热者，虚中之热，冷者，虚中之冷。治热不可用凉，治冷不可用温。尤不可妄施汗下，以致杀人。

凡小儿略见黄瘦作热，肚大腹痛，不思乳食者，即服五疳消积丸，或集圣丸治之。

凡治疳症，不必细分五疳，但虚则补之，热者清之，冷则温之，吐则治吐，痢则治痢，积则治积，虫则治虫，不出集圣丸加减用之，屡试有验。

亦有无辜疳①者，脑后项边有核，如弹子大，按之则濡软而不动，久则肢体痈疮，便痢脓血，壮热羸瘦，头露骨是也。

凡见此症，速破其核，有虫如米粉，膏药贴之，内服集圣丸调治。

集圣丸

芦荟焙干　五灵脂炒　夜明砂淘去灰沙，焙干　缩砂仁炒　木香　陈皮去白　莪术　使君肉各二钱　黄连　川芎酒洗，炒

①无辜疳：病证名。指疳病头颈生核的病证。以无辜而得，故名无辜疳。

干蟾炙，各二钱　当归一钱半　青皮二钱

因于虚者，加人参二钱，白术三钱，去莪术、青皮、五灵脂。

因于热者，加龙胆草三钱，去砂仁、莪术。

因于疟者，加鳖甲（炙焦），三钱。

因于吐泄下痢者，加白术二钱，肉豆蔻（煨）、诃子肉各一钱五分。去青皮、莪术。

因积痛者，加三棱（煨）、川楝子肉、小茴香（炒），各二钱，去当归、川芎。

因于虫者，加芜荑一钱五分，川楝肉二钱，去当归、川芎。

因于渴者，加人参、白术各二钱，去莪术、砂仁。

上为末，用雄猪胆二个取汁，和面糊为丸，米饮送下。

参苓白术丸

人参　白术　白茯苓　甘草　山药　白扁豆　桔梗　薏米　莲肉各一钱　加归身一钱五分　川芎七分

共为末。神曲糊丸，米饮送下。

人参麦冬散[①]

人参　白术　麦冬　黄连　甘草　干葛　柴胡

竹叶引。

①人参麦冬散：此方药量阙如，待考。

五疳消积丸

使君子肉炒，五钱　麦芽炒　陈皮　神曲　山楂肉　白芜荑　黄连　胆草各等分

上为末，陈米饭为丸，米饮送下。

西江月

小儿疳痨又险，愚夫不识根苗，面无血色发毬焦，肚大颈干脚小。

吐泻时时举发，似疟非疟来潮，吃泥弄舌滞颐交，不治休嗟命夭。

小儿伤食脾胃，疳痨烦热虚羸，黄连芦荟解蒸危，莪术缩青去积。

当归川芎养血，夜砂君子攻蛔，干蟾木香五灵脂，粟米糊丸为最。

大小便门

凡小儿有病，或热腹痛，或惊，大小便不通者，此症极危，看虚实，急通利之。

如小儿形实热甚，内服三黄丸，外用贴脐法，即通。

如小儿形怯，不可下者，用熨脐法、胆导法，即通。

如用上法不通，又加腹胀气喘，多哭，闷乱，目上视，手足冷者，不可治也。

凡小便不通者，有阴阳二症。阴闭者，冷湿乘虚入里，因

而不通，五苓散加南木香为末，空心盐汤调服。外用炒盐熨脐即通。阳闭者，因暴热所逼，涩而不通。轻者，五苓散加前子、灯心治之。重者，以木通散，外用熨脐法，即通。

小便淋涩者，盖小肠为受盛之腑，气通于膀胱，膀胱者，为津液之府，气通于肾，小肠受气，客于膀胱，消灼肾水，水道涩而不利，故小便涩痛也。先以八正散泄去其热，次以香芎丸调之。不论五淋，治法皆同。

小便出血者，热之极也。盖心生血，于小肠相合，热甚则失其常道，故不流渗入于胞，故小便血出也。以导赤散加蒲黄末，空心时，灯心汤送下。

小便出白者。初出微赤，良久澄白，如米泔状。此由乳哺失节，有伤于脾，致令清浊不分而色白也。久则成疳，以分清饮主之。

祖传治小便：白色如米泔者，以胃苓丸温盐汤下。

小便不禁，此肾与膀胱俱虚，而冷气乘之，故不能制其尿出而不禁，谓之遗尿。睡里自出者，谓之尿床。俱以鸡肠散治，更以地黄丸调之。

凡大小便不通者，有虚有热。虚者，津液不足，大肠干涩而秘结，内服通幽汤，甚者，用导法。

热者，脏腑积热，内有燥粪。其腹必痛，或作渴，内服三黄丸，外用导法。

大便下血者，是大肠中有积热也。因恣食酒面，炙煿热物，流入心肺二经，血热妄行，渗入肠中，故大便下血。久则脏毒，无时下血，黄连丸主之。

凡小儿初生七日之内，大小便有血者，此胎毒也。不可用他药，只以生地黄取自然汁，入蜜少许和匀，温服之，自愈。

凡小儿非月内大小便有血者，此积热在心肺二经。热积于心，故小便出血，热积于肺，故大肠出血。三黄解毒汤主之。

若小儿出痘疹之时，大小便出血者，此热毒内攻，脏腑俱坏，乃危症也，难救。

凡小儿常时粪后出血不止者，此名野鸡痢，地榆丸主之。

木通散[①]

木通　萹蓄　大黄　瞿麦　滑石　赤茯苓　栀仁　条芩　车前子　甘草梢

灯心引。

八正散[②]

滑石　瞿麦　大黄　木通　萹蓄　车前子　山栀仁　甘草梢　加黄柏

灯心引。

香芎丸

香附　川芎　赤茯苓各五钱　海金砂　滑石各一钱　枳壳　泽泻　石韦　槟榔各三钱

共为末，糯米粥糊丸，麦冬汤送下。

如小便涩痛者，取长流急处顺水，用火微温，入盐少许调匀，空心服。

---

①木通散：此方剂量阙如，待考。

②八正散：此方剂量阙如，待考。

分清饮

益智仁　白萆薢　石菖蒲　乌药　加茯苓各等分

共为末，灯心引，水煎服。

鸡肠散

鸡肠烧存性，男用雄，女用雌　牡蛎煅　白茯苓　桑螵蛸微炒，各五钱　肉桂　龙骨各二钱半

共为粗末，姜枣汤服。

地黄丸

熟地酒浸，焙，八钱　山茱萸肉　山药各四钱　泽泻　丹皮　白茯苓各五钱

共为末，炼蜜为丸，温水空心服。

通幽汤①

生地　升麻　桃仁泥　归身　甘草　红花　麻仁炒　加大黄

水煎，调槟榔末服。

①通幽汤：此方剂量阙如，待考。

黄连丸

黄连五钱 槐子炒 侧柏叶炒 枳壳 荆芥穗各三钱 地榆三钱 脱肛者加猬皮炙，三钱

共为末，醋糊丸，陈米饮送下。

三黄解毒汤①

黄连 黄芩 黄柏 红花 木通 大黄 生地 归身 甘草

水煎服。

地榆丸②

防风 乌梅肉 枳壳 阿胶 甘草炙 荆芥穗 黄连 生地 当归身 槐花 白术 伏龙肝 加地榆

水和丸，陈米饮下。

贴脐法

用田螺大者，捶烂贴脐下，能开结热。

①三黄解毒汤：此方缺剂量，待考。

②地榆丸：此方缺剂量，待考。

熨脐法

用连根葱一根，不洗去泥土　生姜一片　淡豆豉二十一粒　盐二匙

同研捶作饼，放铫子上烘热，饼掩脐中，以厚绵絮系定，良久气通自利，不然再换。

胆导法

用猪胆大者一个，将鹅毛筒截去两头，一头插入胆中，用线扎定，不令移动，着口吹气入胆内，又以线作活套子扎定其气，将鹅毛筒向内纳入谷道中，取出活套，埋胆汁入腹中，须臾气通自利。

西江月

大便不通症候，有虚有实不同，虚为津液少流通，肠涩不能传送。

内服通幽汤剂，外法贴导疏通，若是热症腹中疼，屎燥三黄可用。

若是伤食症候，腹中必作痛疼，面黄便秘实难禁，药用九转灵应。

大便若是下血，大肠积热之因，连槐壳柏榆楖荆，脱肛猬皮加增。

粪后时常出血，地榆丸子高强，防风枳壳与生黄，地榆当归为上。

乌梅甘草诃子，黄连荆芥同行，伏龙槐花白术当，米醋为丸吞放。

小便不通症治，阴闭阳闭须知，阴为风冷入乘虚，五苓木香加入。

又加灵砂为末，空心盐汤吞之，外用盐炒熨其脐，热气流通罔滞。

阳闭暴热所逼，其症唇赤面红，便如点滴血鲜流，五苓车前加用。

或用剪①红散子，重者八正木通，外用熨脐法即通，活幼之功可颂。

又有湿痰下坠，其儿体胖身肥，喉中有痰面微红，小便落地停注。

其形浑如米泔，此症不可胡为，二陈汤内增苍术，木通升麻加入。

初出有微红色，良久澄白如泔，此由乳食损脾元，清浊不分症现。

治用分清饮子，或用胃苓汤丸，补脾化滞法为先，脾实方除此患。

凡治小便不通，凉药不可多施，若用田螺贴其脐，逼寒入腹难出。

---

①剪：视履堂本作“煎”。

宜用人参白术，茯苓甘草相随，再加车前与滑石，升麻芩通并入。

大小二便俱闭，此症果是凶危。先通大便最为宜，小便自然通利。

药用九转灵应，车前煎水调之，此般治法实为奇，医者铭心牢记。

大小二便下血，心肺积热相攻，三黄解毒有神功，黄连黄芩相共。

黄柏红花生地，大黄甘草木通，当归只可用其身，白水煎汤相送。

头项门

小儿之头，四时要凉，但见头热，即有病生，可预服抱龙丸。

小儿头囟肿大，青筋暴露者，此脐热也，泻清丸主之。头囟肿起者，此因热在内，其气上冲，故而肿起。宜退热疏风，泻青丸、抱龙丸主之。

小儿无病，忽颈软者，此肝热有风也，泻清丸主之。

囟门下陷者，此因久病，脏腑虚弱；气不上行，故下陷如坑，参苓白术丸主之。已成疳者，集圣丸主之。

囟门开而不合者，此肾气有亏，名曰解颅，乃恶病也。宜内服地黄丸，外用封囟法。

久病之后，其颈软者，此天柱骨倒也，乃危症也。当大补气血，八物汤主之，以姜蚕[①]末调服。

小儿生下便颈软者，此胎气不足，地黄丸主之。

封囟法

用大南星微炮为末，米醋调涂绢帛上，烘热贴之，以合为度。

目病门

黑珠属肝，白珠属肺，瞳仁属肾，两角属心，两胞属脾。

目内赤者，心经积热上攻，导赤散加黄连、防风方见惊门。

祖传治小儿目赤者，以凉惊丸，菊花煎汤下。

目内黄者，脾热也，泻黄散主之。目胞肿者，同治。

目连劄者，肝有风也。凡病或新或久，皆引肝风。目属肝，风入目，上下左右如风吹，儿不能任，故连劄也。用泻青丸主之方见惊风门。

目直视者，肝有热也。热入于目，障其筋脉，目之两角俱系，不能转视，故目直也。俱用泻青丸主之。

凡小儿初生，其目闭者，此胎热也。内连服生地黄汤，外用胆草煎水洗目上，一日七次，恐缓则损目。

小儿生下，眼胞赤烂者，此因生时洗拭不净，以致秽污渍两角中，故两胞赤烂，至长不瘥。真金散主之。

小儿久嗽，其目两眶紫黑，如物伤损，白球红赤如血，谓

①姜蚕：即僵蚕。

之血眼。内服玉液丸，外用贴法。

小儿生下日久之后，目不见物者，谓之雀目，此肝虚也。用地黄丸治之，以猪羊肝吞压。

小儿痘疹之后，目内有膜者，以谷精散主之。

小儿热病，其目羞明喜暗者，此风热也。宜解风热，以清阳散火汤主之。

小儿吐泻后，目有白膜，闭不能开，及无精光者，难治。

泻黄散

藿香叶七分　山栀仁一钱　石膏五分　甘草七分半　防风二钱

上锉细，用蜜拌炒，但微炒为末。水煎温服。

真金散

黄连　黄柏　当归　赤芍各二钱　杏仁去皮尖，五钱

上锉细，用乳汁浸一宿，晒干为末。生地黄汁调一字，频频点眼，以新帛蘸荆芥汤洗之。

生地黄汤

生地黄　赤芍　川芎　当归　甘草　天花粉各等分

为末，每少许，灯心汤调服。

贴药

用生地黄　黑豆

湿研成膏，贴目上，其血自散。

如血泪既出，肿黑自消。甚妙。

谷精草散

谷精草一两　蝉蜕去翅足，三钱　密蒙花五钱　白蒺藜炒去刺，三钱

共为末，每用一钱。取雄猪肝一两，竹刀剖开，擦药于内，以草束定，水煮肝熟，令儿食肝饮汤。

清阳散火汤①

黄芩　荆芥穗　川芎　防风　薄荷叶　甘草　连翘　山枝仁　当归　石膏　羌活

水煎温服。

小儿惊风。目斜视而不转睛者，灸风池穴。目左斜，灸右穴；右斜，灸左穴。

西江月

小儿眼目多病，皆因自食酸甘，脏生邪热炙其肝，冲发于目为患。

或为赤肿痒痛，或多眵泪遮幔，甚则翳膜掩瞳间，更有睛盲雀眼。

眼目部分当识，五脏各属一位，黑珠属肝白珠肺，瞳仁又

①清阳散火汤：此方剂量阙如，待考。

属肾水。

大小两角虽异，心火是则属之，上下两胞属何如，脾土中央定位。

目内若见赤色，心经积热上冲。导赤加连并防风，更有洗心堪用。

又或现出黄色，此为脾热蒸攻，泻黄散子有神功，此方又医浮肿。

小儿目患赤痛，难用点药医攻，只将汤药内疏通，外用敷药止痛。

汤药洗心肝散，敷药田螺连同，二味共研要通融，纸摊贴之休动。

如或要用点药，莫将眩药难禁[1]，只把黄连细研匀，将大田螺水浸。

药末纳入螺内，须臾黄水流行，蘸水点入眼中存，热退凉生痛定。

目痛肝经风热，泻肝散是仙方，外用乳洗目清凉，勿使点药轻妄。

久病目生白膜，肝虚之症消详，虚则补母用地黄，养血养精为上。

①难禁：忠信堂本作“妄行”。

耳病门

耳窍属肾，耳珠前属少阳。耳病有五，皆由于肾经气实，热气上冲于耳，遂使津液壅而为脓、为清汁也。亦有因沐浴，水入耳中，灌为聋耳。内服蔓荆子散，外用龙骨散搽之。

耳珠前后生疮，浸淫不愈者，黄药散主之。

耳旁赤肿者，此热毒也。若不急治，必成大痈，外用敷毒散，内服消毒饮。

凡耳暴聋者，此气闭也，通窍丸主之。

百虫入耳者，以清油灌之，其虫即出，又用两刀于两耳边磨。其虫闻磨刀声即出。

脓耳方

用蛇蜕焙黑，存性，研末，吹入耳中甚效。

蔓荆子散

蔓荆子　甘草　干葛花　升麻　赤芍　前胡　桑白皮炒　木通　麦冬　生地黄　赤茯苓

姜枣引，水煎服。

龙骨散

龙骨　白枯矾各三钱　麝香少许　黄丹煅，二钱　胭脂一钱

共为细末，以绵搌干脓，用筒吹药入耳。

黄药散

黄柏　白枯矾　海螵蛸　滑石　龙骨各等分，为末

湿用干搽，干用猪油调敷。

敷毒散

用绿豆粉，不拘多少，或豆研细末，以淡醋调敷肿处，干则易之。

消毒散

羌活　防风　黄芩　连翘去心格　桔梗　甘草　人参　川芎　当归　柴胡

水煎服。

通窍丸

用磁石一钱，为末　麝香五厘

同研成丸，如枣核大，绵裹之，纳耳中。

又以锈铁一块，热酒泡过，含口中，须臾气即通矣。

西江月

寻常耳中水出，日久干结难通，虽然聤耳不为凶，只恐成脓堪痛。

治在少阳风热，肾经湿热同攻，红绵鳝血可消脓，方子分明选用。

鼻病门

鼻为肺之窍，鼻塞者，盖肺气不通于窍。然肺主皮毛，风寒外感，则肺气壅闭而鼻塞，川芎膏主之。

鼻涕者，肺为风寒所袭，而津液不收，则为鼻涕，细辛散主之。

齆鼻者，肺受风寒，久而不散，脓涕结聚不开。使不闻香臭，则成齆矣，万金膏主之。

以上三症，皆宜疏利，俱用加味丽泽通气散。

鼻干者，心脾有热，上蒸于肺，故津液枯竭而结，当清热生津，导赤散合抱龙丸治之。

如痛已极，鼻干而黑，窍张，长出冷气者，此肺绝也，必死之症。

鼻渊者，流下唾涕，极其腥臭，此胆移热于脑，又名脑崩，辛夷散主之。

凡小儿初生，三期五日一腊，忽然鼻塞，不得吮乳，不得呼吸者，因乳母安卧之时，而不知回避，鼻中出气，吹着儿囟门，或因洗浴，用水温冷，又不避风邪，所以致儿鼻塞，通关散治之。

鼻衄者，是五脏积热所为也。盖血随气行，今得热，则热气动而妄行，溢出于鼻也。宜凉血为主，内服加减地黄汤，外用吹鼻散。

川芎膏

川芎　细辛　藁本　白芷　甘草各三钱　龙脑五分　麝香

五分　杏仁去皮尖，七粒

共为末，炼蜜为丸。

灯心汤化服。如体弱者，绵裹一丸，塞鼻孔中，男左女右。

细辛散

细辛　前胡　防风　川芎　人参　甘草各等分

为末，乳香汤调服。

万金膏

羌活　川芎　细辛　木通　麻黄　石菖蒲各一钱　龙脑少许　麝香少许

加味丽泽通气散

羌活　独活　苍术　防风　升麻　荆芥穗　葛根　甘草炙　细辛　麻黄　白芷　川芎　木通[1]　姜三片　枣二枚　葱白三寸

水煎，食后服。

辛夷散

辛夷仁五钱　苍耳子炒，二钱半　白芷一钱　薄荷叶五分

---

①羌活……木通：药量阙如，待考。

黄连一钱

共晒干为末，葱汤调服。

通关散①

香附子　川芎　荆芥穗　僵蚕　细辛　牙皂

共为末，以葱白捣成膏，摊绢袖上，烘热，临卧对点囟门。

加减地黄汤②

生地　黄芩　栀子仁　赤芍　郁金

茅花引。水煎入车前草自然汁，细细服之。

吹鼻散

山栀仁　乱头发烧灰，共为末，吹入鼻中。

祖传治衄血：用神芎丸，茅花煎汤下。

西江月

小儿若是鼻塞，风寒各有根由，伤风清涕必长流，干燥伤寒热搐。

①通关散：此方剂量阙如，待考。

②加减地黄汤：此方剂量阙如，待考。

清涕荆防发散，干燥火热中求，芩连栀[1]柏可同俦[2]，引用葱姜平复。

忽然鼻中衄血，五脏积热所为；血随气上溢于鼻，治用凉血为主。

川芎当归赤芍，生地黄芩生栀；黄连甘草牡丹皮，柏叶茅根煎吃。

口疮门

口者脾之窍，唇内应乎脾。

小儿鹅口者，口内白屑满舌上，如鹅之口者，此为胎热，而心脾最甚，重发于口也。当内服凉惊丸，外用鹅口中涎，以绢包手指洗净，以保命散吹之，此亦名口疮。

口疮者，满口赤疮，此因胎禀本厚，养育过温，心脾积热，熏蒸于上，以成口疮。内服凉惊丸，外用地鸡擂水，遍涂疮上，又以一连散敷之。地鸡即扁虫，人家砖下多有之。

以上二症，如服凉惊丸不效。洗心散一服如神。

口糜者，满口生疮溃烂，乃膀胱移热于小肠，膈肠不便，上为口糜。以导赤散去小肠热，五苓散去膀胱热，当以导赤散调五苓散主之。

口疮服凉药不效，乃肝脾气不足，虚火泛上而无制，用理中汤治之，外用官桂末吹之。

吐泻后，口生疮者，亦是虚火，理中汤主之。

---

①栀：即栀子。

②俦（chóu，仇）：同类，同辈。

小儿上腭有胀起如悬痈者，此名重腭，由脾胃挟热，血气不能收敛而成此者，用针刺去恶血，内服凉膈散，外用碧雪散吹之，轻者服凉惊丸。

小儿两颐流涎浸渍胸前者，此滞颐，盖涎者脾之液，口为脾之窍，由脾胃虚冷，不能收敛津液，故涎从口出，而渍于颐者，宜温脾丹主之。

小儿口频撮者，气不和也。盖唇应于脾，气乃肺之所生。脾虚不能养子，故口频撮。宜补其母，则气自和，以异功散主之。

小儿口撮面青多哭者，此脐下痛也，理中汤主之。

初生因脐风口撮，脐腹肿者，不治。

小儿急欲乳吃，而口不吮乳者，此心脾有热，泻黄散治之。

保命散一名朱矾散

朱砂　白枯矾各五钱　牙硝五钱

共为细末，搽舌上。

一连散即泻心汤

黄连为末，蜜水调服。

洗心散[1]

白术　甘草　当归　荆芥　加生地　大黄煨　麻黄　赤芍　薄荷叶

生姜引。

碧雪散

蒲黄　青黛　硼砂　火硝　生甘草各等分

为细末，吹之。

温脾丹

木香　半夏各五钱　生姜一钱　白术一钱　青皮一钱　陈皮一钱

共研末，粽糊为丸，米饮下。

异功散[2]

人参　白术　茯苓　甘草　陈皮

姜枣引，食前温服。

小儿鹅口、口疮、重腭，不能吮乳，咽喉肿塞者，用青黛散。

---

①洗心散：此方剂量阙如，待考。

②异功散：此方剂量阙如，待考。

青黛散

青黛二钱　黄连　黄柏各五钱　牙硝一钱　辰砂一钱　雄黄　硼砂　牛黄各五分　脑子一分

共为细末，先以薄荷汁拭口，后擦药入口，每用二分半。

西江月

小儿心脾积热，唇口舌上生疮，白为鹅口屑浮霜，赤者石榴子样。

上下口唇破裂，令儿乳食难尝，洗心凉膈是奇方，搽洗各宜停当。

舌病门

舌尖属心，舌根属脾。

重舌者，心脾有热也。盖心候乎舌而主血，脾之脉络出于舌下，若心脾有热，则气俱盛，附舌根而重生一物，形如舌而短小。内服凉膈散，外用针刺去恶血，以蒲黄和黄柏敷之。

木舌者，心脾积热之气上冲，故令舌肿，渐渐长大，塞满口中，若不急救，必致害人。内服凉膈散，以针刺去恶血，用碧雪散和竹沥敷之。

弄舌者，脾脏微热，令舌络紧，时时恬舌，勿冷药及下之，少以泻黄散服之。亦或饮水，面无红白色者，此脾胃少津液故耳，不可误认为热，以白术散主之。面黄肌瘦，五心烦热弄舌者，此疳症也，集圣丸主之。

大病后，用药而舌弄者，凶。舌上生白苔者，此丹田积热也。内服凉惊丸，外用碧雪散治之。

舌上生黑苔者，其热已剧，急以薄荷煎水洗之。如红者可治，以凉膈散下之。洗不红者，必死。

舌上生苔又加大热者，不可治，十有九死。

吐泄后，舌上生白苔者，此虚热也，理中汤主之。

凉膈散

连翘　山枝仁　大黄　薄荷叶　黄芩　甘草　芒硝

姜汁少许引。

西江月

小儿重舌木舌，心脾蕴热攻中，舌下生舌两重重，木舌大硬肿痛。

急用针刺去血，何妨鲜血流红，枯矾搽上有神功，解热消风可用。

牙齿门

上片牙属胃，下片牙属大肠，齿属肾。

凡齿生迟者，肾气不足也。盖肾主骨，齿者骨之余。肾不足则髓亏，髓亏则不能充乎齿，所以齿生迟也，以地黄丸治之。

上下齿床肿者，此阳明实热也。凉膈散以酒蒸大黄为君，加知母、石膏、升麻为佐，频频含咽。

重龈者，肾脏积热。附龈肿痛，谓之重龈。以针刺去其血，用盐汤洗净，黄柏末敷之。

小儿多食肉，牙齿臭息不可近者，此阳明有热也。内服神效丸，外用姜汁荆沥含咽。

牙疳者，状如狐惑，初作臭气，次则牙齿黑，甚则龈肉烂而出血，名曰宣露。此由肾热，气奔上焦，故以走马为喻，当速治之。若上下唇破鼻穿，牙齿落者，此名崩砂。气喘痰潮，饮食减少，则不可治。当内服黄柏丸，外用如圣散敷之。

咬牙者，风热也。由阳明、大肠二经积热，热则生风，故令相击而作声，必于梦中者，盖动则风散于表，静则风归于里也。宣风散主之。

上唇生疮，虫食其脏，曰惑。下唇生疮，虫食其肛，曰狐，出《伤寒指掌》之言。狐惑者，取其进退犹豫之义。

咬牙，惟痘疹中有此者为危，余无大害。亦有因病战栗，鼓颔而斗牙者，治其病则自止矣。

牙齿落而不再生者，由于舌舐之故，其肉顽厚，用针刺出血，以鼠骨散擦之，即生。

文蛤散

治牙疳。

雄黄　枯矾各五分　五倍子二钱　蚕蜕纸[①]烧灰存性，一钱

共为末，先以米泔水洗净，以药搽上，一日三四次，以愈为度。

蚕蜕纸散

治牙疳。

---

①蚕蜕纸：家蚕蛾卵子孵化后的卵壳。

蚕蜕纸烧灰，五分　人中白烧过，五分　红褐片烧灰，五分　白砒枣肉包，烧烟尽取用，一分

共为末，搽之。

神效丸

兰香叶　当归　藿香叶　木香各一钱　升麻二钱　生地酒洗　甘草各二钱　黄连酒炒　砂仁各五钱

共为末，汤浸蒸饼为丸，白汤送下。

黄柏丸①

黄柏半生半炒

为末，炼蜜丸，白汤送下。

如圣散

用妇人尿桶中白垢刮取，煅尽烟，一钱　铜绿二分　麝香半分

共为末，以腊茶浸米泔水洗净血后，搽此药。

宣风散

槟榔二个　陈皮　甘草各两半　牵牛②半生半炒

共为末，蜜水调，食前服。

---

①黄柏丸：此方剂量阙如，待考。

②牵牛：此药剂量阙如，待考。

鼠骨散

用雄鼠一只，烂尽肉，取骨，研末，加麝香少许擦上，用姜汤漱口。

西江月

上下牙龈黑烂，龈宣息露堪嗟，败唇穿鼻落齿牙，迅速呼为走马。

肉坏咽喉可畏，啼声渐变哑嗄，又名狐惑兆非佳，治𧏾回疮无价。

咽喉门

咽者，胃脘主纳水谷；喉者，肺腕[①]主气出入，为一身之总要。

若胸膈间蕴积热毒，致生风痰，壅滞而不散，发而为咽喉病，名虽数种，皆受热毒，宜速解热毒，缓则有难救之患。轻则甘桔汤，重则化毒汤主之。

如出痘疮而咽喉痛者，此毒气上攻也，加减甘桔汤主之。喉中生疮，不能吮乳者，化毒汤主之。

小儿为诸骨所哽，骨大难咽者，以鹅羽扫喉吐之。骨小者，用海上方及祝由科治之，不治恐伤人。

误吞麦芒者，取鹅口中涎咽之，即效。

---

①腕：忠信堂本作“管”，义胜。

甘桔汤[①]

桔梗　甘草　人参

水煎，细细吞之。

化毒汤

桔梗五钱　薄荷叶　荆芥穗各二钱　甘草二钱半　朴硝一钱　山豆根一钱半　牙硝　硼砂各二钱半　雄黄　辰砂各二钱

为细末，吹之，或以水调服。

海上方

用金凤花根捶碎，米醋煎，用有嘴瓶盛之。将口衔瓶嘴，仰面咽之，其骨即出，吞时勿令沾牙。

用玉簪花根亦可，或威灵仙根亦可，俱如前法。

祝由科

用净水半碗，一气书“龙师火帝”七遍，吞水即效。

西江月

小儿咽喉部位，一身躯命所关，蕴积热毒膈胸间，致生风痰不散。

病虽数种各别，治宜去痰为先，后解风热病斯痊，还有难

①甘桔汤：此方剂量阙如，待考。

救之患。

咽喉若然有疾，治宜认其重轻，轻者甘桔散先行，重则化毒当进。

如或喉肿口噤，开关散子宜熏，喉风急救散通神，吐痰消肿退病。

如患单双鹅[1]症，治者不可胡行，可针之症要用针，不当针时要禁。

只用熏渗等药，退后依次施行，蟾酥锭子点疮疔，疮毒自消可幸。

形声门

发乃血之余，肾之苗也。小儿发久不生，虽生不黑而稀，此由肾气衰，则血气不足之故也，地黄丸主之。

齿乃骨之余，骨者肾所主也。齿久不生，虽生而不齐者，此肾虚故也，地黄丸主之。

行迟者，何也？盖骨乃髓之所养，血气不充，则髓不满骨，故软弱不能行。此由肾与肝俱虚得之。盖肝主筋，筋弱而不能早行；肾主骨，骨弱而不坚。加味地黄丸主之。

脚细者，禀受不足，气血不充，故肌肉瘦薄，骨节俱露，如鹤之膝，此亦由肾虚，名鹤膝节。加味地黄丸主之。

小儿大病后，手足痿弱，及惊风后手足痿缓，并宜加减地

---

①鹅：通“蛾”。

黄丸主之。

语迟者，由儿在胎之时，母受惊邪之气乘心，儿感母气，心神不定，不能荣舌，故而语迟。菖蒲丸主之。

凡吐泄及大病之后，虽有声而不能言，又能进药，此外，失音乃肾怯不能上接于阳也。地黄丸主之。

有卒暴寒冷而声不出者，此脾[①]风邪也。加味泻白散主之。

龟胸者，其胸高肿，状如龟样，此肺热也。加减葶苈丸主之。

龟背者，坐卧伛偻，状如龟背，由客风吹脊入于骨髓，此症多成痼疾。间有灸肺俞二穴第三椎骨节下两旁各寸半，膈俞穴第二[②]骨椎下两旁各寸半，如此而收功者，然未尽见效也。以枳壳丸主之。

地黄丸

熟地黄酒蒸，八钱　山茱萸去核　山药各四钱　泽泻　白茯苓　丹皮各三钱

肾弱失音者，加巴戟（去心）、石菖蒲各三钱，炼蜜为丸，麦冬汤下。

加味地黄丸[③]

虎胫骨酒炙　生地黄　酸枣仁炒　肉桂　防风　白茯苓

①脾：忠信堂本作“肺”。义胜。
②二：忠信堂本作“七”。
③加味地黄丸：此方剂量阙如，待考。

当归

如惊后得前症者，加羌活，炼蜜为丸，白汤下。

菖蒲丸

人参　石菖蒲　麦冬去心　远志肉姜汁炒　川芎　当归各三钱　滴乳香　朱砂各一钱

因于惊得者，加牛胆南星三钱，炼蜜为丸，米饮下。

加减葶苈丸

大黄煨　天冬去心　杏仁去皮尖，另研　百合　桑白皮炒　木通　甜葶苈炒

蜜丸，滚白水送下。

囟巅诗　七言

乳食不常饥饱起，寒热积脾气上冲。
致成此症随轻重，风热相交未易攻。
治宜退热疏风症，泻青丸子显神功。

囟陷诗　七言

泻泄久而气血虚，不能上冲元气亏。
狗脊炙黄为细末，鸡蛋白调服即愈。
药用参苓白术散，服之此症顷能除。

滞颐诗　七言

脾胃虚寒涎自流，不能收敛渍颐谋。
半术姜陈青皮末，一岁一丸米饮投。

语迟诗　七言

受胎母即有惊邪，二气乘心舌未加。
菖蒲茯神参远志，麦冬当归乳香砂。
蜜丸粟大吞二十，薄荷汤下可见瘥。

行迟诗　七言

肝肾二经俱不足，肝主筋兮肾主骨。
若要二经气血充，加味地黄能助补。

龟胸诗　五言

小儿龟胸症，肺热胀如胸。
加减葶苈丸，服之有神功。

龟背诗　五言

龟背为恶症，肾风入骨髓。
内服枳壳丸，灸法宜相继。

发齿生迟诗　七言

发久不生生不黑，齿久不生生不齐。
肾虚血弱成斯症，地黄丸子俱能医。

解颅　四言句

解颅八物，有热加连，
以绵系束，香附白蔹。

鹤膝　四言句

小儿鹤膝，此属肾虚，
地黄加味，服却无虞。

诸疮门

小儿初生，遍身生虫疮及流水疮、风疮，皆胎毒也。切勿搽药，恐逼毒入腹，宜服胡麻丸。

凡有误用搽药，逼毒入腹，以致腹胀者，解毒丸主之。

凡有头面遍身生疮，非干搽药，忽然自平，加痰喘者，切不可解利，当以连翘汤治之。以上数症，俱是胎毒，不可用灸法。

其有一岁以上，生流水疮者，此血风疮也，胡麻丸主之。

痘疮后，生脓胞疮者，此痘风疮也，以胡麻丸治之。

以上二症，俱是风热，宜灸风池穴、曲池穴、血海穴、足三里穴，各灸三壮。

连翘汤①

连翘　人参　川芎　黄连　生甘草　陈皮　白芍　木通

水煎，入竹沥服。

小儿生痈毒肿疖者，旨因气血凝而热乘之。内服解毒汤，外用点药。如已溃者，内服大补汤，外用紫金锭涂之。

---

①连翘汤：此方剂量阙如，待考。

解毒汤[①]

玄参 连翘 升麻 黄芩 赤芍 当归 羌活 防风 生地 甘草 荆芥穗

秘结者，加大黄、木通。

大补汤[②]

人参 黄芪 川芎 连翘 白芷 白茯苓 当归 生地 白术 甘草 赤芍

姜枣引。

紫金锭

山慈姑三两 五倍子三两 大戟两半 续随子肉一两 麝香三钱 雄黄 朱砂各一两

为末，糯米糊作锭子，磨水搽。

贴药

黄芩 黄连 黄柏各二钱 大黄 蒲黄各三钱 血竭 乳香各二分 没药二分 麝香少许

共为末，取生姜自然汁，和鸡蛋清打匀，调药贴之。

头上生软疖，脓水不干者，用紫金锭搽之，自愈。用单方

①解毒汤：此方剂量阙如，待考。

②大补汤：此方剂量阙如，待考。

搽亦效。

单方

用上好磁器，不拘多少，研为极细末，鸡子清调搽。

又方

大枳壳一个，去瓤令空，磨令口平，以面糊涂抹枳壳四围，安贴于疖上，自破。令脓血流尽，先于一边以灯草一根通之，疖痊便无痕迹。

又方

用石灰筛过，以鸡子清和灰为丸，入炭火烧炼通红，如此捶和三次，依法煅炼，取研细，香油调敷。

颈上生核，肿胀发热者，内服连翘丸，外用五倍子为末，淡米醋调敷，一日二次易之，效。

连翘丸

连翘　桑白皮　白头翁　牡丹皮　防风　黄柏　肉桂　豆豉　独活　秦艽各五钱　桑螵蛸三钱半

为末，炼蜜丸，灯心汤下。

西江月

小儿遍身疮疥，虫窠脓血浸淫，此由胎毒内藏深，故有许多形症。

凉血杀虫解毒，胡麻丸子通神，切防搽洗毒归心，腹痛神昏命尽。

若是要用搽药，瘙痒无过蛇床，䘌虫作楚用雄黄，痛肿寒水为当。

不痒须加狗脊，喜盐汤火硫磺，斑猫[1]同研熟尤良，手擦鼻闻搽上。

丹毒门

小儿赤游丹毒，虽有十种，皆由心火内盛，热与血搏。或起于手足，或发于头面胸背，游移上下，其热如火，痛不可言，赤如丹砂，故名丹毒。自腹出四肢者易治，自四肢入腹者难治。疗此症者，其法必先用表药，以解热毒，方可搽敷。若遽用药搽，便气无所泄，而入于里，伤人者多矣。

小儿丹毒，一岁以下[2]者，易治。未周岁者，难治。

有因惊后而发丹者，此毒气由内出外，易治。有先发丹而后惊者，此毒气由外入内者，多死不治。

一从头项起者，名飞灶丹。

二从头上起者，名走灶丹。

三从面上起者，名鬼火丹。

四从背上起者，名天火丹。

五从两手起者，名天灶丹。

①斑猫：斑蝥之别名。

②下：忠信堂本作“上”。义胜。

六从两胁起者，名水丹。

七从脐起者，名葫芦丹。

八从两脚起者，名野火丹。

九从两脚背起者，名烟火丹。

十从阴上起者，名胡漏丹。

飞灶丹：先用葱白取自然汁搽。

走灶丹红肿痛：用赤小豆末，鸡子清调擦。

鬼火丹：用伏龙肝、鸡子清调搽。

天火丹：用桑白皮末，羊脂调搽。

天灶丹：用柳木烧灰，水调搽。

水丹：用生铁锈末，猪油调搽。

葫芦丹：用槟榔末，米醋调搽。

野火丹：用乳香末，羊脂调搽。

烟火丹：用猪槽下土，清油调搽。

胡漏丹：用屋漏处的土，羊脂调搽。

以上十种丹毒，俱先服防风升麻汤，以解其热毒。次用蜞针法[①]，以去其毒血，如无蜞针，用砭针法，然后用救急法。

防风升麻汤[②]

升麻　防风　山枝仁　甘草　麦冬去心　荆芥穗　木通　葛根　薄荷叶　玄参　连翘　牛蒡子

便秘者加大黄，水煎服。

---

①蜞针法：外治法之一，即用蚂蟥吮吸脓血以治疮疡之方法。蜞，即蚂蜞，亦称蚂蟥、水蛭、水蜞。

②防风升麻汤：此方剂量阙如，待考。

蜞针法

用水蜞数条，放于红肿处，令吃出毒血，立愈。

砭针法

用磁瓦片，打成尖锋，以筷子夹定扎住，连刺令出恶血。

急救法

取灶心对锅底焦土，研末，以新汲水调搽，干则易之。

小儿丹毒，腹胀，气喘，闷乱，不乳，反惊搐者，皆不可治。

小儿生后，百日之内，半岁以上，忽两眼胞红晕微起，面青黯色，夜则烦哭，或脸如胭脂，此因伏热在内，发之于外，初则满面状如水痘，脚微红而不壮，出没休息无定，次至颈项，赤如丹砂，名为惊丹①。以三解散治之。

三解散②

人参　防风　天麻　郁金　茯神　白附子　大黄　黄芩　僵蚕　全蝎　枳壳　薄荷叶　粉草　赤芍

灯心引。

---

①惊丹：视履堂本作“露丹”。

②三解散：此方剂量阙如，待考。

小儿惊风后，风从气行，血从气使，毒气蓄于皮肤，流为肿毒，多在腮颊、耳根间，成痈成疖，谓之毒风。宜内服当归百解散，外用拂毒散敷之。

当归百解散[①]

当归　赤芍　大黄　川芎　升麻　薄荷叶　干葛　麻黄　黄芩　甘草　枳壳　皂角刺

葱姜引。

拂毒散

半夏一钱　贝母　大黄　朴硝　五倍子各二钱半

共为末，淡醋调敷患处，干则易之。

小儿或因跌仆，刀斧破伤皮肤，风邪侵袭伤处，发此谓之破伤风。宜内服疏风活血散，外以紫金丹涂之。

疏风活血散[②]

当归　生地　川芎　赤芍　荆芥　防风　甘草　红花　苏木

水煎服，入酒少许。

---

①当归百解散：此方剂量阙如，待考。
②疏风活血散：此方剂量阙如，待考。

西江月

小儿赤游丹毒，虽有十种原根，皆由心火热多深，上下游移不定。

其色泽如丹石，故称丹毒之名，治法方册甚分明，全在医家体认。

小儿流丹最毒，十种发出不同，自上而下莫至胸，上下至肾可恸。

半周之内休见，满周病此宜攻，蜞针的的有神功，内解外敷兼用。

内解归梢赤芍，羌活荆芥防风，升麻甘草地黄通，竹叶玄参煎用。

外用益元敷贴，更加寒水相同，三朝五日急相攻，惊搐灵丹如梦。

治丹用功次第，从头一一铺陈，解表下毒药先行，次用蜞针吮进。

若是蜞针不便，须臾急用砭针，然后涂药救孩身，此法前人已定。

捷法先须解毒，或将利药疏通，初起涂敷莫胡攻，毒入于里遏壅。

解毒无价散子，防风升麻汤同，利药灵应有神功，只在医人善用。

经验治丹妙法，而今说与后人，先将灵应涤病身，下后才施涂润。

田螺捣饼敷贴，或用水调灶心，又将南星大黄停，芒硝研匀水浸。

烘热衣与儿，火丹遂成之。
芒硝寒水石，青黛石膏奇。
赤痣因何起，胎中受热多。
原来无大害，不必请医和。

斑疹隐疹门

小儿斑疹，其焮肿于外者，属少阳相火也，谓之斑。红点在皮肤之中不出者，属少阴君火也，谓之疹。

其症有阴阳轻重之别，阳斑用托里消热，化斑凉血，此急治其标也。阴疹用调中温胃，其疹自消，此缓则治其本也。大抵安里之药多，发表之药少，首尾不可妄下。

阳毒者，或发于面部，或发于背部，或发于四肢，极其稠密，状如锦纹。红赤者，胃热也。紫黑者，胃烂也。一则下之早，其热乘虚而入胃，一则下之晚，其胃热不得发越，当服消斑青黛饮。

阴疹者，或出于胸背、手足稀而小者，此由失守之火，聚于胸中，上薰于肺，传于皮肤，而成斑点，如蚊蚋蚤虱所咬，而非锦纹也。宜服理中汤主之，其火自降，其斑自退矣。

斑疹若自吐泻者，慎勿乱治。因其毒气，上下皆出，宜调中气。若吐泻之后，遍身发斑如锦纹者，此热即乘虚入胃，其症多得于夏天，化斑汤主之。

消斑青黛饮[①]

黄连　甘草　石膏　知母　柴胡　山枝仁　玄参　升麻　生地　黄芩　人参　青黛

生姜三片，豆豉二十粒引。

调中汤[②]

苍术　陈皮　砂仁　白芍炒　甘草炙　藿香叶　桔梗　半夏　白芷　羌活　枳壳　川芎

姜三片引。

化斑汤[③]

人参　石膏　知母　甘草　水竹叶

粳米引。

如斑红者易治，黑者难治。

小儿隐疹多属于脾，以其隐隐在皮肤之间，发而多痒。或不红者，并风与湿而成也。加味羌活散治之，或加减攻毒散亦效。

---

①消斑青黛饮：此方剂量阙如，待考。

②调中汤：此方剂量阙如，待考。

③化斑汤：此方剂量阙如，待考。

加味羌活散[①]

羌活　前胡　人参　桔梗　甘草　薄荷叶　枳壳　川芎　天麻　茯苓　蝉蜕

姜三片引。

加减攻毒散[②]

羌活　枳壳[③]　前胡　柴胡　当归　川芎　枳壳　桔梗　茯苓　人参　甘草　薄荷叶　防风　荆芥　苍术　芍药　生地

姜枣引。

续诸疮验方

小儿眉丛中生疮，浸淫不干者，名曰链银疮。用穿山甲前膊上甲，炙焦为末，入轻粉少许，清油[④]调敷。

冻耳成疮者，内服防风通圣散，外用铅粉，以水擂细，将艾揉烂，焚成乌色，研末敷之。

---

①加味羌活散：此方剂量阙如，待考。

②加减攻毒散：此方剂量阙如，待考。

③枳壳：忠信堂本作“独活”，义胜。

④清油：罗田方言，即芝麻油。

防风通圣散[1]

防风　川芎　当归　薄荷叶　大黄炒　山枝仁　赤芍　麻黄去节　连翘　石膏　黄芩　桔梗　滑石　荆芥　白术　甘草　加干葛

生姜引。

身上生疮如粟米大，成块成路极痛者，此名龙缠疮。用珍珠、凤尾草，捣汁搽之。又以渣调清油敷之，效。

又验方

取糯米不拘多少，浸胀擂浆，淀粉搽之。

治天疱疮方

以韭菜地蚯蚓粪，炒干研撮细末，油调搽。

小儿手足生疮，疮头黑，破流黄水，四畔浮浆极痛者，此名鱼脐疮。用蛇皮烧存性，研细末，鸡蛋清、清油调搽。

阴囊生疮溃烂，皮脆子欲坠者，此名脆囊症，乃湿热也。用紫苏叶为末，湿则渗之，干则清油调搽。

又方

用墙中白螺壳子，为末敷之。

凡小儿不论痈毒疮疖，及无名恶疮，破伤血出，与诸虫咬

---

①防风通圣散：此方剂量阙如，待考。

螫者，并用紫金锭水磨化，内服外涂，效不可言。

有头顶上生疮，似流水而非流水者，以远年铁磨水搽之，其效如神。

又治流水疮方

盐一盅，麦麸一盅，少将水和匀，如弹子大，放炭火上烧灰存性，如疮湿则干搽，疮干以清油调搽之。

秘传十三方

抱龙丸

抱者，养也；龙者，纯阳之物也。小儿纯阳无阴，所以病则有热，热则生风，必用此药；所以养其阴而济之，令不太过也。又青龙位，肝木属之，小儿肝常有余，脾常不足，故以此药抑肝扶脾，乃名抱龙丸。治形实壮热，昏睡气粗，或痰盛壅嗽，惊风搐搦。

牛胆南星五钱，腊月取牛胆一个，将南星去皮脐，研为末，放于牛胆中，阴干备用　天竺黄　辰砂各一钱　琥珀三分　牛黄二分　麝香半分　珍珠三分　白檀香三分　枳实、枳壳各三分

共为末，山药打糊为丸，如黄豆大，金箔为衣。潮热，灯心汤化下。惊风，薄荷汤下。咳嗽，白开水下。

凉惊丸

退五脏热，泻心肝火，治急惊，解胎毒，如小便黄，大便秘，丹毒斑疹，衄血，口疮，并皆治之。

黄连五钱，泻心火　黄芩五钱，泻肺火　山枝仁五钱，泻肝火　黄柏五钱，泻肾火　大黄二钱，泻脾胃火　龙胆草三钱，泻胆火　雄黄解毒　辰砂镇心，各二钱

共为末，水糊丸，如粟米大，竹叶灯心汤下。急惊，薄荷灯芯汤下。胎热，竹叶灯芯汤下。衄血，茅花汤下。丹毒斑疹，升麻汤下。口疮，水竹叶、薄荷汤下。

胃苓丸

分阴阳，退潮热，止吐泄，消浮肿、黄疸，调脾胃，止便浊，小儿常用之药也。

苍术米泔水浸去黑皮，焙干，五钱　陈皮五钱　厚朴姜汁炒，五钱　白术五钱　粉草炙，二钱　猪苓三钱　泽泻三钱　白茯苓三钱　草果仁二钱　官桂一钱

共为末，水糊丸，如粟米大，炒米汤下。呕吐，煨姜汤下。调胃，炒米汤下。白浊，盐汤下。泻泄，炒米、车前草汤下。潮热，水竹叶炒米汤下。浮肿，长流水、灯心、五加皮汤下。疝气，茴香汤下。黄疸，加茵陈五钱，灯心汤下。

养脾丸

治小儿脾胃虚弱，不思乳食，伤食癖积，面色黄，呕吐泻泄，腹痛膨胀，并皆治之。

苍术制，五钱　厚朴三钱　陈皮五钱　砂仁二钱　草果仁二钱　神曲炒，三钱　益智仁二钱　茯苓三钱　麦芽炒，三钱

共为末，酒糊丸，如粟米大，米饮下。呕吐，煨姜汤下。脾胃虚弱，米汤下。食积，山楂汤下。腹痛，茴香汤下。肿胀，萝卜汤下。寒泄，姜枣汤下。

胡麻丸

治小儿风疮疥癣。

苦参五钱　何首乌　胡麻仁炒　蔓荆子炒　威灵仙　荆芥穗　白蒺藜炒，去刺　牛蒡子炒，各三钱　石菖蒲一钱五分　干菊花三钱

共为末，酒糊为丸，如粟米大，竹叶灯心汤下。

神芎丸

治小儿上焦积热，惊风壅滞，头目赤肿，咽闭，大小便赤涩，及痰喘之症，并皆治之。

大黄酒蒸　黄芩各一钱　黑牵牛头末　滑石各四钱　黄连　川芎　薄荷叶各五钱

共为末，滴水为丸，如粟米大，竹叶汤下。

玉液丸

治风壅。化痰利膈，清头目烦热，除咳嗽。

寒水石火煅水飞，二两　半夏制，一两　枯矾五钱

共为末，米糊丸，如粟米大，姜汤下。感风寒咳嗽，桑白皮汤下。咳血，茅根汤下。常咳，茶汤下。咳而吐，煨姜汤下。

茱萸内消丸

治偏坠，膀胱疝气，及内瘹惊，啼哭不止。

山茱萸五钱　桔梗　川芎各三钱　小茴香炒，五钱　陈皮　青皮　白蒺藜炒，去刺　川楝子去核，各五钱　吴茱萸炒　肉桂各三钱　木香二钱　枳实炒，一钱　桃仁三钱　大腹皮酒洗　海藻　玄胡索炒，各五钱　五味子一钱

共为末，酒糊丸，如粟米大，茴香汤下。久不愈者，盐汤下。

香连丸

治赤白痢相杂，里急后重。

黄连　吴茱萸炒，五钱　广木香五钱　石莲肉三钱

久痢不止者，加肉豆蔻面包，煨，去油，五钱。

共为末，醋糊丸，如粟米大，陈米汤送下。

雄黄解毒丸

下痰去热，追虫打积。

雄黄一钱，另研　郁金三钱　巴豆霜二钱

共为末，米糊丸，如粟米大。痰涎壅甚，竹叶汤下。积痛，茴香汤下。缠喉风，滚白水化开吐痰。虫痛，苦楝子根白皮汤下。先以鸡蛋油煎，空心时，令儿闻之，然后服药，必要上半月，谓其虫之头向上故也。

至圣保命丹

治急慢惊风，夜啼，常服清心安神。

全蝎十四个　蝉蜕去翅足，一钱　使君子肉煨，五分　麝香半分　辰砂一钱　天麻二钱　胆星二钱　防风一钱　僵蚕炒，二钱　白附子制，一钱　珍珠五分　金箔四十

共为末，粟米粉糊和匀为丸，印成锭子，薄荷汤磨服。惊风，薄荷灯心汤下；夜啼，灯心烧灰化温水下。

一粒丹

治小儿水泄。

寒水石二两　枯矾一两

共为末，水和丸，如绿豆大，每服一丸，米汤下。

斩鬼丹

治小儿大人疟疾。

黄丹水飞，晒干，一两　独蒜大者，七个

捣烂和丹为丸，取端午日修合，如绿豆大，勿令妇人、鸡犬、孝服见之。每于发疟日五更，用桃枝、长流水煎汤，面向东方服一丸，其效如神。